Erich Blechschmidt

Die Frühentwicklung des Menschen

Eine Einführung

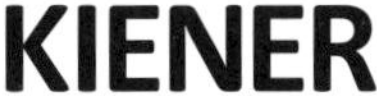

München 2011

Hinweis für den Benutzer

Die Erkenntnisse in der Medizin unterliegen einem laufenden Wandel durch Forschung und klinische Erfahrung. Der Verfasser dieses Werkes hat große Sorgfalt darauf verwendet, dass die in diesem Werk gemachten Angaben dem Wissensstand seiner Zeit entsprechen. Das entbindet den Nutzer dieses Werkes aber nicht von der Pflicht, anhand weiterer schriftlicher Informationsquellen zu überprüfen, ob die dort gemachten Angaben von den Angaben in diesem Buch abweichen und seine therapeutischen Maßnahmen in eigener Verantwortung zu treffen.

Bibliografische Information der Deutschen Nationalbibliothek

Die Deutsche Nationalbibliothek verzeichnet diese Publikation in der Deutschen Nationalbibliografie; detaillierte bibliografische Daten sind im Internet über http://www.d-nb.de abrufbar.

1. Auflage 2011

21 20 19 18 17 5 4 3 2

Satz: Kadja Gericke, Arnstorf
Reproduktion: Laupp & Göbel, Nehren
Druck und Bindung: Generál Druckerei GmbH, Szeged/Ungarn
Fotos/Zeichnungen: Schriften Blechschmidt; Henriette Rintelen, Velbert
Umschlaggestaltung: SpieszDesign, Neu-Ulm

ISBN 978-3-943324-00-6

www.kiener-verlag.de

Zum Geleit

Erich Blechschmidt war Direktor des Anatomischen Instituts der Universität Göttingen. Sein spezielles Forschungsgebiet war die Embryogenese. Seine Befunderhebungen führten zur Erkenntnis biodynamischer Regeln und Prinzipien der menschlichen Frühentwicklung.

Die detaillierten Ergebnisse seiner Forschung weichen grundlegend von den allgemeinen Standards einer deskriptiven bzw. funktionellen Embryologie und Anatomie ab und bringen neue Fakten in die weltweite Diskussion zum Thema Evolution und Fragen der Lebensbewertung, die heute im Rahmen der Gentechnik, des Klonens, der pränatalen Diagnostik und der Stammzellenforschung neu gestellt werden. Im Hinblick darauf ist es wünschenswert, den ontogenetisch-biodynamischen Ansatz von Blechschmidt einer neuen aktuellen Bewertung zu unterziehen.

Deswegen hat sich der Verlag entschlossen, mehrere seiner originalen Publikationen in Überarbeitung neu aufzulegen.

Teil I des vorliegenden Buches besteht aus einem skizzenhaft-lexikalischen Überblick, in dem die biodynamischen Fakten der Ontogenese dem interessierten Leser in kompakter Weise nahe gebracht werden. Diese Einführung ermöglicht einen Überblick über das Thema und eröffnet einen ersten, leicht verständlichen Einstieg in die relevanten Themenbereiche.[1]

In Teil II wird die Frühentwicklung des menschlichen Embryo genauer erörtert. Hier stellt Blechschmidt nach einer ausführlichen Einleitung fachspezifisch die Komplexität der humanembryologischen Entwicklung dar.[2]

„Sein und Werden“ wurde als Teil III gewählt, weil Blechschmidt die komplexen Zusammenhänge der embryonalen Entwicklung in einen größeren philosophischen Kontext einordnet. Ausreichend spezifisch und doch nicht zu detailliert – gleichsam zusammenfassend – werden die grundsätzlichen Regeln und Prinzipien der Biodynamik einer kinetischen Anatomie heraus gearbeitet und durchaus kontrovers zu herkömmlichen Standpunkten dargestellt.[3]

Mit der Zusammenstellung der vorliegenden Texte wird dem interessierten Leser ein Einstieg in die Grundlagenforschung von Erich Blechschmidt ermöglicht und ein Verständnis vermittelt für eine kinetische Embryologie und Anatomie. Die Grundlagen einer biodynamischen Beschreibung der Wachstumsleistungen des Embryo sind insbesondere für die Schulmedizin und andere Heilberufe, aber auch für Klinik und Pathologie sowie für die Physiologie von Bedeutung – darüber hinaus für alle, die den Menschen nicht als Produkt von Physik und Chemie verstehen, sondern ihn als eine leib-seelische Ganzheit sehen und als solchen behandeln und schützen wollen.

Kiener Verlag, München,
August 2011

---

[1] Vom Ei zum Embryo. Sonderdruck aus Kindlers Enzyklopädie: Der Mensch, das zehnbändige Werk. Kindler, München 1978

[2] Die Frühentwicklung des Menschen. Die lokalen Wachstumsmodifikationen im Stoffwechselfeld des menschlichen Keims. Hogrefe, Göttingen und Stuttgart 1966

[3] Sein und Werden. Die menschliche Frühentwicklung. Urachhaus, Stuttgart 1982

Blechschmidt

Die Frühentwicklung des Menschen

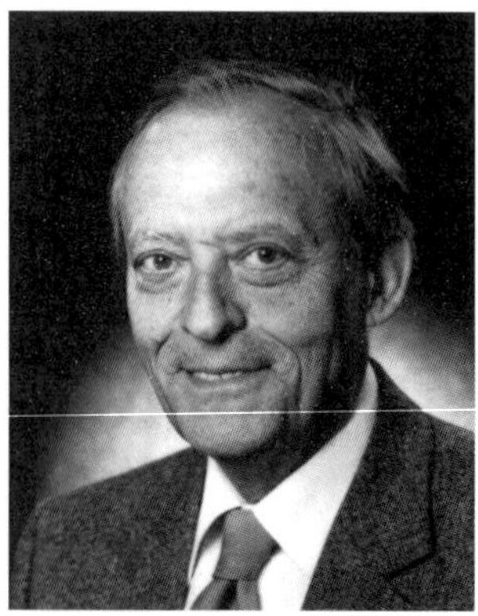

Prof. Dr. med. Erich Blechschmidt war von 1942–1973 Direktor des Anatomischen Instituts der Universität Göttingen. Sein Forschungsgebiet war die Humanembryologie, vor allem die Morphogenese der frühen vorgeburtlichen Stadien des Menschen.

Um die Lage-, Form- und Strukturveränderungen der Embryonen zu zeigen, ließ er Kunststoffmodelle herstellen, die die heute nach ihm benannte „Humanembryologische Dokumentationssammlung Blechschmidt" bilden. Die Sammlung ist im Anatomischen Institut der Universität Göttingen auch der Öffentlichkeit zugänglich.

Blechschmidt widerlegte auf Grund seiner Forschungen das von Ernst Haeckel aufgestellte Biogenetische Grundgesetz, nach dem die Entwicklung des menschlichen Embryo die stammesgeschichtliche Entwicklung nachvollziehe. Vielmehr ist der menschliche Embryo von der Befruchtung an individualspezifisch menschlich und die Änderungen seines Erscheinungsbildes können im Sinne einer Gestaltungs-Anatomie als Folge kinetischer und dynamischer Merkmale beschrieben werden.

Die von Blechschmidt gefundenen Regeln und Prinzipien der Entwicklung sind auch für das Verständnis der Physiologie und für die Therapie von Bedeutung.

Inhaltsverzeichnis

I Vom Ei zum Embryo

II Die embryonale Frühentwicklung

III Sein und Werden

Anhang

I Vom Ei zum Embryo

Erst seit der Mitte des zwanzigsten Jahrhunderts sind uns die Frühstadien der menschlichen Entwicklung genauer bekannt. In diesen Frühstadien sind die sich entwickelnden Keime noch so winzig und unauffällig, dass sie mit freiem Auge kaum gesehen werden können. Dennoch ist heute die ganze menschliche Entwicklung als eine lückenlose Folge von Bewegungsvorgängen zu beschreiben. Dazu sind freilich einige Vorbemerkungen notwendig.

Das Biogenetische Grundgesetz – ein Irrtum

Solange die frühen Entwicklungsstadien des Menschen noch nicht entdeckt waren und anatomische Methoden zum Sichtbarmachen der ersten Gestaltungsvorgänge fehlten, hatten namhafte Naturforscher wie Johannes Meckel (1791–1879), Karl Ernst von Baer (1792–1876) und Fritz Müller (1821–1897) versucht, aus der Frühentwicklung von Tieren eine Vorstellung zu gewinnen, wie vielleicht die ersten Lebensstadien der menschlichen Individualentwicklung (Ontogenese) aussehen könnten. Der deutsche Zoologe Ernst Haeckel (1834–1919) stellte aufgrund solcher Vergleiche von Tieren und hypothetischer Schlussfolgerungen 1866 sein berühmt gewordenes „Biogenetisches Grundgesetz" auf. Danach soll der Mensch während seiner Individualentwicklung verkürzt den Prozess seiner ganzen Stammesgeschichte rekapitulieren. Haeckels Vorstellung beinhaltet, dass der menschliche Keimling zunächst unspezifische (nichtmenschliche) Frühstadien durchlaufe und erst danach – etwa ab dem III. Monat – eigentlich menschliche Differenzierungen aufweise. Diese Vorstellung hat sich jedoch nicht bestätigen lassen. Die von Haeckel benutzten anatomischen Präparate waren zu undeutlich, als dass sie verbindliche Aussagen über die frühe Gestalt des Menschen erlaubt hätten. Um zu zeigen, dass die Frühstadien einander zum Verwechseln ähnlich wären, benutzte er ein und denselben Druckstock zur Abbildung verschiedener tierischer Embryonen. Dieser Sachverhalt ist als Haeckelsche Fälschung in die Medizingeschichte eingegangen.

Heute weiß man, dass das Biogenetische Grundgesetz falsch ist. Denn es beruht nicht auf Beobachtungen, sondern auf Fehlschlüssen.

> Das Biogenetische Grundgesetz ist einer der größten Irrtümer der Biologie gewesen.

Die Frage, von wann an in der vorgeburtlichen Entwicklung von einem Menschen gesprochen werden darf, ist heute eindeutig zu beantworten. Jede Entwicklungsstufe des Menschen, von der Befruchtung an, hat charakterisch menschliche Eigenart. Schon aufgrund unserer heutigen Kenntnis der Chromosomen menschlicher Eier lässt sich an der Humanspezifität eines menschlichen Keims nicht mehr zweifeln. Danach gilt heute der Satz:

> Der Mensch wird nicht Mensch, sondern ist Mensch vom Augenblick der Befruchtung an.

Eine ähnliche Spezifität gilt selbstverständlich auch für die Keimlingsstadien einer jeden Tierart. Während der Ontogenese gibt es weder eine Zäsur im Sinn eines Sprungs vom Leblosen zum Lebendigen noch vom Vegetativen zum Instinktiven oder zum personalen Verhalten. Nachdem heute die menschliche Entwicklung anatomisch lückenlos bekannt ist, steht fest, dass nicht nur die Humanspezifität, sondern auch die Individualspezifität des Menschen von der Befruchtung bis zum Tod erhalten bleibt und dass sich nur das Erscheinungsbild des Individuums im Verlauf der Ontogenese ändert. Durch die Humanembryologie ist ein wirkliches Grundgesetz nachgewiesen worden, das allgemein für die ganze Biologie gilt, nämlich das **Gesetz von der Erhaltung der Individualität.** Dieses Gesetz hat in der Biologie eine ähnliche Bedeutung wie das Prinzip von der Erhaltung der Energie (Mayer 1824), das für die unbelebte Natur Allgemeingültigkeit besitzt. Mit dem Satz von der Erhaltung der Individualität wird erstmals der Begriff der Entwicklung exakt formuliert. Danach verstehen wir unter Entwicklung ein Doppeltes: Konstanz des Wesens einerseits und Wandel des Erscheinungsbildes andererseits.

Dieses Grundgesetz war bisher noch nicht formuliert worden. Die im genetischen Code materiell festgelegte Erhaltung der Individualität ist eine unabdingbare Voraussetzung für die Entwicklung.

Wir dürften nicht von Entwicklung sprechen, wenn wir nicht die Erhaltung der Individualität während der ganzen Dauer der Entwicklung grundsätzlich und regelmäßig voraussetzen könnten.

> Wir haben als Prinzip festzuhalten, dass der Träger einer Entwicklung während der ganzen Entwicklungsdauer ein und derselbe bleibt und dass sich nur sein Erscheinungsbild ändert.

Evolution und Ontogenese

Für die Beschreibung der Ontogenese bedeutete der Evolutionsgedanke so lange ein scheinbar unerlässliches Konzept, wie die Vorstellung bestand, man könne die Ontogenese nicht aus den Eigenschaften des Eis verstehen, sondern sei gezwungen, sie historisch zu begreifen, das heißt, man könne die Stadien der Ontogenese allein als Erbe vergangener Zeiten verstehen. Diese Idee geht auf Charles Darwin (1809–1882) zurück. Zu seiner Zeit führte das naturgeschichtliche Denken zu einer unerwarteten Erweiterung des Blickfeldes. Die damaligen Vorstellungen von einer Stammesgeschichte der Lebewesen stützten sich auf damals überraschende paläontologische Befunde, die eine aufsteigende Entwicklungstendenz zu zeigen schienen. Da die Vorgänge der Individualentwicklung (Ontogenese) scheinbar in ähnlicher Weise auf einen Aufstieg vom Einfachen zum Komplizierten hindeuteten, wurde die Evolutionstheorie zur Grundidee des Entwicklungsbegriffs überhaupt.

Es galt als abgesichert, dass das erdgeschichtliche und das ontogenetische Geschehen gleichsam parallele Vorgänge seien und dass die Ontogenese, also die Einzelentwicklung, aus der Artenentwicklung (Phylogenese) abzuleiten sei. Dabei wurden Mutationen (Genänderungen) zur Erklärung herangezogen.

Keine Beobachtung an einem Tier hat jedoch vermocht, die menschliche Entwicklung in irgendeinem Stadium aus der eines Tieres zu erklären. Zum Nachweis der menschlichen Ontogenese muss man vielmehr menschliche Embryoen selbst untersuchen.

Zur genaueren Bestimmung von Entwicklungsvorgängen sind viele Umwege gegangen worden. Der deutsche Anatom und Entwicklungsphysiologe Wilhelm Roux (1850–1924) führte systematisch experimentelle Untersuchungen an wenig differenzierten Tieren durch. Roux hoffte, eine spezifische Substanz finden zu können, welche die Entwicklung allein bewirkt. Diese Hoffnung hat sich freilich nicht erfüllt. Experimentell fand er zwar eine vielfältige Beeinflussbarkeit der Differenzierungsprozesse, konnte aber nicht bemerken, dass sie als Gestaltungsprozesse verstanden, auf biodynamischen Kräften beruhen.

> Es gibt keine Gestaltungsstoffe – keinen chemisch fassbaren Induktor der Gestalt –, wohl aber Gestaltungskräfte.

Was von der so genannten Induktion der Entwicklung gilt, das trifft auch für die Genfunktionen zu. Nicht Erbfaktoren „machen“ die Gestalt; sie sind nur wichtige Konstanten im molekularen Stoffwechselgeschehen. In den Genen finden sich nur Möglichkeiten für Entwicklungen, aber keine wirklichen Muster für die jeweils aufeinanderfolgenden Stadien einer Entwicklung. Sie werden erst zu Informationen, wenn das Cytoplasma sie, von Ort zu Ort verschieden, verwendet. Zu den Gestaltungsvorgängen, die im Verlauf der Differenzierung entstehen, haben sie keine **un**mittelbaren Beziehungen. Unmittelbar wirken immer nur biodynamische Kräfte.

Die Gestaltänderungen während der Entwicklung setzen immer mehr als nur Chromosomen, nämlich die mit der Befruchtung gegebene ganze Eizelle in ihrer Gestalt voraus. Diese aber kann nicht auf die Gene zurückgeführt werden.

Alle **ontogenetischen Differenzierungen** haben eine bestimmte Reihenfolge. Stets lassen sich Differenzierungen zuerst nahe der äußeren Oberfläche des Keims, dann erst weiter innen nachweisen (Differenzierung in Richtung von außen nach innen). Das Wachstum und die Entwicklung des menschlichen Keims beginnt mit der Nahrungsaufnahme außen an der Zellgrenzmembran und trifft erst sekundär den Zellkern. Die Nahrungsaufnahme, ohne die weder Wachstum noch Entwicklung möglich ist, zeigt eine frühe Beteiligung der Zellgrenzmembran an. Der Zellkern und seine Gene liegen immer an Umkehrpunkten von Stoffwechselbewegungen und stellen dort relativ konstante Faktoren dar, an denen die von außen kommenden Reize angreifen. Das bedeutet, dass die Gene im Zellkern nicht die „Macher" der Differenzierung sind. Sie sind vielmehr das Bezugssystem für die Stoffwechselvorgänge des Organismus. Ohne dieses konstante Bezugssystem wäre eine individualspezifische Entwicklung unmöglich.

Während der Entwicklung ändert der Organismus sein **Erscheinungsbild**. Wenn wir das Wesen des Organismus, seine lebendige Eigenart, als konstant voraussetzen, erkennen wir in den einzelnen Phasen der Differenzierung nur relativ unwesentliche Veränderungen. Für die Änderung des Erscheidungsbildes gilt die wichtige, bisher zu wenig beachtete Regel der Zusammengehörigkeit von Lage-, Form- und Strukturänderungen der Körperteile. Stets ändert sich mit der Lage der jungen Zellverbände ihre Form und mit ihrer Form auch ihre Struktur. In diesen Lage-, Form- und Strukturänderungen äußern sich die **Entwicklungsbewegungen**. Entwicklungsbewegungen sind **Gestaltungsbewegungen**. Deren Komponenten sind stets bis ins Unsichtbare geordnete Materialbewegungen, so genannte **Stoffwechselbewegungen**. Da die Entwicklungsbewegungen gegen Widerstand ablaufen, sind sie ein Zeichen lebendiger Leistungen mit Arbeit im physikalischen Sinn. Gestaltung ist also die erste Arbeit, die ein junger Keim ausführt.

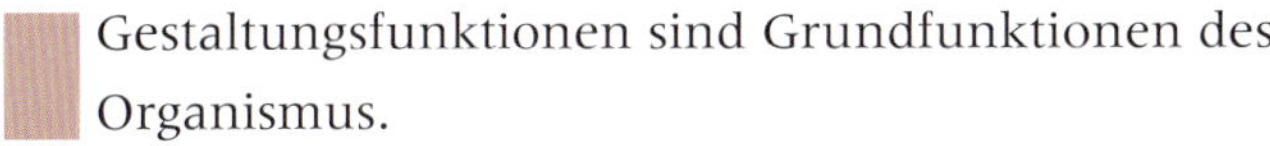
Gestaltungsfunktionen sind Grundfunktionen des Organismus.

Vielfach liegt das Schwergewicht der Forschungsprogramme in der Embryologie auf chemischem Gebiet. Dabei wird deutlich, dass zwischen den chemischen Vorgängen der Entwicklung und der Körpergestaltung der Weg so weit ist, dass gesagt werden muss, eine direkte Beziehung zwischen dem Chemismus der Entwicklungsvorgänge und der Gestaltentwicklung besteht nicht. Untersuchungen haben deutlich gemacht, dass zwischen Entwicklungschemie und Entwicklungsmorphologie der Weg so weit ist, dass eine besondere Entwicklungskinetik dazwischen liegen muss, die Regeln erkennen lässt, die auf besondere elementare Gesetzmäßigkeiten der Differenzierung hinweisen. Der Chemismus der Entwicklung ist ein notwendiger, aber kein ausreichender Faktor der Differenzierung.

Entwicklung in der 1. Lebenswoche

Die menschliche befruchete Eizelle ist besonders klein. Sie hat einen Durchmesser von etwa einem Zehntel Millimeter und ein Gewicht von nur 0,004 mg (Abb. I.1).

Der Hauptteil ihres Volumens besteht aus Wasser. Deshalb sind die ganz jungen Keime durchsichtig und kaum erkennbar. Wenn wir die befruchtete Eizelle unter dem Mikroskop künstlich sichtbar machen, ist ein auffälliges Äußeres (die Zellgrenzmembran), ein deutliches Inneres (der Zellkern) und als Verbindung zwischen beiden das Zellplasma (Cytoplasma) nachweisbar. Diese elementare gestaltliche Unterschiedlichkeit weist darauf hin, dass auch elementare funktionelle Verschiedenheiten bestehen. Außen liegen vor allem die Träger der Anpassungsvorgänge, innen dagegen die Träger der Vererbung. In der Eizelle ist bereits ein ständiger Kreislauf von Substanzen in Richtung von der Zellgrenzmembran zum Zellkern und umgekehrt gegeben. Dieser Kreislauf ist ein **Stoffwechselkreislauf**. Er existiert schon lange bevor Blut im Blutkreislauf zirkuliert.

Die Anregungen zur Entwicklung kommen von außen. Nahrung bzw. Energie sind Anregungen für die Entwicklung. Schon die erste Unterteilung der Zelle bedarf einer solchen äußeren Anregung. Dies erkennt man schon früh an einer Vergrößerung der Zellgrenzmembran. Mit ihr ändert sich das Verhältnis von Oberfläche zum Volumen. Die stärkere Vergrößerung der Oberfläche gegenüber der des Volumens führt zur Furchung des Eis. Offenbar ist die Fähigkeit, mit der Furchung auf die von außen kommenden Anregungen zu reagieren, eine frühe Folge der Befruchtung. Das unbefruchtete Ei furcht sich nicht und geht schnell zugrunde.

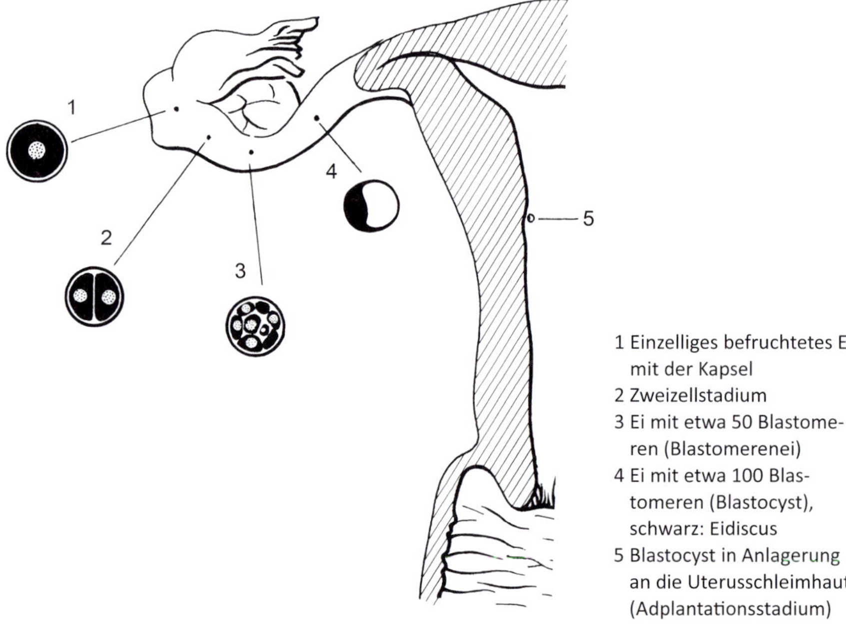

Abb. I.1 Die Entwicklung des menschlichen Eis während der ersten 3 Tage.

Die ersten Entwicklungsvorgänge zeigen regelmäßig Unterteilungen in dreigliedrige Differenzierungen. Diese bestehen jeweils aus zwei gegensätzlichen Entwicklungen, die sich durch einen dritten Prozess überbrücken. Mit der Furchung beginnt das einzellige Ei sich schrittweise in neue Zellen zu unterteilen. Die Tochterzellen sind im Furchungsgebiet miteinander verhaftet. Man nennt sie die ersten Keimteile oder **Blastomeren** (griechisch bedeutet βλάστη Keim und μέρος Teil). Nach den ersten 3 Tagen besteht das winzige menschliche Ei aus einem Verband von etwa hundert Blastomeren. Bis dahin haben weder das Volumen noch das Gewicht des Eis merklich zugenommen, wohl aber die Gesamtoberfläche der Zellgrenzmembranen, denn jede einzelne Zelle besitzt ja eine eigene Zellgrenzmembran. Gleichzeitig hat sich die Zahl und damit die Gesamtmasse der Zellkerne, die im Verlauf der Zellteilungen neu entstanden sind, vergrößert. Zellgrenzmembranen und Zellkerne werden vorwiegend mit Hilfe von Substanzen aus dem Zellplasma gebildet. Die Neubildung von Zellgrenzmembranen und Zellkernen ist eine frühe, besonders wichtige Tätigkeit des Zellplasmas.

Im Verlauf der Unterteilungen bleiben die Zellen durch den Stoffwechsel miteinander verbunden, so dass der Keim als Ganzes ein einheitliches **Stoffwechselfeld** darstellt. Das so differenzierte menschliche Blastomerenei unterscheidet sich von jedem anderen Ei. Eine Morula, wie sie für Amphibien charakteristisch und bei vielen Kaltblütern mit freiem Auge gut erkennbar ist, gibt es beim Menschen nicht. Unter normalen Umständen, bei normaler Temperatur, normaler Beschaffenheit des Eileitersekrets und unter weiteren gegebenen Voraussetzungen ist das lebendige menschliche Ei auffällig aktiv. Seine frühen Funktionen bestehen in chemischer Hinsicht darin, Stoffwechselprodukte aus dem mütterlichen Organismus aufzunehmen und andere an ihn abzugeben. Damit stellt das Ei ein Stoffwechselfeld mit sehr intensiven molekularen Stoffwechselbewegungen dar.

Im Verlauf des 4. Tages entwickelt sich das Blastomerenei zum **Blastocyst** (Keim in Blasenform). Seine Zellen sind nach außen an die Oberfläche des Keims verlagert und durch fortgesetzte Unterteilung in immer wieder neue Zellen verkleinert. Im Inneren des Eis ist jetzt Flüssigkeit gestaut (Blastocoelflüssigkeit). Sie ist die Anlage des so genannten ventralen Blastemwassers. Es sammelt sich exzentrisch im Ei, so dass in wenigen Stunden polar ein dicker Wandabschnitt des Blastocyst (der Ei-Discus) und ihm gegenüber ein dünner Wandabschnitt (die Ei-Kappe) entstehen. Dessen Zellen haben besonders viel Flüssigkeit verloren, sie wurden gleichsam ausgepresst und sind dabei besonders klein geworden. Es ist ziemlich sicher, dass dies mit ihrer frühen Lageentwicklung als dünne Schicht am Rande des durch Osmose größer werdenden Flüssigkeitstropfens zusammenhängt.

Damit besteht das Ei gegen Ende der 1. Woche nicht nur aus Zellen, sondern auch aus nichtzelliger Substanz (Flüssigkeit). Im Stadium der Blasenform ist das Ei einkammerig. Noch vor Ende der 1. Woche saugt sich das einkammerige Ei, also der Blastocyst, mit seinem dicken Teil durch Nahrungsaufnahme an der Uterusschleimhaut an (Adplantation) und deutet damit an, dass strömungsartige, räumlich **geordnete Stoffwechselbewegungen** zwischen Mutter und Keimling ablaufen. Im Übergangsbereich zwischen dem Stoffwechselfeld des Eis und dem der Mutter geht das mütterliche Schleimhautgewebe zugrunde. Die dadurch aus den mütterlichen Zellen frei werdenden Substanzen dienen dem jungen Keim als Nahrung. Hier beginnt bereits die enge Mutter-Kind-Beziehung. Mit dem Absaugen der Nahrungsstoffe dringt das Ei mehr und mehr in die Uterusschleimhaut ein. Man sagt: Es pflanzt sich ein, es implantiert sich. Die Einpflanzung (Implantation) ist etwa am zwölften Tag nach der Befruchtung abgeschlossen.

Entwicklung in der 2. Lebenswoche

Mit der Implantation vergrößert sich zu Beginn der 2. Woche das Ei durch hochgradige Zellvermehrung seiner ganzen Außenschicht und bildet hier den **Ektoblast**. Dies ist wieder ein Beispiel dafür, dass der Prozess der Differenzierung außen beginnt und sich erst allmählich nach innen richtet. Die Ontogenese ist also – kinetisch gesehen – keine Evolution im Sinne einer Auswicklung von innen her, sondern im Gegenteil ein Prozess, der außen beginnt (Abb. I.2 und I.3).

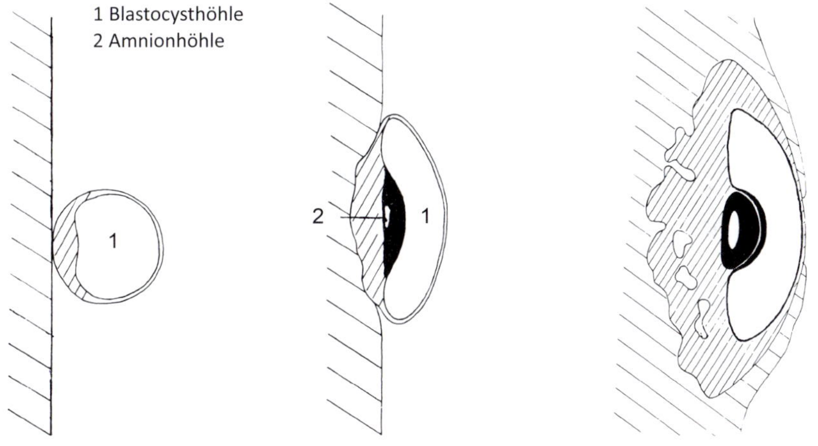

Abb. I.2 Anlagerung, beginnende Implantation und vollständige Implantation des Eis gegen Ende der ersten und Anfang der 2. Woche. Innenei (Entoblast) schwarz, Außenei (Ektoblast) schraffiert.

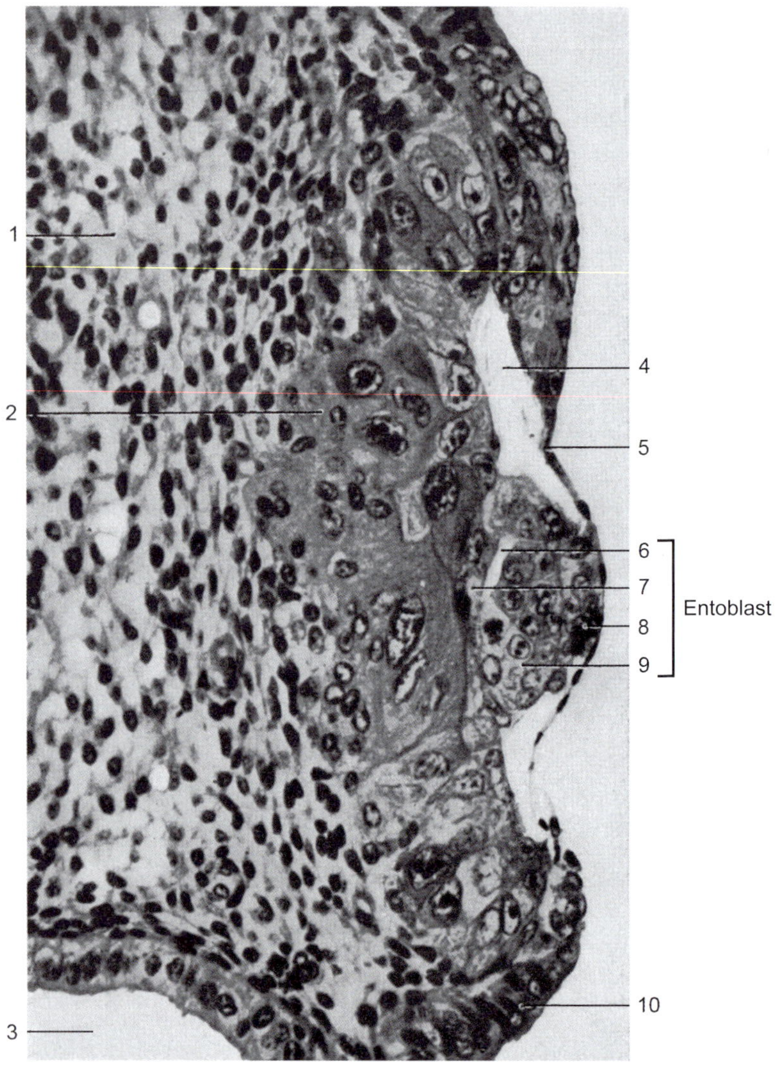

1 Decidua
2 dicker Teil des Ektoblast (Trophoblast)
3 Glandula uterina
4 Vacuolisierungsraum
5 Übergang des dicken in den dünnen Ektoblast
6 Vacuolisierungsraum
7 Amnion
8 noch keine Vacuolisierung
9 Ektoderm
10 Schleimhautepithel des Uterus

Abb. I.3 7½-tägiges implantiertes menschliches Ei (Hertig und Rock, Carnegie Collection Nr. 8020).

Der Ektoblast nimmt zunächst entlang des dickwandigen Teils des Eis (des Implantationspols) schnell an Masse zu. Es entsteht auf diese Weise der **Trophoblast**. Mit ihm entwickelt sich durch Zottenbildung in wenigen Tagen eine Verzahnung mit dem mütterlichen Gewebe. Das verzahnte Gewebe ist die Anlage der Placenta.

Mitte der 2. Woche kann man einen zweiten Flüssigkeitsherd im Ei finden. Mit ihm wird das Ei zweikammerig. Wir unterscheiden das dorsale vom ventralen Blastemwasser. Der Raum, den das dorsale Blastemwasser einnimmt, ist die **Amnionhöhle**; der Raum, den das ventrale Blastemwasser erfüllt, der **Dottersack**. Der Zellverband zwischen dem dorsalen und ventralen Blastemwasser bildet die scheibenförmige Anlage des Embryo **(Keimscheibe)**. Sie ist zunächst ungefähr so klein wie ursprünglich das gesamte Ei, hat also einen größten Durchmesser von etwa 0,2 mm, während das ganze Ei jetzt einen Durchmesser von etwa 2 mm besitzt, also zehnmal so groß ist wie die Anlage des Embryo.

Entwicklung in der 3. Lebenswoche

Wenn das Ei zweikammerig geworden ist, bleibt sein innerer Teil (Entoblast) gegenüber seinem äußeren Teil (Ektoblast) im Wachstum zurück. Das Wachstum ist also weiterhin ungleichmäßig. Nur der Ektoblast vergrößert sich durch unmittelbare Nahrungsaufnahme von außen; das Ei wächst hier extrem schnell, innen dagegen, im Bereich der beiden Eikammern (Entoblast), langsamer. Das frühe ungleichmäßige Wachstum führt zu einer gegensätzlichen (konträren) Differenzierung, die eine besondere Entwicklung im Übergangsgebiet zwischen den konträren Zonen verursacht: die Entstehung des **Mesoblast** (Abb. I.4). Konträre Differenzierung und Bildung einer Zone zwischen den gegensätzlichen Differenzierungen ist typisch für die frühen Entwicklungsphasen, in denen jeweils Unterteilungen zu einer Dreigliederung führen. Die Mesoblastbildung zeigt sich in einer charakteristisch schwammigen Auflockerung des Gewebes zwischen Ektoblast und Entoblast. Der Mesoblast ist damit das erste Binnengewebe des Eis. Es wird durch zunehmende Ansammlung von Flüssigkeit mehr und mehr aufgelockert, so dass schließlich die so genannte **Chorionhöhle** mit dem präventralen Blastemwasser entsteht. Mit der Bildung der Chorionhöhle ist das Ei am Ende der 2. Woche dreikammerig und so groß geworden, dass es jetzt mit freiem Auge sichtbar ist.

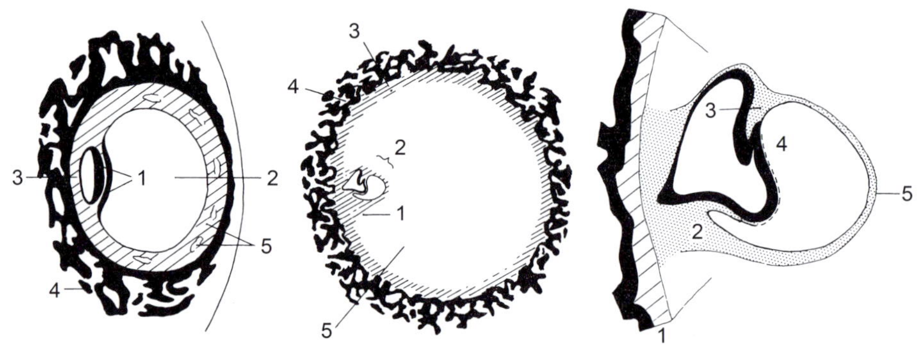

Implantiertes Ei am 12. Tag

1 Ektoderm und Entoderm der Entocystscheibe (Keimscheibe)
2 Blastocysthöhle (Anlage des Dottersacks)
3 Amnionhöhle
(1–3: zweikammeriger Entoblast)
4 Ektoblast
5 Mesoblast

Entwicklungsstadium am 14. Tag

1 Haftstiel, Übergang des Wandmesoblast in den Hüllmesoblast (bei 2)
2 Entocyst mit zweikammerigem Entoblast
3 Wandmesoblast
4 Zotten des Ektoblast (Anlagen der Chorionzotten)
5 Chorionhöhle

Bildung des Axialfortsatzes (Ausschnitt)

1 Chorion
2 Haftstiel
3 Mesoderm
4 Keimscheibe mit überlappendem Ektoderm (schwarz) und Axialfortsatz (links neben 4)
5 Dottersack

Abb. I.4 Entwicklung des menschlichen Eis am Ende der 2. Woche (Blechschmidt, Carnegie Collection Nr. 10318).

Keine der Flüssigkeiten – weder die Dottersackflüssigkeit noch das Fruchtwasser oder die Flüssigkeit in der Chorionhöhle – ist eine stagnierende Flüssigkeit. Es sind vielmehr Herde in einem räumlich geordneten Stoffwechselfeld. Das heißt: Sie sind lebensnotwendige Bestandteile des Eis.

Sobald die Chorionhöhle hinreichend geräumig ist, tapezieren Mesoblastzellen sie entlang der Außenschicht des Eis. Diese Schicht von Mesoblastzellen zusammen mit dem Ektoblast nennt man **Chorion**. Gleichzeitig umhüllt ein kleiner Teil der Mesoblastzellen den zweikammerigen Entoblast. Die beiden Teile des Mesoblast (Wandmesoblast und Hüllmesoblast) gehen in Form des Haftstiels ohne scharfe Grenze ineinander über. Der Hüllmesoblast erscheint damit als Kapsel des Entoblast. Man fasst den ganzen Entoblast mit dem Hüllmesoblast zusammen und nennt sie **Entocyst**. Der Mesoblast ermöglicht Stofftransporte parallel und senkrecht zur Oberfläche des Ektoblast und Entoblast. Stoffwechselbewegungen, die parallel zu einem Grenzgewebe verlaufen, bezeichnet man als **parathelial** und solche, die senkrecht dazu verlaufen als **diathelial**.

Die junge menschliche **Keimscheibe** (Entocystscheibe), die zunächst nur einen Durchmesser von einem fünftel Millimeter hat, vergrößert sich bis zum Ende der 3. Woche auf 2 mm. In dieser Entwicklungsperiode besteht sie zunächst aus nur zwei Gewebsschichten, einem dicken Ektoderm und einem dünneren Entoderm. Das dicke Ektoderm ist der Boden der dorsalen Eiblase und geht fließend in das Amnionektoderm über. Das dünnere Entoderm ist ein Teil der ventralen Eiblase. Es geht fließend in das Entoderm der Dottersackwand über.

Solange in der zweiten 2. Woche noch keine Blutgefäße gebildet sind, bekommt der Entocyst einen großen Teil seiner Nahrung auf dem Diffusionsweg durch die Chorionhöhle. Die vom Chorion in die Chorionhöhle abgegebenen Nahrungsstoffe werden vom Dottersack aufgenommen und von dort der Keimscheibe zugeleitet. In umgekehrter Richtung gibt die Keimscheibe über die Amnionflüssigkeit und das Amnion Abbauprodukte in die Chorionhöhle ab.

Der **Dottersack** ist also ein Stoffwechselfeld mit wichtigen räumlich geordneten Stoffwechselbewegungen. Nahrungssubstanzen, die hier reichlich aufgenommen werden, bedingen an der Oberfläche des Dottersacks die Entstehung von **Blutinseln**, das sind Zellen mit angereichertem Sauerstoff. Ihr Volumen ist im Verhältnis zu ihrer Oberfläche besonders groß geworden, so dass sie sich abkugeln und damit aus dem Zellverband lösen. Diese Zellen werden mit der allmählich strömenden Zwischenzellsubstanz (Interzellularsubstanz) im entstehenden Gefäßsystem verteilt. Das Blut beginnt gegen Ende der 3. Woche zu zirkulieren, bevor das Herz pulsiert.

An der Entocystscheibe, der scheibenförmigen Anlage des Embryo, kann man ein oberes (stumpfes) und ein unteres (spitzes) Ende unterscheiden, einen linken und einen rechten Rand sowie eine Bauchseite und eine Rückenseite. Die Seitenränder erscheinen, sobald die Entocystscheibe länger wird, zunächst gestreckt, dann taillenförmig eingezogen. Zunehmend deutlicher bildet die Entocystscheibe einen Kopfteil, einen Rumpfteil und als Übergangsstück zwischen beiden einen Halsteil aus. Während der Umbildung des flachen scheibenförmigen Keims zu dem gewölbten, länglichen Embryo faltet sich die Entocystscheibe. An dieser Faltung sind das Ektoderm und das Entoderm in unterschiedlichem Ausmaß beteiligt. Das Ektoderm bildet eine dicke Platte aus Zellen und macht zunächst den Hauptteil der scheibenförmigen Anlage des Embryo aus, während das Entoderm dünn ist. Durch sein intensives Flächenwachstum arbeitet das **Ektoderm als der Hauptgestaltungsapparat** des jungen Embryo. Mit seinem Wachstum wölbt es sich im Bereich des stumpfen Endes der Entocystscheibe an der Rückenseite (dorsal) vor und bildet die **Expansionskuppe**. Gleichzeitig sinkt es im Bereich des unteren spitzen Endes der Entocystscheibe ein. Während sich die Expansionskuppe durch lebhafte Zellvermehrung immer stärker wölbt, finden wir die Zellen der **Impansionssenke** auf relativ engem Raum zusammengedrängt (Abb. I.5). Durch diese Entwicklungsbewegungen erscheint die Entocystscheibe in der Seitenansicht S-förmig (Abb. I.6).

Mit seinem Flächenwachstum schiebt sich das Ektoderm der Expansionskuppe über die im Wachstum verlangsamte Impansionssenke und bildet fast zentral in der Entocystscheibe eine

Rückenansicht mit Eingang in den Axialfortsatz, oberhalb davon, die Expansionskuppe (hell), unterhalb die Impansionssenke mit Längsrinne.

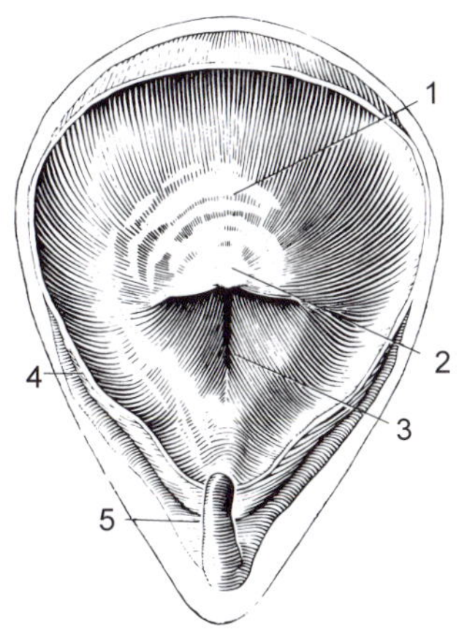

1 Expansionskuppe, Zone beschleunigten (weniger gehemmten) Flächenwachstums
2 Umbörderlungsrand
3 Impansionssenke mit Invaginationsrinne
4 Amnionepithel
5 Haftstielabschnitt der ventralen Entoblastkammer („Allantois")

Querschnitte der menschlichen Keimscheibe Anfang und Ende der 3. Woche. Ektoderm punktiert, Entoderm verstärkte Linie, Axialfortsatz schwarz. Die Pfeile geben die Wachstumsbewegungen bei der Bildung der Neuralrinne und des Neuralrohrs an.

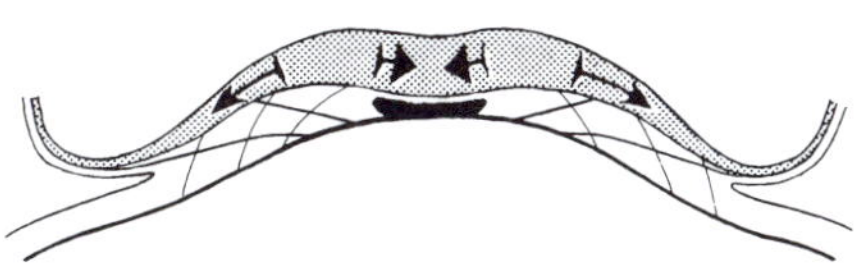

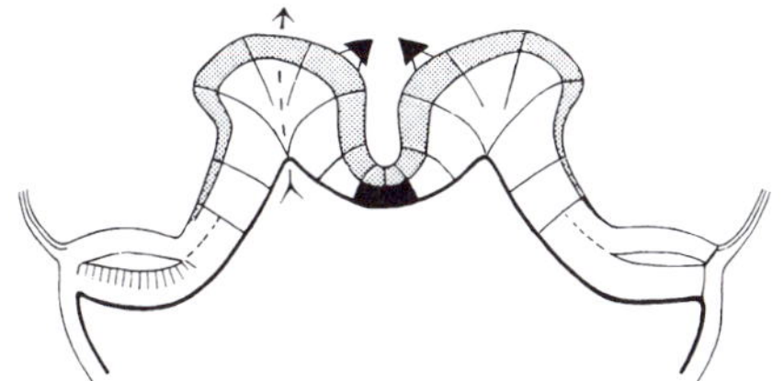

Abb. I.5 Keimscheibe des menschlichen Eis (Blechschmidt, Carnegie Collection Nr. 10318, die Originalrekonstruktion befindet sich im Deutschen medizinhistorischen Museum in Ingolstadt).

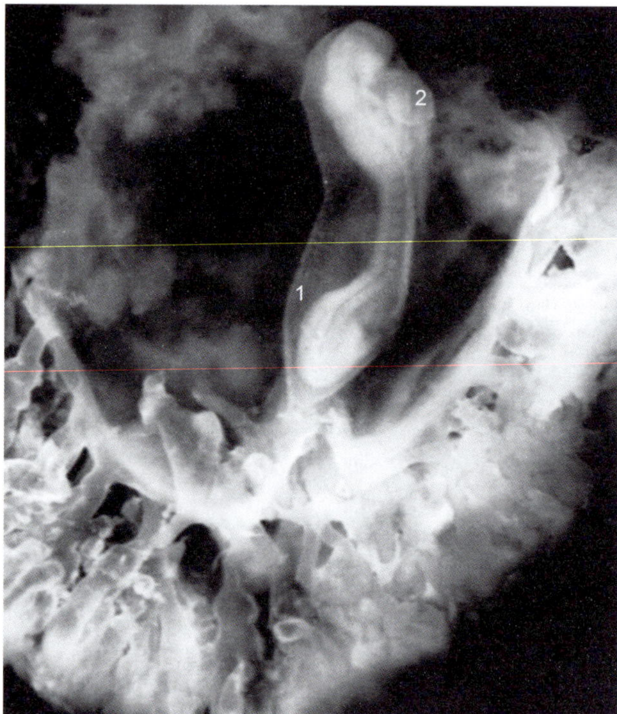

1 Amnion
2 Herz

Abb. I.6 24 Tage alter menschlicher Embryo, 3,1 mm groß. Der Kopfteil (oben) und der Rumpfteil (unten) sind hell, der Halsteil ist dunkel (Sammlung Blechschmidt, Carnegie Collection Nr. 10304).

Überlappung. Mit dieser Überlappung entsteht eine fingerlingförmige Einstülpung des Ektoderms: der **Axialfortsatz**. Dieser wird so genannt, weil in ihm die Hauptachse (Chorda) der jungen Embryonalanlage liegt. Der früher vielfach benutzte Begriff „Kopffortsatz" ist unzutreffend und aus einer Reihe von Gründen heute nicht mehr gebräuchlich. Eine Gastrulation in der Art, wie sie bei vielen Tieren vorkommt, gibt es beim Meschen nicht. Aus den zoologischen Beobachtungen von Gastrulationsvorgängen lässt sich daher die Bildung des Axialfortsatzes beim Menschen nicht verstehen.

Im Gegensatz zu dem kräftigen, intensiv wachsenden Ektoderm an der Dorsalseite wächst das ihm an der Bauchseite anliegende Entoderm langsamer. Dieses ungleiche Flächenwachstum (konträre Differenzierung) führt zur Entstehung einer Auflockerungszone zwischen Ektoderm und Entoderm. In sie dringen von der Spitze des Axialfortsatzes aus Zellen ein. Dadurch entsteht im Inneren der Entocystscheibe ein mittleres Keimblatt, das **Mesoderm**. Das Mesoderm (Binnengewebe) geht am Rand der Keimscheibe in den oben beschriebenen Hüllmesoblast über (Abb. I.4). Das Mesoderm verbindet mit seinen Stoffwechselbewegungen das Entoderm mit dem Ektoderm. Seine Zellen sind so eingestellt, dass sie Ektoderm und Entoderm auf kürzestem Wege verbinden. Dabei werden Ektoderm und Entoderm zugfest zusammengehalten. Dieser Zusammenhalt ist nicht rein mechanisch, sondern basiert auf einem biomechanischen Wachstumszug, der u. a. auf Stoffwechselbewegungen und ihren physikochemischen Kräften beruht. Dabei tragen die biomechanischen Spannungsverteilungen im Mesoderm zur Formbildung des Embryo bei. In dem System der biomechanischen Spannungen funktionieren die Zellgrenzmembranen als Träger von Zugspannungen und die flüssige Interzellularsubstanz als Träger von Druckspannungen.

Entwicklung in der 4. Lebenswoche

Die Entstehung der großen Organsysteme

Das Binnengewebe (Mesoderm) dient mit seiner Zwischenzellsubstanz vor allem dem Nahrungstransport. Im Gebiet des Axialfortsatzes findet sich kein Mesoderm. Hier ist der Nahrungstransport und die Nahrungsaufnahme so schwach, dass das Ektoderm entlang des Axialfortsatzes einsinkt.

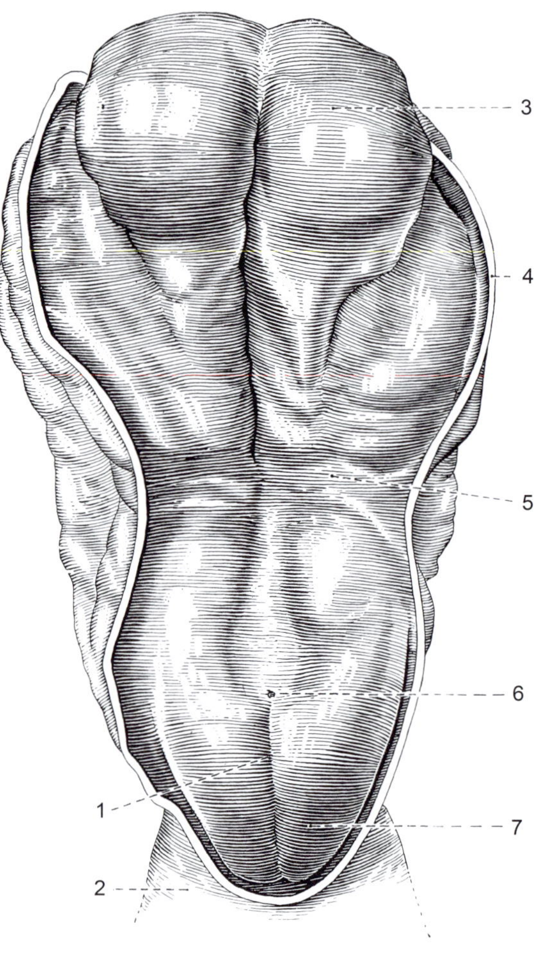

Rückseite (dorsal)
1 Invaginationsrinne
2 Haftstiel
3 rechter Dorsalwulst
4 Amnion
5 Anlage des rechten I. Lateral-segments
6 Invaginationsgrube
7 apicales Zuwachsgebiet, Rumpf-Steiß-Knospe

Abb. I.7 Entwicklung des menschlichen Embryo Anfang der 3. Woche. Rückseite (dorsal) des jungen Embryo mit paariger Gehirnanlage (Dorsalwülste, oben), frühembryonalem Hals mit beginnender Segmentation und Rumpfabschnitt.

Das Einsinken des Ektoderm führt zu einer Rinnenbildung der Entocystscheibe. Dadurch entsteht rechts und links der Rinne ein Hochrelief, die **Dorsalwülste**. Sie stellen am Ende der 3. Woche den Hauptteil des Embryo dar. Soweit sie die Böschung der Rin-

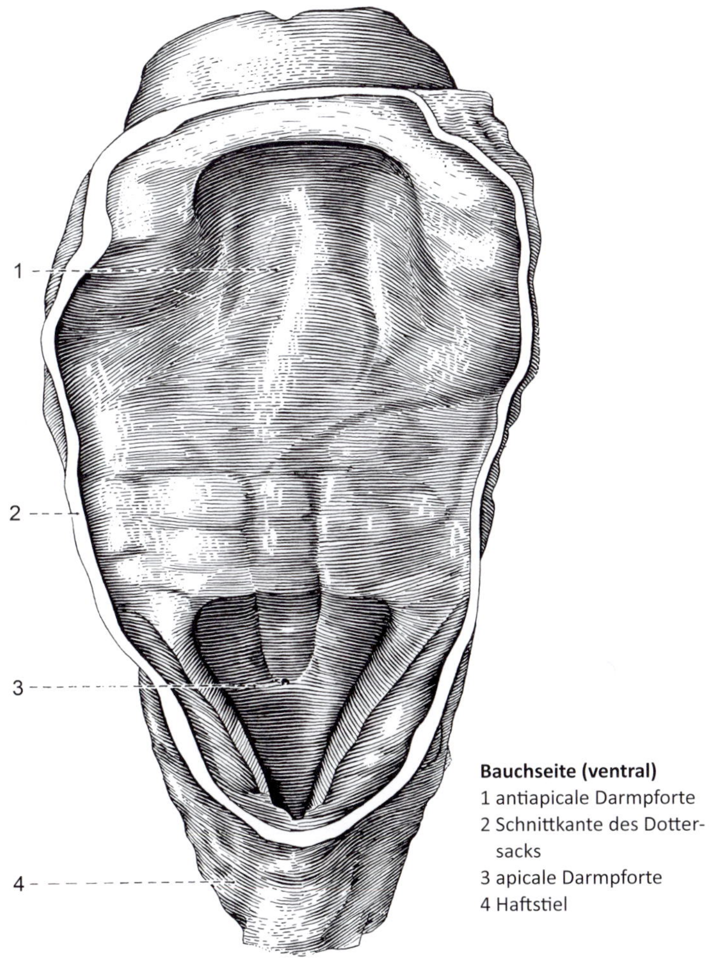

Abb. I.7 *Fortsetzung:* Bauchseite (ventral) des Embryo, das Entoderm ist noch nicht zum Darmrohr geschlossen.

ne sind, bilden sie die Anlage des Nervensystems (Neuralrinne) (Abb. I.7).

Im Bereich der Anlage des Nervensystems ist das Längenwachstum des jungen Embryo besonders intensiv, weil die Zellverbände, die die Anlage des Gehirns und Rückenmarks bilden, die ersten Hauptnahrungsschlucker des jungen Embryo sind. Das bedeutet, dass ein intensives Stoffwechselgefälle in Richtung vom Haftstiel zur Anlage des Zentralnervensystems besteht. Der Nahrungstransport findet in der lockeren Zwischenzellsubstanz des Binnengewebes (Mesoderm), besonders am Rand der Entocystscheibe, statt. Hier entstehen Kanalisierungszonen im Gewebe, welche die Vorläufer der Gefäße sind. Die **Gefäßentwicklung** passt sich also an die frühe Gehirnentwicklung und deren Nahrungsbedarf an. Bereits in der 3. Woche entstehen entlang des jungen Rückenmarks im Binnengewebe paarig die Aorten, die die Nahrung zum Zentralnervensystem leiten. Von diesen paarigen Aorten gehen wenig später quer dazu Gefäßsprossen zur Versorgung des Rückenmarks aus. Sie bilden in der Rückenregion regelmäßig die erste so genannte Segmentation. Sie ist der Beginn der allmählich fortschreitenden **Metamerie** der ganzen Rückenregion. Hier entstehen mit der Entwicklung der Gefäßäste der Aorten, abhängig von deren Zahl, die Rückenmarksnerven. Die Gefäßäste, die zum Gehirn und Rückenmark führen, streifen die Anlagen der Gehirn- und Rückenmarksnerven vom Neuralrohr ab, denn die Gefäße, die sich am Neuralrohr verankern, üben jeweils einen Wachstumszug auf die Wand des Neuralrohrs aus und veranlassen dadurch das Neuralrohr, jeweils im Kontaktgebiet Nerven zu bilden (Abb. I.8 und I.9).

Zwischen den metameren Gefäßen entstehen nach und nach besonders differenzierte Zonen, die so genannten **Somiten** (Körperwandorgane). Sie bilden sich beidseitig vom Rückenmark aus dem zunächst unsegmentierten Mesoderm. Die Somiten sind keine allseits scharf umgrenzten Körperteile, sondern Gewebszonen des Mesoderm (Binnengewebe). Diese gehen an der Bauchseite des Rückenmarks – in der Tiefe nahe der Längsachse (Chorda) – und an den Seiten des Embryo fließend ineinander über. Sie bilden die Anlage des Bewegungsapparates. Der

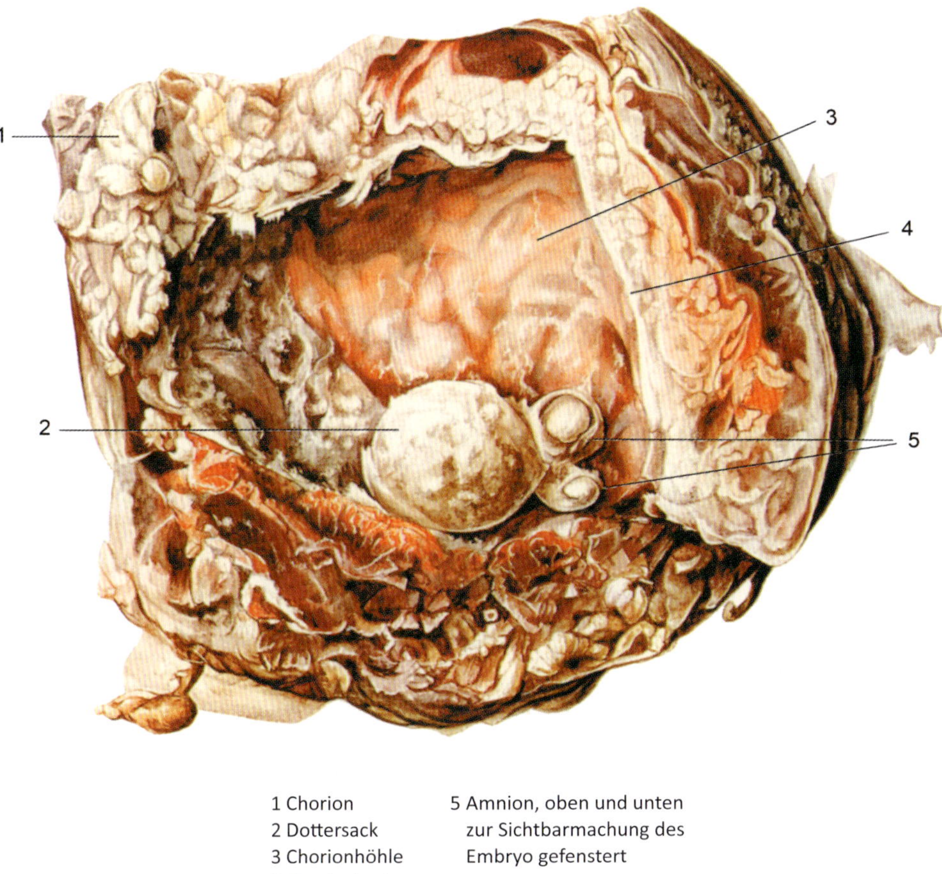

1 Chorion
2 Dottersack
3 Chorionhöhle
4 Chorionbasis
5 Amnion, oben und unten zur Sichtbarmachung des Embryo gefenstert

Abb. I.8 Entwicklungsstadium eines menschlichen Embryo Mitte der 4. Woche, 2,57 mm groß (Originalpräparat der Dokumentationssammlung Blechschmidt, Carnegie Collection Nr. 10305).

fließende Übergang zeigt beispielhaft, dass der Organismus sich nicht aus mikroskopischen und makroskopischen Bausteinen zusammensetzt, sondern sich während seiner Differenzierung unterteilt.

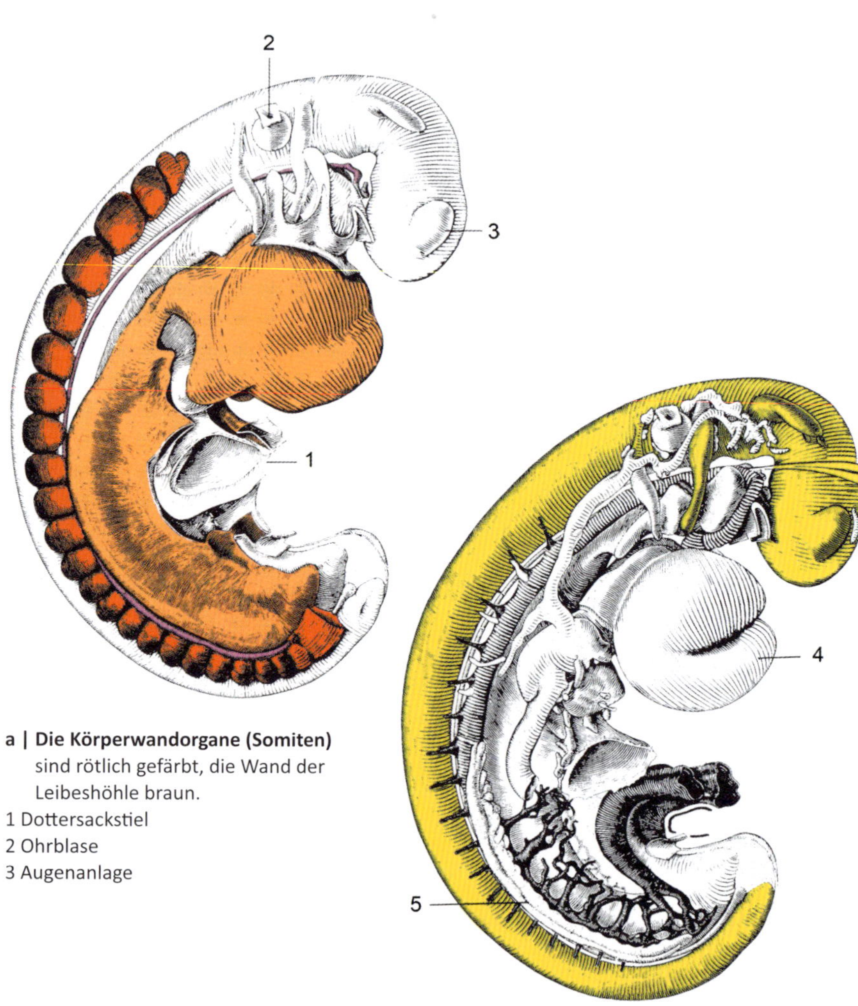

a | Die Körperwandorgane (Somiten) sind rötlich gefärbt, die Wand der Leibeshöhle braun.

1 Dottersackstiel
2 Ohrblase
3 Augenanlage

b | Gehirn und Rückenmark sowie Hirnnerven und Augenblase sind gelb gefärbt, Arterien schwarz, Venen grau.

4 Herz
5 embryonaler Exkretionsapparat

Abb. I.9 a-c Entwicklungsstadium eines menschlichen Embryo Mitte der 4. Woche, 2,57 mm. Die äußere Haut ist hier entfernt (Schnittserienrekonstruktionen der Humanembryologischen Dokumentationssammlung Blechschmidt).

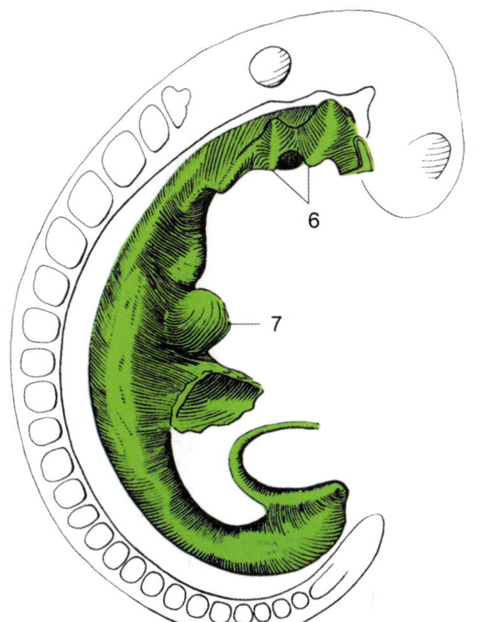

c| **Das Entoderm des Darmtrakts** ist grün gefärbt.
6 Schlundtaschen (Beugefalten des Kopfdarms)
7 Leber

Abb. I.9 a-c *Fortsetzung*

Von der Bauchseite (ventral) betrachtet, hat ein beinahe 2 mm großer Embryo einen noch weit offenen **Nabel**. Mit seinem Rücken wölbt sich der Embryo noch kaum aus der Nabelebene vor. Das Entoderm, das die Bauchseite der Keimscheibe bildet, ist auch beim 2 mm großen Embryo noch dünn. Es ist in Form einer Kopf- und Rumpfbucht unter den Nabelrand eingezogen und bereits als Anlage des späteren Darmrohres erkennbar.

In diesem Stadium wächst bei etwa 2 mm großen Embryonen der obere Nabelrand entsprechend dem beschleunigten Wachstum des ganzen oberen Teiles des Embryo besonders intensiv. Dabei nimmt die Flächenvergrößerung des Epithels so sehr zu, dass im Inneren des Nabelrandes die Binnengewebszellen auseinanderweichen und sich Flüssigkeit ansammelt. Es entsteht die

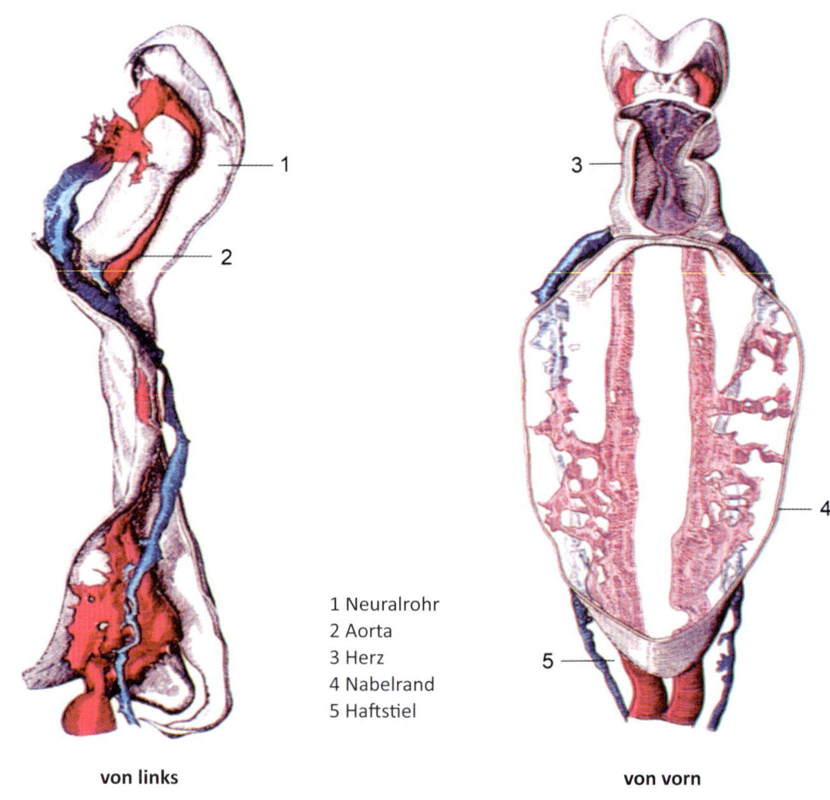

Abb. I.10 Gefäßsystem eines 23 Tage alten menschlichen Embryo, 2,2 mm groß. Die zum Herzen hinführenden Gefäße blau, die vom Herz wegführenden Gefäße rot. Die Blutbahn des Herzens ist violett dargestellt. Das Herz besitzt noch keine zentrale Lage.

Leibeshöhle (Coelom). Sie bildet im Binnengewebe des oberen Nabelrandes zunächst einen hufeisenförmigen Spalt. Die Flüssigkeit in dem Spalt kommuniziert zunächst mit der Flüssigkeit in der Chorionhöhle. Die Leibeshöhle wird in der Fetalzeit durch Einschnürungen von außen in die Herzbeutelhöhle, die Brust- und die Bauchhöhle unterteilt. Das Mittelstück der Rückwand der jungen Leibeshöhle wölbt sich in Form einer zwischenzellsubstanzreichen, bald hohl erscheinenden Falte in die Leibeshöhle vor und bildet das zuerst schlauchförmige **Herz**. Es sammelt das Blut, das aus der Wand des Dottersacks und dem Haftstiel im rechten und linken Nabelrand zufließt. Das Blut wird durch die beiden **Ausflussbahnen** dem Hauptnahrungsschlucker des jungen Embryo, dem Gehirn, zugeleitet. Sobald die Menge des zufließenden Blutes größer wird, wird der in der Leibeshöhle frei bewegliche Teil des Herzschlauchs mehr und mehr gedehnt und fängt an zu pulsieren. Bereits am Anfang der 4. Woche schlägt das Herz rhythmisch (Abb. I.10).

Die Entwicklung der Gesichtsregion

Mit der 4. Lebenswoche endet die Entwicklungsperiode des jungen Embryo. Dann erreicht er eine Größe von 4 mm. Alle seine Organsysteme – sowohl sein Nervensystem als auch seine Eingeweide und die Anlage seines Bewegungsapparates – lassen sich in Lupenvergrößerung unschwer erkennen.

> Sie [alle Organsysteme des Embryo] funktionieren entsprechend ihren durch das Wachstum erworbenen Eigenschaften.

Gemeinsam mit der Haut üben sie sehr unterschiedliche Gestaltungsfunktionen aus. Das **Gehirn** ist dabei Hauptintegrationsapparat. Es reagiert auf das Wachstum der peripheren Organe mit Bildung von Bahnen und Zentren: es registriert jedes Wachstum, noch bevor es rückwirkend die Organe beeinflusst.

Im Kopfgebiet hat das embryonale Gehirn den höchsten Sauerstoffverbrauch von allen Körperteilen. Entsprechend der Richtung des Sauerstoffgefälles vom Haftstiel zum Gehirn wachsen die Blutgefäße zum Gehirn. Die Stammgefäße des Embryo, die Aortenanlagen, nehmen entlang des Gehirns und Rückenmarks schnell an Kaliber zu. Gleichzeitig bleiben sie aber im Verhältnis zum gesamten peripheren Gefäßnetz kurz. Durch ihr Kurzbleiben zügeln sie das Neuralrohr, mit dem sie geweblich verbunden sind, so dass der Embryo sich zunehmend krümmt. Diese **Krümmungsvorgänge** sind deutlich am Gehirn nachweisbar. Gegen Ende des I. Monats sind verschiedene Teile des Neuralrohrs gegeneinander abgewinkelt und als Vorderhirn, Mittelhirn und Hinterhirn zu unterscheiden. Als ein Hauptteil des Vorderhirns werden mit Hilfe eines zügelnden Gefäßes die Augenblasen seitlich abgekerbt.

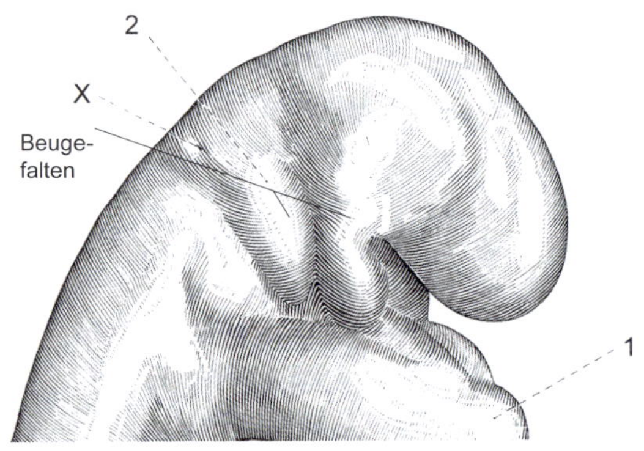

a | Kopfregion
1 Herzwulst
2 Hyoidfalte
X Eingang in die Ohrblase

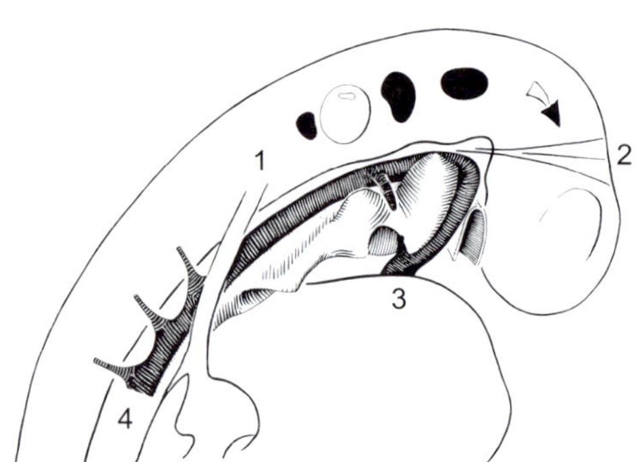

b | Embryo, Körperwand entfernt
1 Cardinalvene, darüber Ohrblase mit drei Hirnnervenwurzeln
2 vorderer Mesodermzügel in Verlängerung der Aorten
3 Aorta ventralis mit Abgang aus dem Herzen (Pfeil zeigt das stärkere Längenwachstum des Neuralrohrs gegenüber den im Wachstum verlangsamten Aorten [4] an)

Abb. I.11 a-b Entwicklung der Beugefalten (Visceralbögen) beim Embryo.

Im Kopfbereich nimmt die Krümmung gegen Ende des I. Monats so sehr zu, dass hier **Beugefalten** entstehen. Sie wurden früher irrtümlicherweise als Kiemen gedeutet und als Beweis dafür angesehen, dass die Ontogenese des Menschen eine Rekapitulation der Phylogenese sei. Tatsächlich sind jedoch die Lagebeziehungen der Beugefalten zueinander, ihre Größenunterschiede und ihre Struktur sehr deutlich als konstruktive Merkmale der Krümmung des Embryo nachweisbar (Abb. I.11).

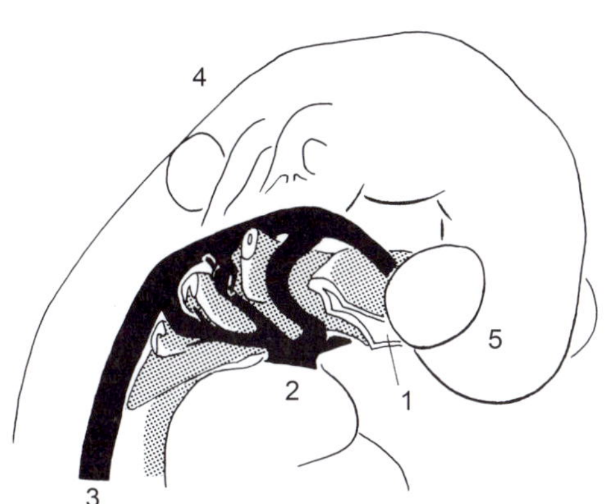

c | Teilrekonstruktion eines menschlichen Embryo Ende der 4. Woche, 3,4 mm groß. Die Gefäßbrücken zwischen der Aorta ventralis und den Aortae dorsales sind als Kurzschlüsse zwischen den großen Gefäßen entstanden und bilden den so genannten Gefäßkorb (Visceralbogengefäße) (Blechschmidt, Carnegie Collection Nr. 10306).

1 Mundspalte
2 Herz und Aorta ventralis
3 Aorta dorsalis
4 Ohrblase
5 Vorderhirn

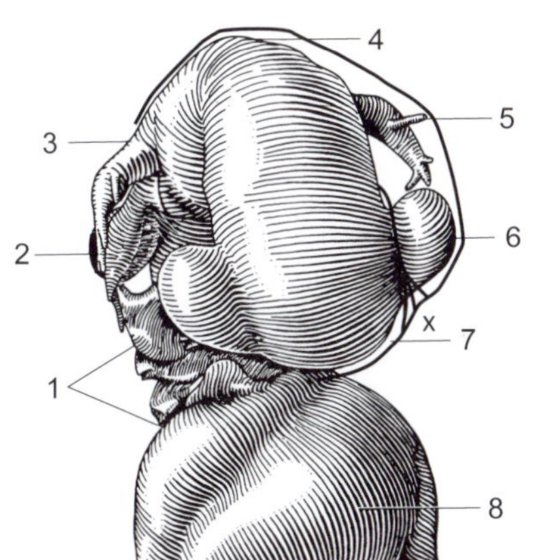

d | Kopfregion des Embryo. Die Stirn berührt fast den Herzwulst. Zwischen Großhirn und Augenblasen ist das Bindegewebe gestrafft (schwarze Linie). Es strahlt in die Haut ein und veranlasst infolge seines verlangsamten Wachstums die Bildung der Nasengrube (x).

1 Pharyngealtaschen I-III
2 Ohrblase
3 Hirnnerv V
4 Mesencephalon (Scheitelhirn)
5 Äste des Hirnnerven V
6 Augenblase
7 Vorderhirn (Pars diencephalica)
8 Pericard

Abb. I.11 c-d *Fortsetzung.*

> In keinem Stadium der Embryonalentwicklung gibt es beim Menschen oder anderen Säugetieren Kiemen oder kiemenähnliche Bildungen, die wir als phylogenetische Relikte zu deuten hätten.

Halsfisteln, die gelegentlich als Fehlbildungen vorkommen, sind keine Reste von Kiemenspalten, sondern entstehen dann, wenn die sehr dünne Haut zwischen den Beugefalten infolge besonderer Schwäche einreißt. Wir kennen viele schwache Stellen im Körper, die normalerweise einreißen. In der Regel stellen sie infolge des besonders engen Kontaktes aneinanderstoßender Grenzgewebe (Epithelien) besondere Stoffwechselfelder dar, die sich als **Corrosionsfelder** haben nachweisen lassen. Hier gehen Zellen zugrunde, weil durch einen zu engen Kontakt der beiden Grenzgewebe der submikroskopische Nahrungsstrom zwischen ihnen nicht aufrechterhalten werden kann. Solche Corrosionsfelder sind Musterbeispiele biodynamischer Stoffwechselfelder. In derartigen Corrosionsfeldern entstehen zum Beispiel die Mundspalte und zahlreiche Verbindungen zwischen Hohlorganen im Inneren des Körpers, z. B. die Nierenkanälchen.

Bei einem 3–4 mm großen Embryo wird mit seiner zunehmenden Krümmung der Gesichts-Hals-Bereich besonders breit. Die Beugefalten bilden Querbögen. Das Darmrohr stellt als Folge der Krümmung ein breites Hohlband dar, dessen Öffnung (der Mundeingang) quer gestellt ist. Um die seitlichen Ränder des breiten Kopfdarms strafft sich jetzt das Gewebe. Die Straffung des Gewebes ist ein wichtiger Initialfaktor bei der Bildung der ersten großen Gefäßbrücken zwischen dem Herzen und den Aorten. Das gestraffte Binnengewebe in den Beugefalten (Visceralbögen) benutzen nicht nur die Blutgefäße (Visceralbogengefäße), sondern auch die heranwachsenden Nerven als Leitstruktur (Abb. I.11).

Die Beugefalten, die durch die Krümmung des Embryo im Kopfbereich entstehen, sind einerseits nach außen und andererseits nach innen, in das Darmrohr, vorgewölbt. Der erste Viszeralbogen ist der Unterkieferbogen, der zweite der Zungenbeinbogen, den dritten und vierten bezeichnet man als oberen und unteren Kehlkopfbogen. Die Schleimhauttaschen des Darmrohrs zwischen den Viszeralbögen nennt man **Schlundtaschen** (Abb. I.9).

Mit der zunehmenden Krümmung des Embryo, bei der die Haltefunktion der Aorten eine wichtige Gestaltungsfunktion hat, nähert sich die embryonale Stirn dem mächtigen Herzwulst so sehr, dass zwischen Stirn und Herzwulst die winzige Gesichtsanlage zunächst als Breitgesicht erscheint. In diesem Frühstadium ist der Augenabstand noch relativ groß. Die als Tiefrelief erkennbaren Anlagen der Nasenlöcher stehen weit auseinander. Wir finden sie an einem Ort, wo die Haut durch einen Binnengewebsstrang im Wachstum behindert wird. Dieser Gewebsstrang liegt zwischen dem Großhirn und den seitlichen Augenanlagen, strahlt in die Haut ein und funktioniert hier als Halteapparat (Abb. I.11d).

Im Porträt des jungen Embryo drückt sich somit einerseits die frühe intensive Gehirnentwicklung und andererseits das entsprechend intensive Wachstum des jungen Herzens aus. Das embryonale **Herz** bildet im Rumpfgebiet einen mächtigen Wulst, den Herz-Wulst. Seine Größe ist charakteristisch. Sie wird weitgehend verständlich, wenn wir bedenken, dass an das embryonale Herz im I. Entwicklungsmonat besonders hohe Anforderungen gestellt werden. Es versorgt nämlich nicht nur alle Gefäße im Embryo, sondern auch sämtliche Gefäße im Chorion und Dottersack.

Die embryonalen Gliedmaßen

In der seitlichen Rumpfwand lassen sich gegen Ende des I. Monats die **Gliedmaßen** als Falten nachweisen. Der Entstehungsort der oberen und unteren Extremitäten ist durch den Winkel be-

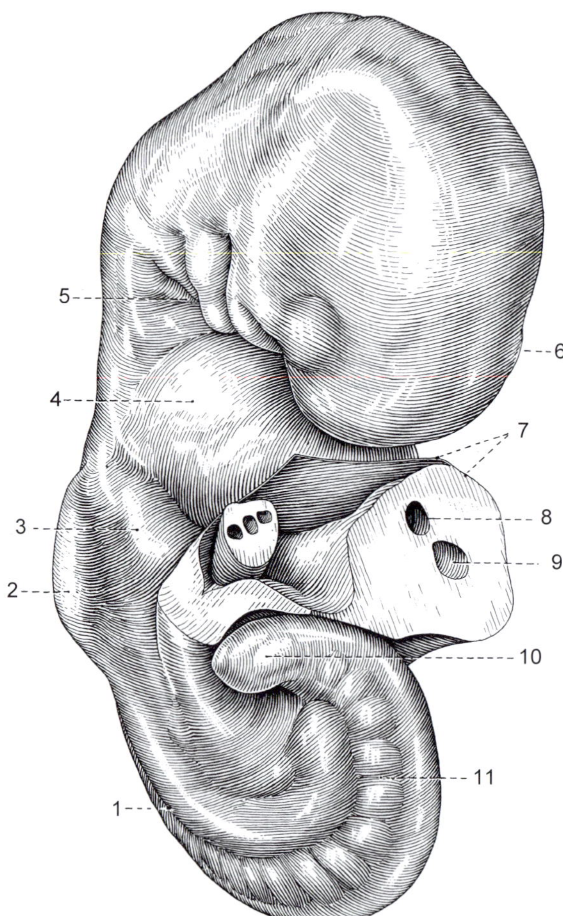

Äußere Körperform

1 Grenze zwischen Rücken- und Bauchanlage
2 Armanlage
3 Leberwulst
4 Herzwulst
5 Beugefalten
6 Auge
7 Dünner und dicker Teil des Nabeltrichters
8 Haftstielabschnitt der Nabelschnur
9 Nabelgefäß
10 Unteres Rumpfende
11 metamere Körperwandorgane (Somiten)

Seitenansicht, trichterförmiger breiter Nabel mit Dottersack: schwarz, Extremitätenanlagen: punktiert (Dokumentationssammlung Blechschmidt, Schnittserien-Rekonstruktion).

Abb. I.12 28 Tage alter Embryo, 4,2 mm groß (Blechschmidt, Carnegie Collection Nr. 10307).

stimmt, den das Bauchfell oben und unten mit dem Rückenmark bildet (Rückenmark-Bauchfell-Winkel). Dieser Winkel entsteht während der zunehmenden Krümmung des Embryo zwischen dem mehr in die Länge wachsenden Rückenmark und den weniger in die Länge wachsenden Brust-Bauch-Eingeweiden. Zusammen mit der unterliegenden Vene bleibt die Haut am Rand des Bauchfells im Wachstum zurück und bildet eine ähnliche Vertiefung wie die Nasengrube: die Anlage der Achselgrube und der Leistenbeuge. Gleichzeitig faltet sich die wachsende Haut am hinteren Rand dieser Vertiefung zu einem Hochrelief auf und bildet hier Längsfalten. Wenn diese Falten an ihrem freien Rand wachsen und höher werden, entsteht ein Stoffwechselgefälle, das

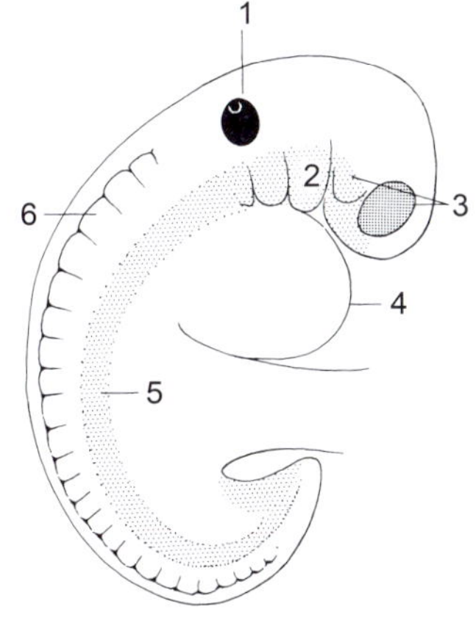

Äußere Körperform
1 Ohrblase
2 erste Beugefalte (frühembryonaler Unterkiefer)
3 frühembryonaler Oberkiefer und Auge
4 Herzwulst
5 verdicktes Ektoderm der Körperwand (Ektodermring)
6 Somitenwülste

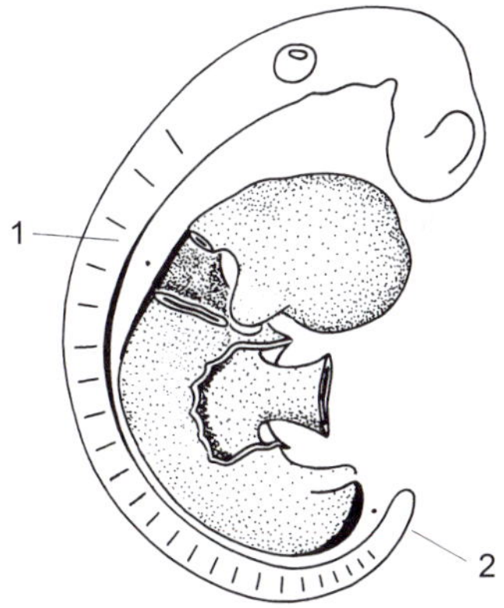

Äußere Körperwand entfernt, Neuralrohr hell, Wand der Leibeshöhle punktiert
1 und 2 Entstehungsorte der Gliedmaßenanlagen

Abb. I.13 26 Tage alter menschlicher Embryo, 2,57 mm groß (Blechschmidt, Carnegie Collection Nr. 10305).

durch einwachsende Gefäße, die Nahrungsstoffe herbeibringen, ausgeglichen wird. Das stärkere Oberflächenwachstum der Extremitätenfalten gegenüber ihrem Volumen sorgt dafür, dass aus dem Rückengebiet zusammen mit den Gefäßen Material aus der Nachbarschaft in die Extremitäten hineingezogen wird, vor allem Nervengewebe. Das Innere der Extremitätenanlagen besteht nun in erster Linie aus Nervengewebe und Gefäßen (Abb. I.12 und I.13).

Der Embryo im II. Entwicklungsmonat

Die Anatomie der Embryonen im II. Entwicklungsmonat kennen wir erst seit der zweiten Hälfte des 20. Jahrhunderts genauer durch Totalrekonstruktionen von Schnittserien.

Mit ihrer Hilfe konnten die Lagebeziehungen der Organe zueinander, ihre von der Lage abhängige Form und die auf diese bezogene Struktur systematisch ermittelt werden.

Im II. Monat nimmt das **Gehirn** fast die Hälfte des gesamten Körpers ein. Es hat zu dieser Zeit schon Zentren und Bahnen. Durch die Nerven hat es Kontakt mit der Haut und mit allen inneren Organen bekommen. Es stellt damit schon jetzt ein **integrierendes Organ** dar. Die Entwicklungsbewegungen registrierend, fasst es sie zu einem Ganzen zusammen. Eine führende Rolle des Gehirns (Cerebralisation) besteht also schon während der Entwicklung. Verglichen mit dem Kopf erscheint der Rumpf als dessen Anhängsel. Durch das exzentrische Wachstum des Gehirns wird der Embryo an seinem oberen, stumpfen Ende breit, während er an seinem unteren Ende relativ spitz wird. Bei etwa 2,5 mm großen Embryonen ist der Unterschied zwischen dem spitzen und stumpfen Körperende extrem groß (Abb. I.14–I.16).

Mit der zunehmenden Entwicklung des Gehirns wird – in Abhängigkeit von seinem Nahrungsbedarf – in der Brust das Zent-

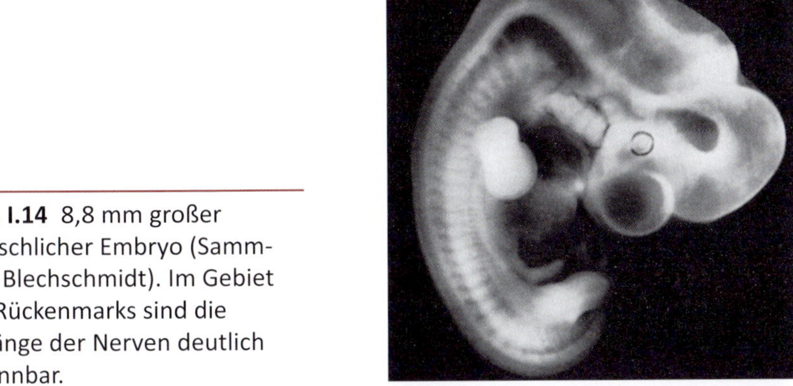

Abb. I.14 8,8 mm großer menschlicher Embryo (Sammlung Blechschmidt). Im Gebiet des Rückenmarks sind die Abgänge der Nerven deutlich erkennbar.

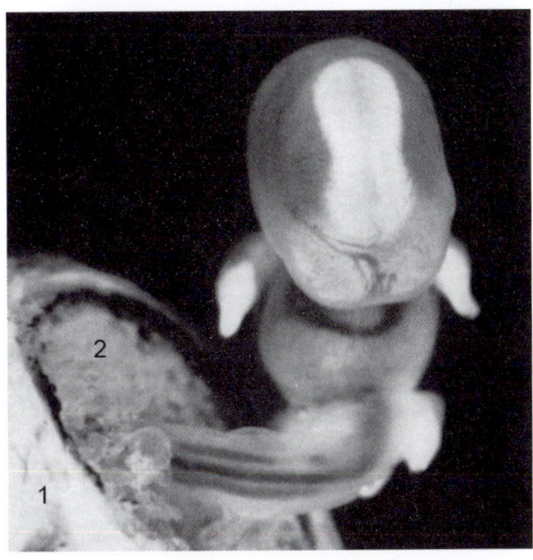

1 Eileiter (Tube)
2 Placenta
Rumpf und Kopf sind etwa gleich groß.

Abb. I.15 16,8 mm großer menschlicher Embryo.

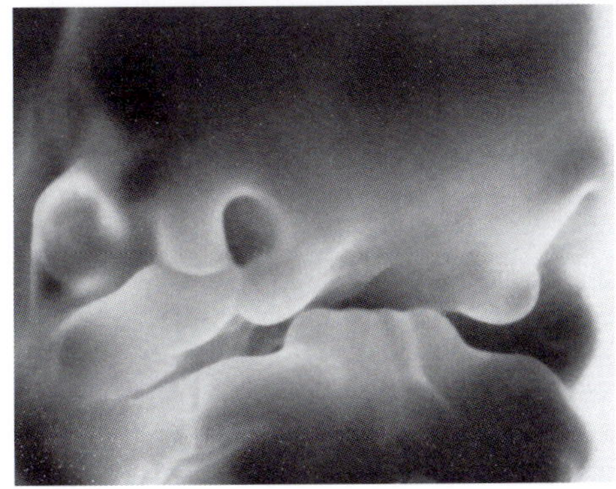

Abb. I.16 Gesicht eines 5½ Wochen alten menschlichen Embryo mit weit auseinander stehenden Augen und Nasenlöchern, breite Mundspalte.

rum des Gefäßsystems, das **Herz**, ebenfalls schnell größer. Infolge des dadurch zunehmenden Blutzuflusses aus der Leber zum Herzen entwickelt sich im II. Monat das Zentralorgan der Eingeweide, die **Leber**, zu einem mächtigen Organ. Sie ist nun dem Herzen als Blutfilter vorgeschaltet. Mit dem Wachstum der Leber nimmt der Brustumfang und der Bauchumfang des Embryo zu, die Wölbung des Zwerchfells dagegen ab. Diese Abnahme führt gegen Ende des II. Monats zu einer Verlagerung, zu einem „Abstieg" der ganzen Eingeweide vom Gehirn weg. Das exzentrisch

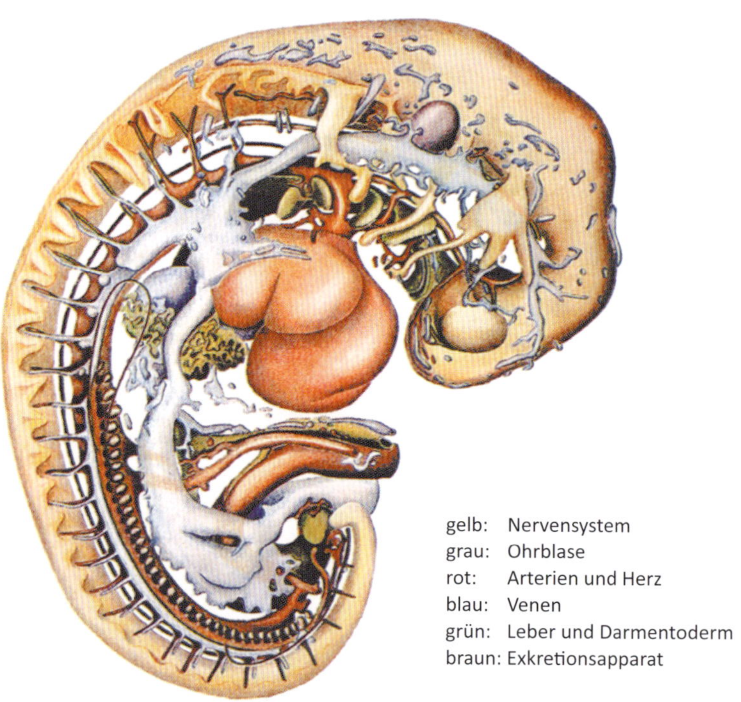

Abb. I.17 a Schnittserienrekonstruktion eines 28 Tage alten Embryo, 4,2 mm groß (Humanembryologische Dokumentationssammlung Blechschmidt, Carnegie Collection Nr. 10307).

wachsende **Gehirn** seinerseits steigt mit dem Längenwachstum der Wirbelsäule und der Aufrichtung des Embryo gegenüber den Eingeweiden auf. Die „Aufrichtung" des Gehirns ist eine der Bedingungen für die Entstehung des aufrechten Gangs. An ihm erkennt man seine führende Rolle (Abb. I.17a–c).

Ein besonders deutliches Zeichen des „Abstiegs" der Eingeweide ist die Bildung des menschlichen **Halses**. Im Halsbereich hatte während des I. Monats das mächtige Herz gelegen. Mit seinem Abstieg verschmälert sich die Halsregion, so dass hier die typische Form eines schmalen Halses entsteht (Abb. I.18).

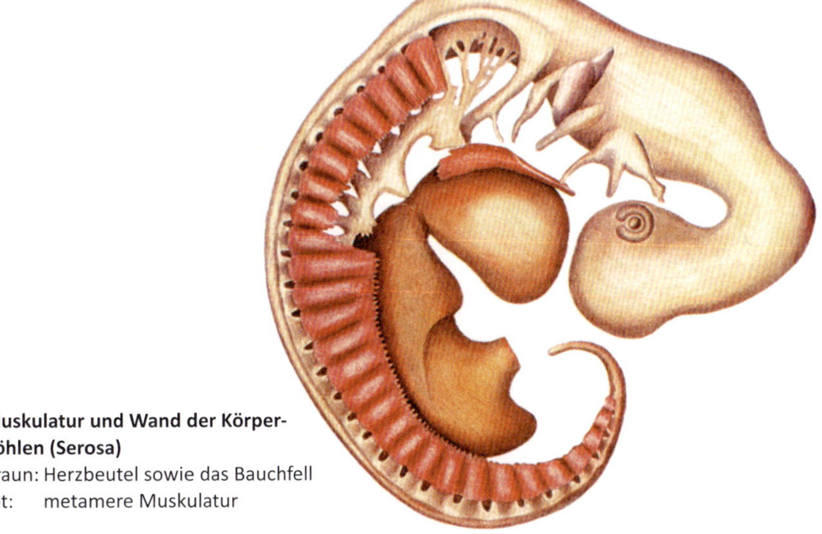

Abb. I.17 b Schnittserienrekonstruktion eines 30 Tage alten Embryo, 6,3 mm groß (Humanembryologische Dokumentationssammlung Blechschmidt, Carnegie Collection Nr. 10308).

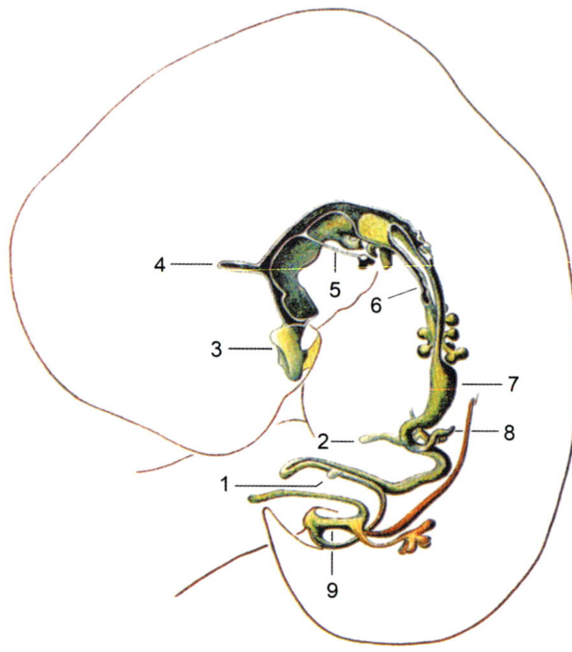

Eingeweide
1 Wurmfortsatz
2 Gallenblase
3 innere Nase
4 Hypophysenanlage
5 Schilddrüse, noch im Zusammenhang mit dem Zungenepithel
6 Luftröhre
7 Magen
8 Pancreas
9 Harnblase

Abb. I.17 c Schnittserienrekonstruktion eines 10 mm großen Embryo, 6. Woche (Humanembryologische Dokumentationssammlung Blechschmidt, Carnegie Collection Nr. 10310).

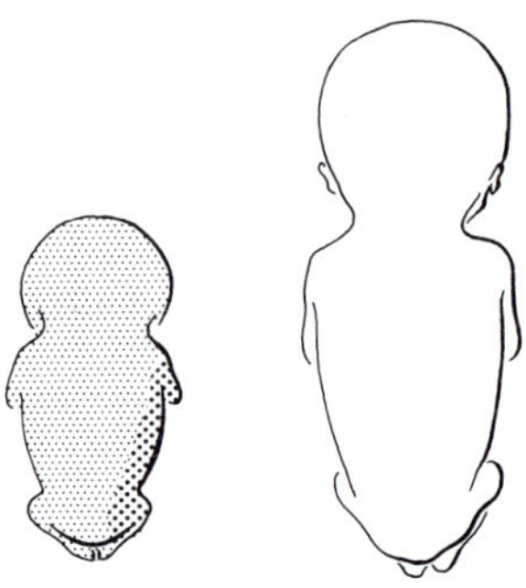

Abb. I.18 Formbildung des Halses als Folge des Abstiegs der Eingeweide bei einem 30 mm großen und einem 43 mm großen Embryo.

Zwischen dem aufsteigenden embryonalen Nervensystem und den absteigenden embryonalen Eingeweiden wandelt sich das anfängliche Breitgesicht zum Langgesicht. Bezeichnend dafür ist neben vielen Sondermerkmalen die Längenzunahme des Nasenrückens. Während das Gesicht länger wird, bleibt der Abstand der Augen voneinander gering. So wird der Blick nach vorn gerichtet. Biodynamisch geschieht dies auf folgende Weise: Zwischen der vorgewölbten Stirn und dem Nasenrücken wird unter der Haut das Binnengewebe von oben nach unten eingeengt, dadurch im Wachstum behindert und gestrafft **(Retensionsfeld)**. Mit dieser Straffung wird es zugleich zugfest. Das zugfeste Gewebe, das beiderseits in die Augenlider ausstrahlt, hält die Augen während der weiteren Vergrößerung des Kopfes in fast konstantem Abstand voneinander. Dadurch entsteht der Blick nach vorn. Die für den Erwachsenen charakteristische lange Nase und der bei ihm relativ geringe Augenabstand sind eine der Folgen des wachsenden Gehirns und seiner Aufstiegsbewegungen, also ein Zeichen der menschlichen Cerebralisation in der Tiefe unter der Haut (Abb. I.19–I.21).

Zu Straffungen von Binnengewebe kommt es auch seitlich zwischen den an Umfang zunehmenden Augen und dem größer werdenden Nasenraum. Über den hier im Wachstum behinderten Gewebssträngen wird die embryonale Gesichtshaut eingezogen und bildet ein Tiefrelief.

Ein Zeichen typisch menschlicher Entwicklung ist in der Rumpfregion die weitere Differenzierung der **Extremitäten**. Mit ihren Entwicklungsbewegungen leitet der Embryo seine späteren Greif- und Gehbewegungen ein. Die gegen Ende des I. Monats mit freiem Auge noch kaum erkennbaren Armanlagen zeigen im II. Monat Entwicklungsbewegungen, die die späteren Greifbewegungen vorbereiten, wogegen die Beinanlagen das Strampeln und damit Geh-, Sitz- und Stehbewegungen durch ihr Wachstum einleiten. Auch diese Differenzierungen sind wiederum nur Teil-

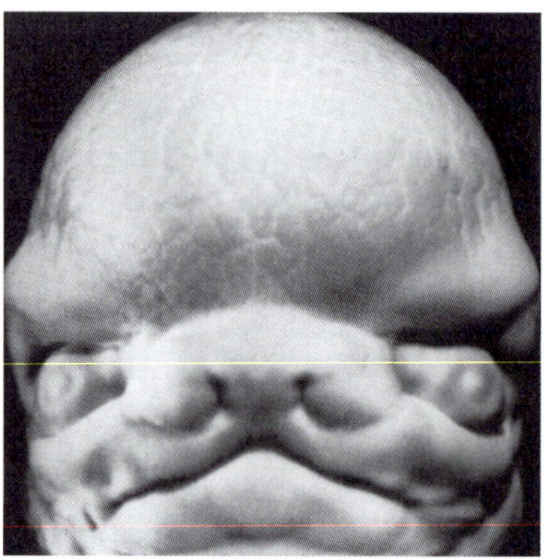

Abb. I.19 Gesicht eines 16,2 mm großen menschlichen Embryo in der 7. Woche. Er hat ein typisches Quergesicht, Nase und Mund sind breit (Original).

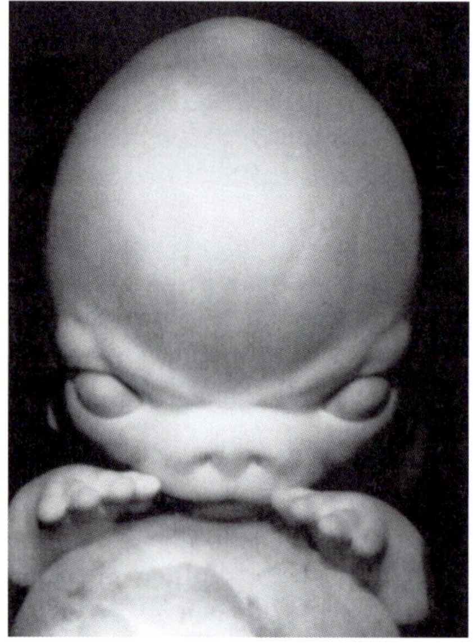

Abb. I.20 Gesicht eines 21 mm großen Embryo in der 8. Woche. Das Gesicht erscheint als Anhang eines noch großen Oberkopfes. Über den Augen, deren Stellung noch Ausdruck des Quergesichts ist, ist die spätere Brauenregion als Wulstung erkennbar. Die Händchen sind mit ihrer Greifseite dem Herzwulst zugekehrt (Original).

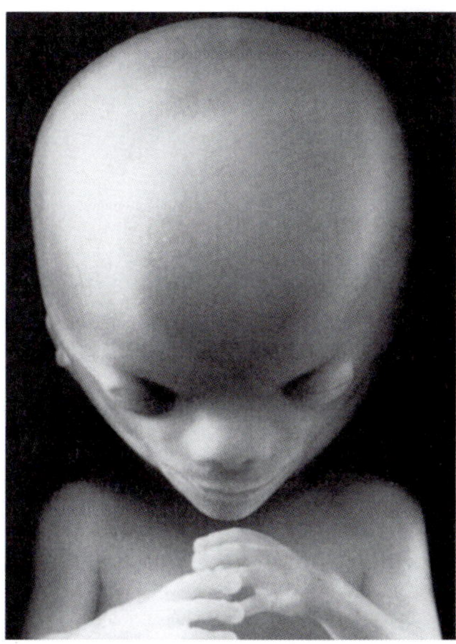

Abb. I.21 Gesicht eines 43 mm großen menschlichen Fetus im III. Monat. Er besitzt jetzt schon das typische Langgesicht mit der zunehmend nach vorn gerichteten Einstellung der Augen. Noch immer dominiert der große Oberkopf, die Folge eines intensiven Gehirnwachstums (Original).

geschehnisse der Entwicklungsbewegungen des ganzen Embryo. Es ist gut nachweisbar, dass das Nerven- und Gefäßsystem in hohem Maße an der Gestaltung beteiligt ist. Durch die Nerven steht die Entwicklung der Gliedmaßen mit der des Rückenmarks und damit auch des Gehirns schon während des frühen Wachstums im Zusammenhang.

Im Lauf des II. Monats entwickelt sich der Embryo so weit, dass fast alle vom Erwachsenen bekannten Organe erkennbar werden. Gegen Ende des II. Monats ist die eigentliche Embryonalentwicklung beendet. Dann hat der Embryo eine Länge von etwa 30 mm. Mit dem III. Monat beginnt die Fetalentwicklung. Die Proportionen des Fetus haben jetzt große Ähnlichkeit mit denen des Kleinkindes. Die Körperhaltung ähnelt der eines Säuglings (Abb. I.22).

Die Entwicklung des Fetus dauert vom III. bis zum X. Monat (in der Geburtshilfe zählt man nach Mondmonaten zu je 4 Wochen).

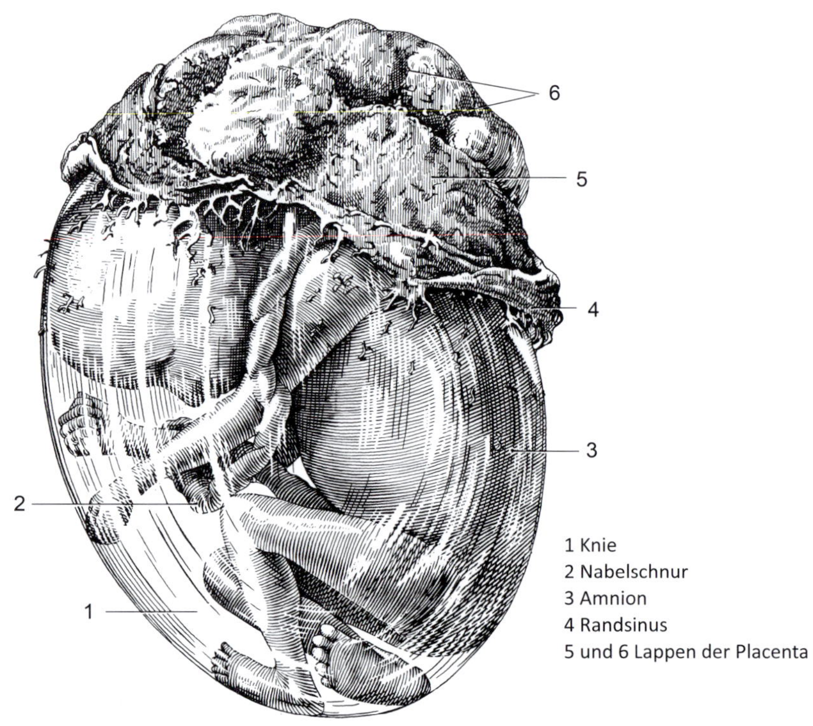

Abb. I.22 Menschliche Frucht im VI. Monat (nach Kollmann). Die Scheitel-Steiß-Länge beträgt etwa 20 cm.

Entwicklung des Nervensystems

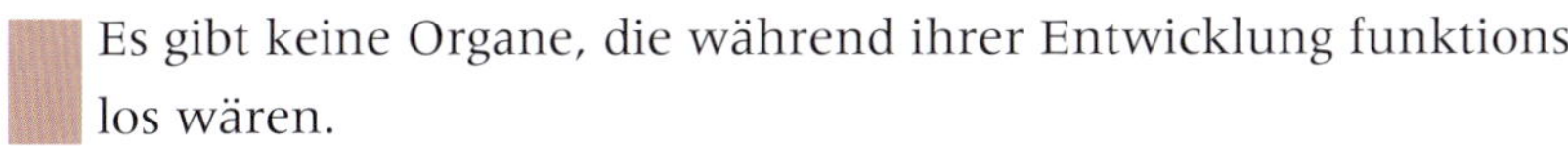

Es gibt keine Organe, die während ihrer Entwicklung funktionslos wären.

Dies gilt auch für das Nervensystem. Mit seinen Wachstumsfunktionen bereitet das Nervensystem seine späteren Leistungen beim instinktiven Verhalten und bei bewusster Tätigkeit vor. Was wir später Bewusstsein und Denken oder Auffassen und Lernen nennen und als eine differenzierte integrierende Tätigkeit bezeichnen, wird embryonal durch integrierende Wachstumsfunktionen des Gehirns vorbereitet und eingeleitet.

Wie alle organischen Differenzierungen ist auch das Nervensystem in seiner Entwicklung lageabhängig. Dies zeigt sich schon beim Neuralrohr eines 2 mm großen Embryo. Das **Neuralrohr** wächst als kräftiges Epithel zwischen der Neuralrohrflüssigkeit und dem gefäßführenden Gewebe an seiner Außenseite. Dieses Epithel ist zunächst ein einheitlicher Zellverband, in dessen Innerem sich allmählich besondere Zellen zu Ganglienzellen entwickeln.

Das Neuralrohr hat nur außen Kontakt mit den Substanzen, die ihm zur Ernährung dienen. Hier finden wir daher auch die ersten Differenzierungsvorgänge. Nahe der äußeren Oberfläche entsteht die so genannte **weiße Substanz**. Sie wird von Zellfortsätzen gebildet, die Nahrung aus dem angrenzenden, gefäßreichen Gewebe aufnehmen. Die Zellfortsätze kommen von Zellen, die in der Nähe der Ventrikelflüssigkeit liegen. Die Fortsätze der Nervenzellen, die zur Außenseite des Neuralrohrs wachsen, liegen so eng aneinander, dass die Zellkerne dort zunächst keinen Platz finden. In der äußeren Schicht wird mit dem Einwachsen der Zellfortsätze die Hauptwachstumsarbeit geleistet. Die einwachsenden Fortsätze üben gegenseitig einen Wachstumsdruck aus und vergrößern so allmählich den Umfang des Neuralrohrs. Die innere

Schicht ist dagegen weitgehend von äußerer Arbeit entlastet. Hier finden wir nahe dem Lumen so genannte ventrikuläre Mitosen (Zellteilungen). Erst mit der allmählichen Zunahme des Umfangs von Gehirn und Rückenmark können Zellen weiter nach außen rücken, wo sie nun zwischen äußerer, weißer und innerer, relativ schwarzer (kernreicher) Zone die **graue Substanz** bilden. Ein spezielles Merkmal dieser grauen Substanz ist die Bildung von großen Ganglienzellen. Voraussetzung für ihre Entstehung sind hinreichend große Zellfortsätze und für deren Entwicklung hinreichend starke Entwicklungsreize in der Peripherie. Mit den Zellfortsätzen vergrößert sich der Zellleib und damit zugleich der Zellkern (Zellplasma-Kern-Relation). Auch hier gehen wieder die peripheren Differenzierungen den zentralen voraus. Das heißt, dass die Bahnen früher entstehen als die Zentren.

Das frühe Wachstum des Gehirns

Mit der zunehmenden Krümmung des Embryo dehnt sich seine Kopfhaut, die dadurch am Nacken und Oberkopf dünner wird, während sie sich am Unterkopf verdickt. Die Kopfhaut wächst also nicht gleichmäßig. Dem ungleichen Flächenwachstum passt sich das Gehirn an. Es vermag nicht gleichmäßig nach allen Seiten zu wachsen, so dass seine Abschnitte gegeneinander abknicken. Im II. Monat wächst das Großhirn intensiv nach hinten und nimmt jetzt den Hauptteil des Oberkopfes ein. Bei dieser Lageentwicklung spielen die Gefäße, die das Gehirn versorgen, eine wichtige Rolle. Sobald die ernährenden Gefäße zu kleinen Stämmchen herangewachsen sind, in denen das Blut hinreichend schnell strömt, dienen zum Stoffaustausch vor allem die zarten Verzweigungen des peripheren Gefäßnetzes. Die Gefäßstämmchen, die in erster Linie an der Basis und an den Seiten des Gehirns liegen, bleiben verhältnismäßig kurz und üben dadurch eine Haltefunktion aus, ähnlich wie es bei allen größeren Blutgefäßen der Fall ist. Sie bilden zusammen mit ihrer geweblichen Leitstruktur Haltegurte. Diese Haltegurte behindern das Flächenwachstum besonders an der Basis des Gehirns. Seitlich wölbt sich das Gehirn vor. Dabei sind die Hauptzuwachsgebiete die Großhirnhemisphären im Stirn- und Scheitelbereich und die Kleinhirnhemisphären im Hinterhaupt.

Das Gehirn ist schon im Embryonalzustand ein besonders wichtiges Stoffwechselfeld. Die Stoffwechselbewegungen verlaufen in ihm in drei zueinander senkrecht stehenden Bahnensystemen, in so genannten trajektoriellen Hauptrichtungen. Diese trajektoriellen Hauptrichtungen lassen sich an den Zellgrenzmembranen erkennen, die senkrecht und parallel zur Oberfläche des Gehirns eingestellt sind. Dasselbe gilt vom Rückenmark. Durch die Vielzahl der verzweigten Zellen ist beim Menschen das Nervensystem ein hochkomplizierter Schaltungsapparat mit gerichteten submikroskopischen Prozessen. Diese haben infolge der Bilateralsymmetrie des Gehirns Ähnlichkeit mit Schwingungsvorgängen. Stets sind die makroskopischen und mikroskopischen Gehirnstrukturen ein Zeichen von Wachstumsfunktionen und damit Grundlage für alle späteren nervösen Leistungen. Wir dürfen uns vorstellen, dass schon Monate vor der Geburt ein ständiger Austausch von „Impulsen" zwischen der rechten und der linken Großhirnhemisphäre stattfindet. Wahrscheinlich ist die Bilateralsymmetrie der Großhirnhemisphären eine notwendige Vorbedingung für die spätere autonome Gehirntätigkeit beim Denken. Es scheint, dass das Denken stoffwechselkinetisch ein Einpendeln von „Impulsen" zur Voraussetzung hat. Später sind sie dann von besonderer Bedeutung für die allmähliche geistige Entwicklung.

Die Differenzierung der peripheren Nerven

Eine elementare Frage ist: Wie finden die Nerven ihren Weg? Auch für das Nervensystem gilt der Satz:

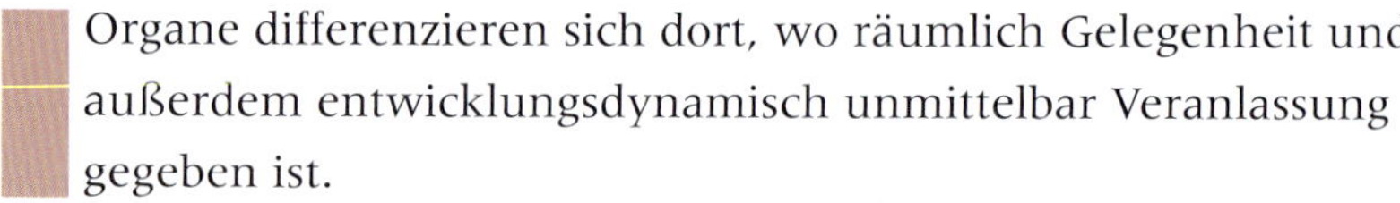

> Organe differenzieren sich dort, wo räumlich Gelegenheit und außerdem entwicklungsdynamisch unmittelbar Veranlassung gegeben ist.

Danach ist die Vorstellung, dass die Nerven ihr Innervationsgebiet ohne äußere Veranlassung fänden, irrig. Denn nachweislich wird den wachsenden Nerven ihr Weg von den innervierbaren Organen stets durch ein entsprechendes Stoffwechselfeld vorgezeichnet. Es darf als sicher gelten, dass submikroskopische Materialbewegungen zwischen den innervationsfähigen Organen und dem wachsenden Nervensystem ablaufen und so die Wachstumsrichtung der Nerven bestimmen: Auch hier sind **gerichtete Stoffwechselbewegungen** im Stoffwechselfeld gestaltbestimmend. Als Anzeichen dafür findet man bei embryonalen Nervenzellen örtlich verschiedene, sensible und motorische, Bahnen. Die einen entstehen in Verbindung mit der im Flächenwachstum behinderten verdickten Oberhaut, die anderen in Verbindung mit den sich entwickelnden Muskeln. Die verschiedene Lageentwicklung lässt auf unterschiedliche Funktionen schon während des Wachstums schließen*. Sensible Innervation finden wir zunächst nur im Bereich verdickter Haut wie Handteller, Fußsohlen und Beugefalten im Gesichtsbereich. Wir müssen nach unseren Untersuchungen annehmen, dass im Bereich verdickter Oberhaut Teilchen von Zellen abgegeben werden, die von vorwachsenden Nervenfasern

---

* Zur Entwicklung sensorischer und motorischer Leitungsbahnen hat Blechschmidt einen ausführlichen Artikel veröffentlicht. „The Programming of Afferent and Efferent Nervous Fibers in Man". Nähere Angaben siehe Schriftenreihe Blechschmidt im Anhang.

aufgenommen werden und ihnen zum Aufbau ihrer Membran dienen (afferente Fasern). Umgekehrt gibt es Nervenfasern, die Moleküle an wachsende Muskelzellen abgeben.

Es ist wahrscheinlich, dass sich eine entstehende, später sensible Faser auf diese Weise durch Aufnahme von Substanzen unter Vergrößerung ihrer peripheren Membran an ihr Innervationsgebiet heransaugt. Umgekehrt lässt sich aus anatomischen Präparaten schließen, dass die wachsenden Muskelfasern die Spitzen von nahegelegenen Nervenfasern an sich ziehen, so dass sich diese verlängern (efferente Fasern). Solche Nervenfasern sind später motorisch. Es ist wahrscheinlich, dass die wachsenden Muskelzellen aus dem Ende der Nervenfasern Substanzen aufnehmen und sie in ihre Membran einbauen. Danach bestünde der Unterschied zwischen sensibler und motorischer Wegfindung – was die Entwicklungsbewegungen betrifft – darin, das die sensiblen Fasern sich Substanzquellen entgegensaugen und dabei Substanzen zu ihrem Aufbau aufnehmen, während umgekehrt die motorischen Fasern angesaugt werden. Mit solchen Stoffwechselbewegungen können möglicherweise die späteren Erregungsleitungen in ihrer Richtung zum Zellkern der Nervenzelle und umgekehrt (von ihm fort zur Peripherie) vorbereitet werden.

> Es ist sicher, dass die Wachstumsrichtung der Nerven durch das Stoffwechselfeld ihrer Umgebung und nicht durch die Chromosomen der Ganglienzellen programmiert wird.

Entwicklung des Bewegungsapparates

Schon im II. Entwicklungsmonat bildet sich als Teil der Organsysteme der Bewegungsapparat so weit aus, dass er sowohl in seiner Lage als auch in seiner Form und seiner Struktur mit denen der nachgeburtlichen Stadien anatomisch vergleichbar ist (Abb. I.23).

Als Teil des Bewegungsapparates werden äußerlich die **Gliedmaßen** als Hautfalten sichtbar. Die Zellen am freien Rand der Hautfalten leisten die Gestaltungsarbeit. Sie haben den geringsten Wachstumswiderstand zu überwinden. Für ihr intensives Flächenwachstum benötigen die Zellen viel Nahrung. Der ständige Bedarf an Nahrungsstoffen bedingt ein Stoffwechselgefälle; regelmäßig verzweigen sich die Blutgefäße in Richtung eines solchen Gefälles (Abb. I.24).

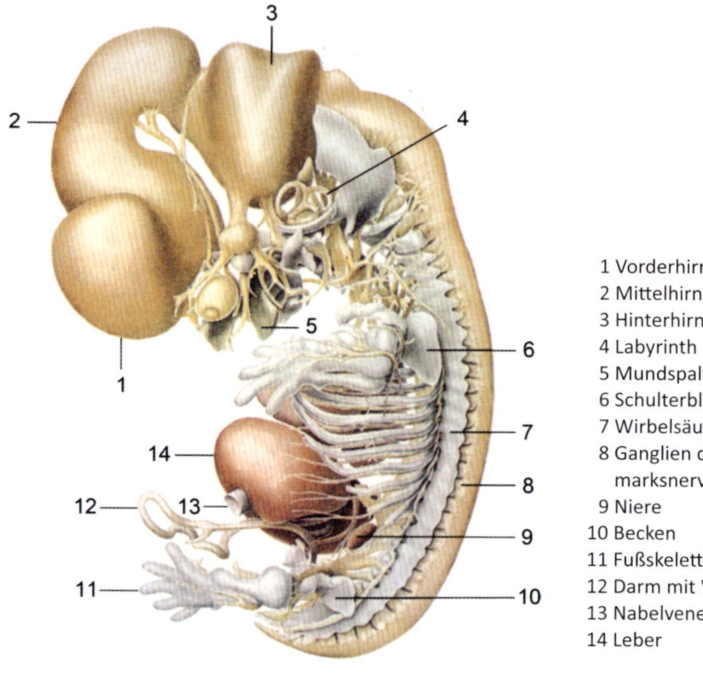

1 Vorderhirn
2 Mittelhirn
3 Hinterhirn
4 Labyrinth
5 Mundspalte
6 Schulterblatt
7 Wirbelsäule
8 Ganglien der Rückenmarksnerven
9 Niere
10 Becken
11 Fußskelett
12 Darm mit Wurmfortsatz
13 Nabelvene
14 Leber

Abb. I.23 Schnittserienrekonstruktion eines 7 Wochen alten menschlichen Embryo (17,5 mm groß). Nervensystem gelblich, Knorpelskelett bläulich, Darm grünlich, Leber und Niere bräunlich (Blechschmidt, Carnegie Collection Nr. 10312).

Sobald die Gefäßstämme in den Extremitätenanlagen ein genügend großes Kaliber haben, bleiben sie im Vergleich zum gesamten Gefäßnetz in den Gliedmaßen im Längenwachstum zurück. Dadurch funktionieren sie – wie alle älteren Blutgefäße – als Halteapparate und steuern so das Wachstum. Lokal gezügelt, biegen sich die Extremitätenanlagen. Da die Gefäße an der Innenseite der Gliedmaßenanlagen liegen, werden diese mehr und mehr an die Rumpfwand angelehnt. Infolge dieser Lage zeigt sich später eine mehr dem Rumpf zugekehrte, im Flächenwachstum behinderte und daher dicke Haut an der Beugeseite und eine dünne Haut an der Streckseite.

Allmählich werden die Biegungen der Gliedmaßen so stark, dass Knickungen entstehen. An den Stellen der Knickungen dif-

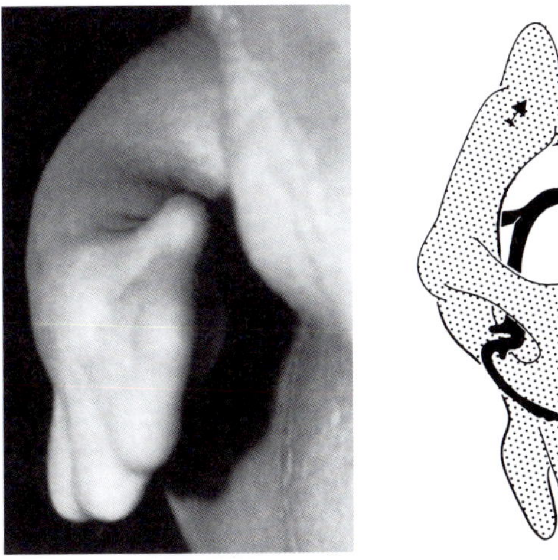

Abb I.24 Wachstumsfunktionen der Extremitäten am Beispiel der Handgebestellung eines 7 Wochen alten Embryo. Oberarm sowie Unterarm und Handteller sind deutlich unterscheidbar. Das Händchen lehnt sich während des Wachstums mehr und mehr dem Leber-Herz-Wulst an. Die Wachstumsanlehnung geschieht mit Hilfe der kräftigen Blutgefäße. Sie bleiben gegenüber dem Knorpelskelett im Wachstum zurück, das eine Stemmkörperfunktion (Pfeile mit Querstrich) ausübt. Durch die Zügelung der Gefäße werden die Gliedmaßen geknickt. Die Knickung führt im Bereich des Skeletts zur Gelenkbildung.

ferenzieren sich die **Gelenke**. Die zunächst noch bindegewebigen Gelenkbildungen grenzen allmählich Oberarm, Unterarm und Hand bzw. Oberschenkel, Unterschenkel und Fuß gegeneinander ab. Dies alles geschieht bereits, bevor Knorpel, Knochen und Muskeln entstehen (Abb. I.24).

Grundsätzlich sind alle Wachstumsbewegungen Teilprozesse der Entwicklungsbewegungen des ganzen Embryo. So sind die Entwicklungsbewegungen der Armanlagen ein Wachstumsgreifen, eine frühe Leistung des ganzen Embryo, der bereits während seiner Entwicklung im II. Monat die Hand zum Mund führt. Oft findet man Feten in der Haltung typischer Daumenlutscher. Es gibt Neugeborene, die durch ihr Daumenlutschen mit Verletzungen an der Daumenhaut zur Welt kommen. Der viel zitierte Klammerreflex der Neugeborenen ist eine Folge des embryonalen Wachstumsgreifens, keine Rekapitulation einer „Affenzeit" (Abb. I.25 und I.26).

Als Prinzip gilt, dass die frühen Entwicklungsbewegungen die späteren Körperbewegungen einleiten.

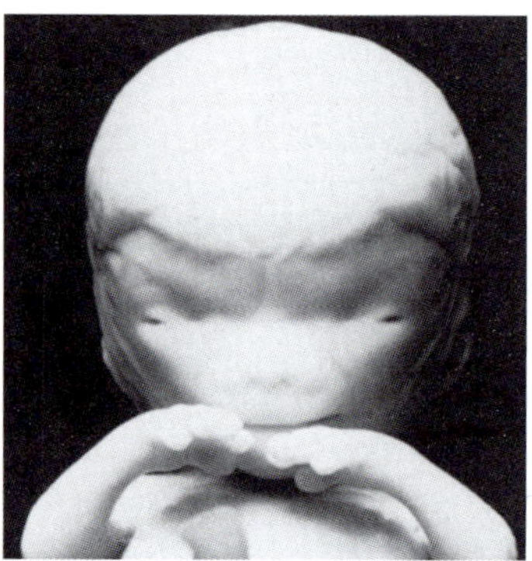

Abb. I.25 Wachstumsgreifen eines Embryo Ende des II. Monats. Die Händchen liegen im Bereich des Mundes. Die Grenze der Kopfbehaarung ist deutlich hervorgehoben. Die Anlage der Brauenhaare erkennt man über den vorübergehend geschlossenen Augen (Sammlung Blechschmidt).

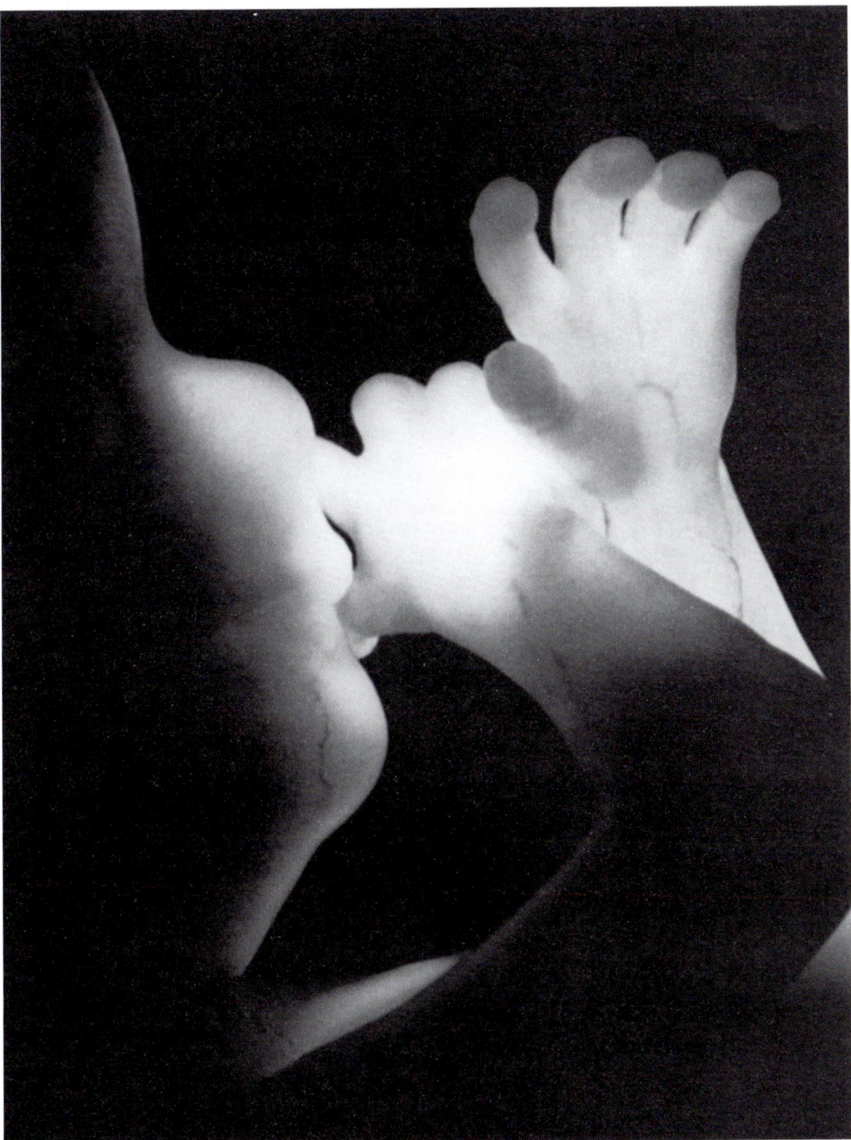

Abb. I.26 Momentbild der typischen Flötenspielerhaltung eines 10 Wochen alten Fetus (Dokumentationssammlung Blechschmidt).

Auch die Wachstumsbewegungen der unteren Extremitäten leiten als Teilgeschehen im Differenzierungsprozess des ganzen Embryo die Bewegungen des Strampelns ein. Das Strampeln ist ein noch nicht voll entwickeltes Sitzen, Gehen und Stehen.

Die Skelettbildung und die Entstehung der Muskulatur

Auch bei den Gliedmaßen zeigt sich, dass die Differenzierungen in der Peripherie, wo mehr Raum für Stoffwechselbewegungen vorhanden ist, früher beginnen als in den tieferen Schichten (Differenzierung von außen nach innen). Im Inneren der Gliedmaßen – in gesetzmäßigem Abstand von der Haut – verdichtet sich das Gewebe. In so genannten **Densationsfeldern** (Verdichtungszonen durch Wasserabgabe) entsteht zunächst Vorknorpel mit relativem Zellreichtum, dann in **Contusionsfeldern** (Stauchungszonen) die junge Knorpelanlage mit tellerförmig abgeplatteten Zellen (Abb. I.27). Als besonders intensive Verdichtungen bilden sich später Knochenherde. Im Inneren des jungen Knorpelskeletts wird mit zunehmendem Wachstum der Zellstoffwechsel (Aufnahme und Abgabe von Substanzen) behindert, und zwar so sehr, dass hier die Zellen allmählich unter erhöhtem osmotischem Druck quellen und dabei kugelig werden. Diese kugelig werdenden Zellen bezeichnet man als blasige Knorpelzellen. Mit ihnen entstehen **Distusionsfelder**. Hier bekommt der Knorpel mit seinem Quellungswachstum die Fähigkeit, Stemmkörperwirkungen auszuüben und so zu einem aktiv funktionierenden Bewegungsapparat zu werden. Diese Funktionsentwicklung ist typisch für das ganze embryonale Knorpelskelett. Jeder junge Knorpel hat ein Quellungswachstum und damit Stemmkörperfunktion. Mit dem Stemmkörperwachstum des Knorpels entstehen zwischen Skelett und Haut **Dilationsfelder** (Dehnungsfelder) (Abb. I.28).

Mit der Ausrichtung in Dehnungsfeldern entwickeln sich aus den noch undifferenzierten Zellen langfaserige **Muskelzellen**.

> Untersuchungen haben gezeigt, dass alle Muskeln in ihren Hauptwachstumsrichtungen durch Wachstumsdehnung zuerst schlanker werden, bevor sie sich kontrahieren können. Sämtliche Muskeln funktionieren also zuerst entwicklungsdynamisch passiv, während das Skelett zunächst den aktiven Teil des Bewegungsapparates darstellt. Es findet also eine Umkehr in der Funktionsentwicklung des Skeletts und der Muskulatur statt.

Schraffierte Zone:
Intensive Nahrungsaufnahme (↣),
ausgehend von einem oberflächlichen Gefäßnetz (0)
Flächenwachstum der Haut (↦)
Punktierte Zone:
Entwässerung in einem Densationsfeld (↣)
Stammgefäß mit Haltefunktion (—▶◀—)

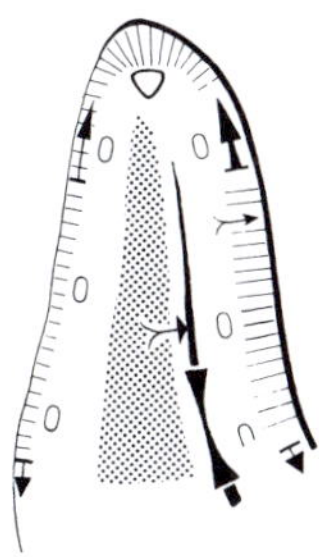

Abb. I.27 Strukturentwicklung einer Armanlage bei einem 10 mm großen Embryo.

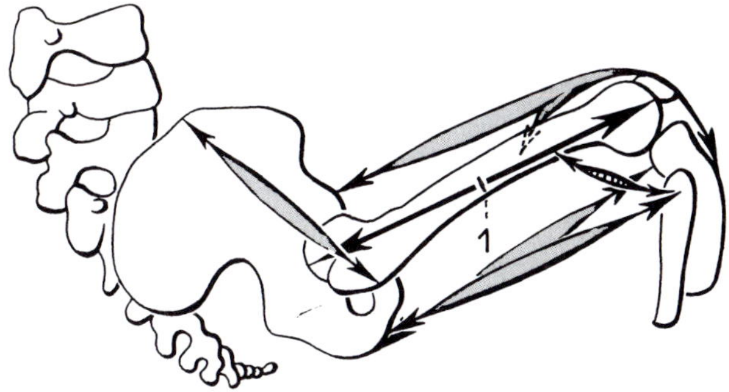

Abb. I.28 Dilationsfelder im Bereich des Oberschenkels. Mit dem Stemmkörperwachstum des knorpeligen Oberschenkels (1) entstehen zwischen ihm und der Haut Dehnungsfelder (Spindeln mit Pfeilspitzen: Muskelbäuche im Stadium des Schlankwerdens).

Entwicklung der Eingeweide

Während sich mit dem Längenwachstum des Embryo auch das Darmrohr verlängert, ist dessen Lumen zunächst sehr eng. Erst im Verlauf des II. Monats und in der nachfolgenden Fetalzeit erweitert es sich durch das Flächenwachstum des Entoderm. Mit dieser Erweiterung entstehen in dem Binnengewebe, das dem Darmepithel anliegt, zirkuläre Dehnungsfelder und damit spindelförmige Zellen, die zirkuläre **Darmmuskulatur**. Die zirkuläre Darmmuskulatur behindert allmählich durch ihren Dehnungswiderstand mehr und mehr die Kaliberzunahme des Darmlumens, fördert aber damit das Längenwachstum des Darms. Diese Längenzunahme hat ihrerseits wiederum die Entstehung von Dehnungsfeldern zur Folge, in denen sich Längsmuskulatur entwickelt. Während im Bereich der Skelettmuskulatur durch das Stemmkörperwachstum des rapide wachsenden Knorpels Felder mit relativ schneller Dehnung entstehen, bilden sich mit dem verhältnismäßig langsamen Wachstum des Entoderm der Darmwand Dehnungsfelder mit langsamer Dilation. Die erstgenannte Muskulatur wird langfaserig und zu schneller (später willkürlicher) Kontraktion fähig; die letztgenannte dagegen bleibt kurzfaserig und kann nur langsame, meist unbewusst ablaufende Kontraktionen ausführen.

Charakteristisch für die Brust- und Baucheingeweide ist die Entstehung von **Drüsen**. Unter ihnen sind Leber und Bauchspeicheldrüse die ersten großen Drüsen. Für alle Drüsen gilt, dass sie sich in **Sogfeldern** entwickeln, die aus lockerem Gewebe bestehen und reich an flüssiger Zwischenzellsubstanz sind. In solchen Sogfeldern finden die Zellen der epithelialen Darmwand Gelegenheit und Anlass, Vorwölbungen und dann Sprossungen zu bilden, die in das lockere Gewebe mehr und mehr einwachsen. Die Existenz von Sogfeldern ist eine wichtige Vorbedingung für die Funktionsentwicklung aller Drüsen.

Während sich das mächtige embryonale Herz vergrößert und dabei besonders mit seiner Spitze die Brustwand vordrängt, nimmt der Abstand zwischen dem Herzen und dem hinter ihm liegenden Darm zu. Hier entsteht ein Auflockerungsfeld. In dieses sprossen aus dem Darmepithel Zellverbände ein und entwickeln sich zu Drüsen (Leber und Bauchspeicheldrüse).

Mit dem kräftigen Wachstum der sprossenden Zellverbände (besonders der Leberanlage) wird das Binnengewebe zwischen Herz und Leber biodynamisch so stark zusammengepresst, dass hier die Sehnenplatte des Zwerchfells entsteht. Noch am Anfang des II. Monats liegt das **Zwerchfell** zwischen Herz und Leber im embryonalen Halsbereich. Diese Position ändert sich, sobald mit der zunehmenden Vergrößerung des Herzens auch die Leber an Umfang gewinnt. Damit wird das Zwerchfell zwischen Brustbein und Lendenwirbelsäule flacher und an seinem Rand gedehnt, das heißt muskulär. Während der Dehnung senkt sich das Zwerchfell, je mehr die Wirbelsäule in die Länge wächst (Abb. I.29). Mit dem Abstieg des Zwerchfells sinkt auch das Herz und mit ihm die Halseingeweide, zum Beispiel der Kehlkopf und die Schilddrüse, im Verhältnis zur Wirbelsäule ab. Dieser Abstieg erfolgt so schnell, dass die **Schilddrüse** von ihrem Mutterboden am Zungengrund abreißt. Dies hat zur Folge, dass sie nun zu einer Drüse ohne Ausführungsgang, zu einer Drüse mit innerer Sekretion, wird. Innere Sekretion heißt, dass die Drüsen den Kontakt mit den Blutgefäßen in ihrem Inneren benutzen, um ihr Sekret ins Blut abzugeben. Ähnliche Beziehungen zum Gefäßsystem sind entwicklungsdynamisch bei allen Drüsen mit innerer Sekretion nachweisbar. Die Bildung solcher Blutdrüsen ist also ein weiteres Beispiel für eine Funktionsentwicklung.

Während Herz und Leber als relativ kugelige Organe an Umfang gewinnen, vergrößert sich der Raumwinkel zwischen ihnen und der Brustwirbelsäule. Das bedeutet Auflockerung des Gewebes in diesem Winkel. Dieses Auflockerungsgebiet ist ein

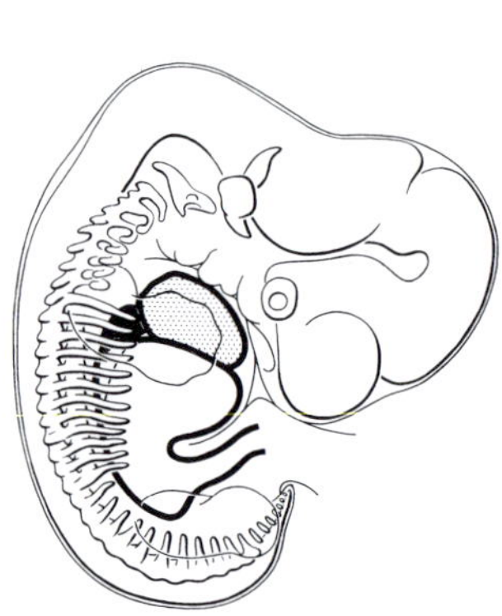

Zwerchfell in Höhe der zweiten Rippe.

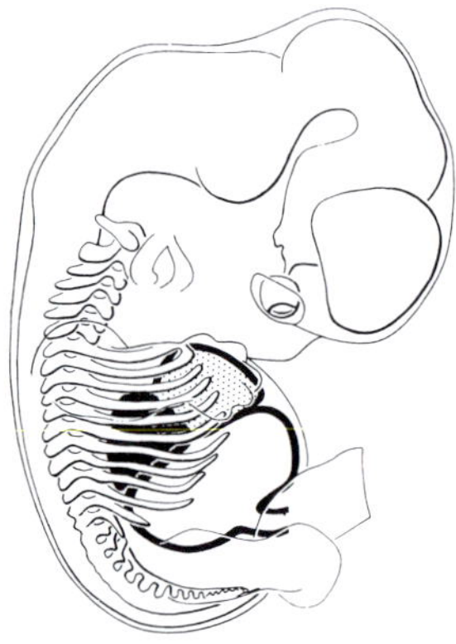

Zwerchfell in Höhe der zwölften Rippe. Während Herz und Leber größer werden, nimmt der Herz-Leber-Winkel zu. Hier entsteht die Lunge (schwarz).

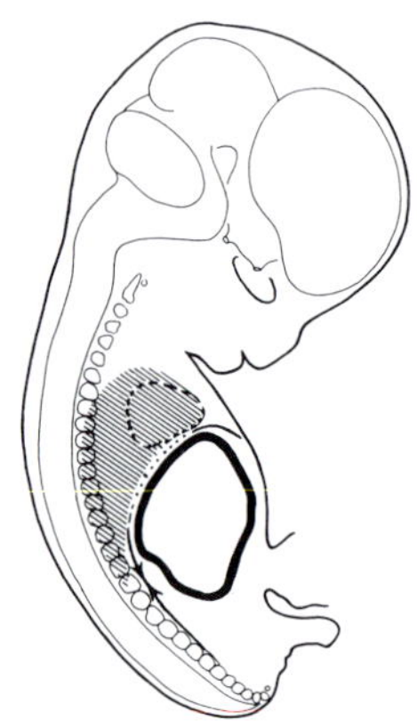

Die **Lunge** (schraffiert) wird gleichsam in den mit dem Wachstum der Leber und dem Abrücken des Zwerchfells von der Wirbelsäule entstandenen Leerraum hineingesogen (Wachstumsatmen).

Abb. I.29 Entfaltung der Lunge durch Aufrichtung des Embryo und Abstieg des Zwerchfells

Sogfeld, in das Zellen des Eingeweiderohres in Richtung des geringsten Widerstandes einsprossen. Das einsprossende Gewebe ist die entstehende **Lunge**. Sobald sich der Brustkorb im Lauf des II. Entwicklungsmonats mit dem Stemmkörperwachstum der knorpeligen Rippen vergrößert, wird auch das ihm eng anliegende Brustfell in seinem Umfang erweitert. Der Erweiterung folgt das Entoderm der Lungenanlagen. Die Lungenanlagen wachsen in den Richtungen der hauptsächlichen Größenzunahme des knorpeligen Brustkorbs – links und rechts das Herz flankierend – nach vorn und bilden neben dem Herzen den rechten und linken Lungenflügel. Die Entwicklung der Lungen ist also wieder eine charakteristische Leistung des ganzen Embryo (Abb. I.29). Der Prozess leitet die spätere Atemtätigkeit ein. Wir dürfen die Atembewegungen des Erwachsenen nicht ausschließlich mit dem Sauerstoffbedarf in Beziehung bringen. Auch die Atembewegungen haben eine lange Funktionsentwicklung. Sie wäre ohne Kenntnis der Gestaltentwicklung des ganzen Embryo in ihrer Folgerichtigkeit unverständlich. Am Beispiel des Atmungstraktes zeigt sich, dass schon vor dem Einsetzen der eigentlichen Tätigkeit der Atmung der ganze Brustkorb und das Zwerchfell in ähnlicher Weise funktionieren wie später. Durch ihre frühen Wachstumsfunktionen erlangen Brustkorb und Lungen die Fähigkeit für ihre späteren Aufgaben bei der Atmung. Infolge der genannten zusammengehörigen Entwicklungsfunktionen von Brustkorb, Zwerchfell und Lungen erscheinen die späteren Differenzierungen im Brustbereich zweckmäßig, weil sie gleichsam geradlinig auf einen vermeintlichen Zielpunkt zusteuern.

Der so genannte erste Atemzug ist nur ein besonders auffälliger Atemzug, in Wirklichkeit jedoch die Spätfolge einer vorgeburtlich schon weit entwickelten Tätigkeit. Ähnliches gilt für das Greifen, Gehen und Stehen. Es gilt sogar für die komplizierten Sinnesfunktionen wie Sehen und Hören.

Die Notwendigkeit einer Funktionsentwicklung besteht generell bei der Entfaltung aller Tätigkeiten, so auch für die Sprache. Auch sie ist keine akzidentelle Funktion des nachgeburtlichen Lebens, sondern schon mit der organischen Entwicklung eingeleitet. Bereits bei 6 mm großen Embryonen in der 5. Entwicklungswoche sind die Knorpel und Muskeln der Kehlkopfanlage erkennbar. Man kann nachweisen, dass schon zu dieser Zeit die Amnionflüssigkeit, in der der Embryo schwimmt, durch Mundraum, Kehlkopf und Luftröhre mit der Flüssigkeit in der Lunge kommuniziert und hier offenbar nicht stagniert, sondern durch die Wachstumsbewegungen des Brustkorb in Bewegung gehalten wird. Wo später die Luft durch den Kehlkopf strömt, bewegt sich zunächst wässeriger Inhalt in den Atemwegen durch aktive Tätigkeit des Embryo. Zu dieser Zeit ist die Entwicklung des Mundraums durch die Krümmung des Embryo unmittelbar von der

Gehirnentwicklung abhängig. Hier wird die Zunge als ein kräftiger Muskel intensiv innerviert und so im Rahmen einer langen Funktionsentwicklung für ihre spätere Tätigkeit vorbereitet.

Diese organische Funktionsentwicklung ist eine notwendige Voraussetzung für die Fähigkeit, sprechen zu lernen, aber noch lange nicht dazu ausreichend. Menschliches Sprechen bedarf zwar vieler körperlich-organischer Grundlagen, insbesondere von seiten des Kehlkopfs. Sprache ist aber viel mehr als nur ein organischer Prozess. Sprache ist Ausdruck geistiger Tätigkeit. Sie unterscheidet den Menschen von allen anderen Spezies.

Die Entwicklung in Stoffwechselfeldern

Allgemein lässt sich formulieren:

> Die Entstehung eines Organs ist stets schon der Beginn seiner späteren Tätigkeit.

Ohne seine biodynamische Entwicklung kommt kein Organ zu einer normalen Differenzierung. Sie vollzieht sich stets in Stoffwechselfeldern mit räumlich geordneten submikroskopischen Teilchenbewegungen. Die definitive Leistungsfähigkeit aller Organe setzt immer frühe submikroskopische Vorleistungen voraus.

> Was nicht schon vor der Geburt mit großer Ursprünglichkeit funktioniert hat und damit eingeleitet worden ist, kann nach der Geburt nicht funktionstüchtig sein, nicht ausgeübt werden.

Die entwicklungsdynamischen Grundlagen der Organdifferenzierungen waren bisher fast unbekannt. Darum haben viele Forscher die Ontogenese fälschlicherweise als Wiederholung phylogenetischer Vorgänge aufgefasst.

Tatsächlich erfolgt jedoch jede Differenzierung in Stoffwechselfeldern mit biodynamisch folgerichtigen Stoffwechselbewegungen aus ontogenetischer Notwendigkeit. Hierbei lassen sich Felder mit sehr verschiedenen biodynamischen Eigenschaften feststellen.

In der tabellarischen Aufstellung haben wir die verschiedenen biodynamischen Funktionen dieser Felder durch Strichmännchen symbolisiert.

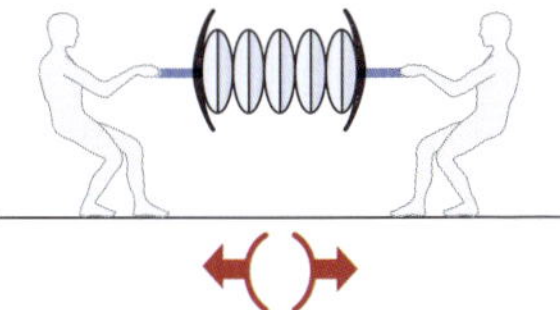

Auflockerungsfelder: Zonen, in denen während des Wachstums durch äußere Zugkräfte ein Sog entsteht, sind Sogfelder. Flüssigkeit kann aus der Umgebung einfließen und so den Zellverband auflockern. Hier entstehen durch Einsprossung von Epithelzellen sowohl Schweißdrüsen der Haut als auch große Drüsen des Eingeweidetrakts.

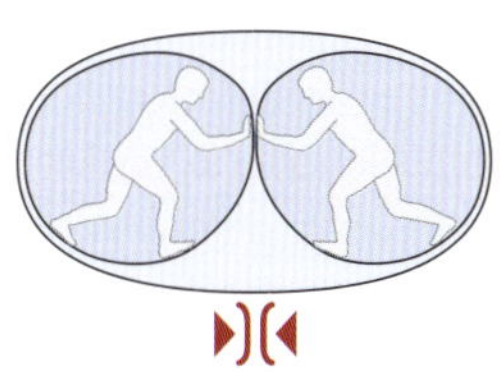

Corrosionsfelder: Wenn zwei Grenzgewebe so eng aufeinandergepresst werden, dass zwischen ihnen kein Raum bleibt für gefäßführendes Binnengewebe, dann erlischt die Nahrungszufuhr und die Zellen gehen zugrunde. Derartige biomechanische Stoffwechselfelder sind Corrosionsfelder. In ihnen sterben Epithelzellen ab und eröffnen Kommunikationen flüssigkeitsgefüllter Hohlräume.

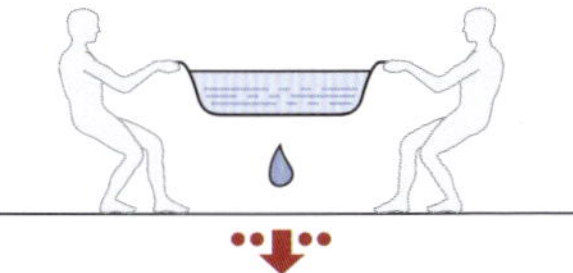

Densationsfelder: Die Entstehung fester Zellsubstanzen ist bestimmt durch die Trennung fester von flüssigen Substanzen. Stoffwechselfelder, in denen es durch Verlust an flüssiger Interzellularsubstanz zur Verdichtung fester Partikel kommt, nennt man Densationsfelder. Flüssigkeit tropft nach außen ab, feste Partikel sedimentieren. Es entsteht z. B. Vorknorpel.

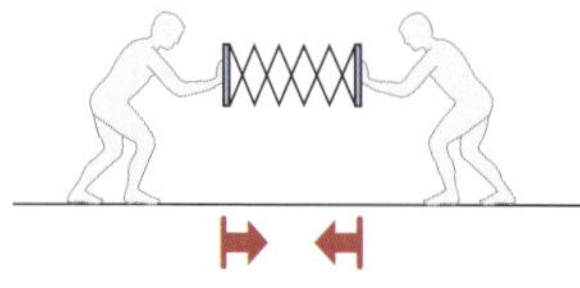

Contusionsfelder: Durch Druck von außen werden Verbände von kugeligen Zellen in frühen Skelettanlagen infolge des Wachstumswiderstandes zusammengepresst. Dadurch werden vorknorpelige Skelettstücke abgeplattet und differenzieren sich zu typisch tellerförmigen, jungen Knorpelzellen. Alle Knorpelzellen entwickeln sich in derartigen Contusionsfeldern.

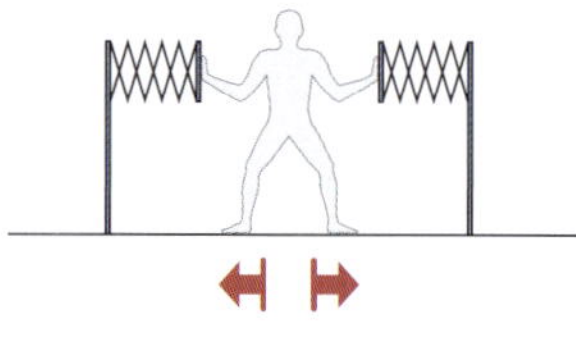

Distusionsfelder: Nur schwer können Knorpelzellen ihre Abbauprodukte aus der Tiefe des Gewebes in die Umgebung abgeben. Durch die gestauten Abbauprodukte bekommen Knorpelzellen einen hohen osmotischen Druck, so dass Wasser zuströmt. Wachsende Knorpelzellen quellen auf und üben so eine Stemmkörperfunktion aus.

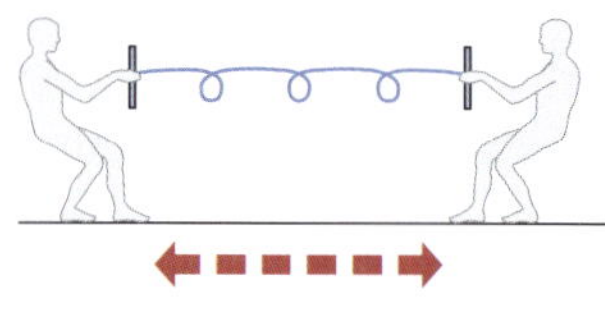

Dilationsfelder: Ohne großen eigenen Widerstand werden Zellen durch von außen wirkende Kräfte auseinandergezogen, wobei sie sich in ihrer äußeren Gestalt verändern. Stoffwechselfelder, in denen Zellen auf Zug beansprucht und dabei gedehnt werden, nennt man Dilationsfelder. Solche dilatierten Zellen entwickeln sich später zu Muskelzellen.

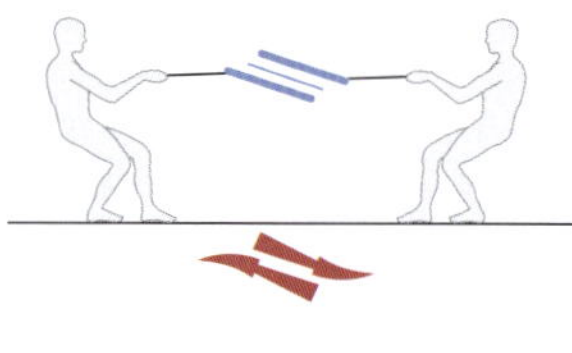

Detraktionsfelder: In entgegengesetzter Richtung werden Gewebe, die durch Flüssigkeiten voneinander getrennt sind, auseinandergezogen. Stoffwechselfelder, in denen durch Gleitbewegungen von Zellen mit starker Reibung Flüssigkeit schnell ausgepresst wird, wodurch das Gewebe verhärtet wird, sind Detraktionsfelder. Sie sind die Entstehungsgebiete von Knochen.

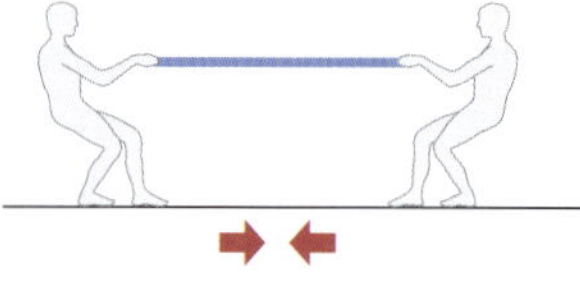

Retensionsfelder: Binnengewebe, das durch Querkompression beengt und durch einen senkrecht dazu verlaufenden Zug gestrafft wird, besitzt biodynamisch die Eigenschaften eines Seiles. Das Gewebe übt einen Zugwiderstand aus und funktioniert als Halteapparat. Sehnen und Bänder entstehen in solchen Retensionsfeldern.

II Die embryonale Frühentwicklung

Voraussetzung

Zum Studium der Biologie und damit der Morphologie gehören heute viele Voraussetzungen.

Früher war die **Morphologie** sowohl im Bereich der Deskriptiven als auch in dem der Vergleichenden Anatomie ein Lernfach, d. h. ein Fach, in dem wohl zahlreiche lernbare Kenntnisse gesammelt waren, in dem aber noch kein Weg gesehen wurde, exakt anwendbare allgemeine biologische Gesetze zu finden. So fehlte der Morphologie bisher gerade das, was sie als ein echtes Grundlagenfach hätte auszeichnen können: Der Nachweis allgemeiner Prinzipien.

Diese Situation hat sich in den letzten Jahrzehnten geändert: Die Morphologie ist ein „Lehrfach" und damit ein Thema echten

Studiums geworden. Heute ist sie ein Teil der Biologie, weil sie dank exakt formulierter Lehrsätze eine naturwissenschaftliche Disziplin wurde.

Heute können nicht nur die Methoden der exakten Naturwissenschaften (Mathematik, Physik und Chemie) in der Morphologie und damit auch in der Embryologie angewandt werden, sondern bewusst auch einfache und damit allgemeine lösbare Fragen geprüft werden, so dass wir breitere Zusammenhänge verstehen können. Diese zu kennen ist wegen der heutigen Spezialisierung für uns alle notwendig. Sowohl Arithmetik als auch Geometrie werden heute in der ganzen Biologie angewendet, obwohl gewiss ist, dass rein mathematische Lehrsätze nur in der Mathematik gelten. Obwohl keine Zelle und kein einziger Zellkern geometrische Formen haben, konnte dennoch die seit dem 16. Jahrhundert bekannte Voraussage der Mathematiker bestätigt werden, dass Mathematik auch im biologischen Bereich gilt. Das Zählen und Messen ist in der Biologie das objektivste und hinsichtlich der praktischen Anwendbarkeit das am allgemeinsten brauchbare Verfahren in der gesamten Naturwissenschaft. Längen und Breiten, Durchmesser und Volumina usw. lassen sich morphologisch bestimmen, ebenso wie Längenänderungen, Änderungen der Lagebeziehungen von Zellen und Zellbestandteilen im Verlauf der Entwicklung. Dies birgt allerdings auch Gefahren: Bei Verwechslung der mathematischen Methodik mit der Realität ihrer Anwendungsgebiete kann der Irrtum entstehen, Morphologie oder allgemein die Biologie ließe sich mit Mathematik gleichsetzen. Heute bezeichnen wir diesen Irrtum als Rationalismus. Jeder so erdachte Versuch – er ist oft gemacht worden – hat sich immer wieder als vergeblich erwiesen. Schon dies haben wir für das Folgende ausdrücklich vorauszusetzen.

Aufbauend auf der Mathematik gilt für die ganze Biologie auch die schon vor über 100 Jahren von Compte erhobene Forderung zur Anwendung der Physik, und zwar vor allem der theoretischen

Physik (einschließlich der Festigkeitslehre und Mechanik). Diese Forderung betrifft vor allem die kinetische Morphologie, d.h. die raumzeitliche, also „kinetische“ Beschreibung der körperlichen Gestaltungsbewegungen, einschließlich der molekularen submikroskopischen Entwicklungsbewegungen des Organismus. Durch Anwendung physikalischer Methoden kann die kinetische Anatomie, deren Thema die Entwicklungskinetik ist, zum Studium, zur Forschung und zur Lehre von der Entwicklungsdynamik erweitert werden, sobald wir wenigstens einige Messwerte vom lebenden Organismus bei unseren morphologischen Untersuchungen mit berücksichtigen.

Auch hier gilt ein bei der biologischen Anwendung der Mathematik entsprechender Satz:

> Rein physikalische Vorgänge und rein physikalische Zustände gibt es nur im Untersuchungsbereich der Physik. Knochen, Gehirn oder andere Organe zeigen während ihres Wachstums keine rein physikalischen Bewegungsvorgänge und keine rein physikalischen elastischen Spannungszustände, wie sie in der Mechanik oder sonst bei physikalischen Untersuchungen angenommen bzw. gefordert werden können.

Die gelegentlich gestellte Frage, ob räumlich oder zeitlich (also kinetisch) beschreibbare Entwicklungsprozesse rein physikalisch gedeutet werden dürften oder nicht, ist bereits im Ansatz verfehlt. Denn in der Biologie, deren allgemeinstes Thema Morphologie ist, bedeutet auch eine physikalische Betrachtungsweise nur die Anwendung einer von vielen Methoden auf dem Wege zur Erkenntnis, aber nicht etwa schon eine biologische Einsicht.

Alle Wachstumsvorgänge, alle Stoffwechsel- und Differenzierungsprozesse, alle physikalisch messbaren Leistungen von lebenden Zellen, Interzellularsubstanzen und Geweben vollziehen sich in **Kraftfeldern**, in denen Verteilungen von Zug- und Druckkräften, oft selbst noch im fixierten Leichenpräparat, mit erstaunlicher Präzision nachweisbar sind. Ohne lokal verschiedene Festigkeit von Zellmembranen, Cytoplasma und Zellkernstrukturen schon im Ei und im Embryo und ohne besondere Festigkeitsunterschiede und damit elastische Spannungsverteilungen in allen später erkennbaren Körperteilen, Organanalagen und Organen ist kein organischer Aufbau denkbar. In der klassischen Anatomie, auf der unsere Vorstellung von Organen und ihre Anwendung in der ärztlichen Praxis noch immer beruht, konnte das, was wir Organe nennen, erst dadurch nachgewiesen werden, dass sie aufgrund ihrer mechanischen Eigenschaften isolierbar wurden.

Jeder biologisch fassbare Entwicklungsprozess und jeder biologisch bestimmbare Entwicklungszustand, den wir in einem fixierten anatomischen Präparat schematisch ein Stadium nennen, ja sogar jedes Stoffwechselgeschehen im lebenden Ei, hat mechanische Merkmale und ist so im einzelnen mechanischen Vorgängen und Zuständen vergleichbar, ist aber nicht diesen gleich. Ein Organismus ist also nicht ein und dasselbe wie ein Mechanismus. Tatsächlich haben exakte raum-zeitliche Messungen der Entwicklungsbewegungen, also so genannte kinetisch-anatomische Beobachtungen und entsprechende entwicklungsdynamische Messungen im Experiment die große Bedeutung der mechanischen Faktoren der Entwicklung aufgezeigt und damit zwar nicht die Entwicklung, aber wenigstens die Mechanik der Entwicklung, verstehbar gemacht. So ergab sich, dass gerade **entwicklungskinetische** und – erweitert – **entwicklungsdynamische Untersuchungen** geeignet sind, wichtige Grundlagen zu gewinnen, um z.B. über die individuellen Vorgänge bei der Bildung der Organe aus den vererbten Anlagen eine Übersicht zu bekommen. Die von Anfängern manchmal gehegte Vermutung, dass allein biochemisch oder gar allein durch Leichenchemie (Histochemie) ein Verständnis gewonnen werden könne, ist völlig abwegig und irrtümlich.

> Anzunehmen, die Entstehung zum Beispiel eines Gelenks sei mechanisch, dagegen die Entstehung eines inkretorischen Organs nicht, dieses sei vielmehr einzig und allein nur chemisch zu verstehen und müsse deshalb ausschließlich auf so genannte Induktionen zurückgeführt werden, ist eine in seinen Konsequenzen für ein fruchtbares Medizinstudium nicht angängige Vorstellung.

Eine solche Alternative ist ebenso falsch wie etwa die irrtümliche Erklärung, z.B. ein **Gelenk** entwickle sich und funktioniere nicht anders als mechanisch, die **Schilddrüse** dagegen nur und nicht anders als chemisch. Die Schilddrüse macht einen mechanisch beschreibbaren **Descensus** durch, an dem in vivo messbare Zug- und Druckkräfte beteiligt sind und auch ein Gelenk hat einen Stoffwechsel. Tatsächlich existieren räumlich, physikalisch und chemisch bestimmbare Eigenschaften eines Organismus nie voneinander getrennt. Gerade dass sie es nicht tun, ist ein Kennzeichen des Lebendigen und wichtig für die Wissenschaft von den Lebenserscheinungen, d.h. für die Biologie. Biologische Sachverhalte rein mechanisch oder rein chemisch deuten zu wollen, ist eine Illusion und der Versuch, an einer solchen „Lehre" festzuhalten, ist nicht durchführbar. Eine solche mechanistische bzw. chemistische Vorstellung verkennt, dass Physik und Chemie ein Beitrag zur biologischen Erkenntnis, aber keineswegs schon ausreichende Hilfsmittel sind.

Hinsichtlich der chemischen Betrachtungsweise gilt biologisch wieder ein Grundsatz analog den obigen, nämlich:

> Rein chemische Reaktionen gibt es nur im Erfahrungsbereich der Chemie.

Für den Biologen ist auch die Untersuchung des Chemismus von Zellen und Geweben nur ein Verfahren von vielen, nur einer von vielen Wegen zur Gewinnung biologischer Einsicht, jedoch keineswegs ein Patentverfahren für biologisches Verstehen. Jede Zelle, jedes Organ eines jeden Lebewesens kann chemisch analysiert werden, aber dennoch würde es eine Verwechslung der Methode mit dem Sachverhalt bedeuten, wollten wir annehmen, Lebensvorgänge könnten in chemische Reaktionen aufgelöst werden. Ein solcher Irrtum, als „Lehre" vertreten, wäre wiederum eine hemmende Ideologie.

Dabei sind stets Kräfte beteiligt, deren Merkmale denen, die allgemein auch in der unbelebten Welt gefunden wurden, vergleichbar sind. Deren Messbarkeit ist kein Einwand gegen die Lebendigkeit des Organischen. Jede Entwicklungsbewegung ist eine Bewegung gegen Widerstand, also eine Arbeit und damit eine Leistung, die einen individuellen Stoffwechsel voraussetzt. Die geometrischen, die physikalischen und chemischen Eigenschaften müssen hier, ohne dass die unspezifischen Merkmale die spezifischen ausschließen, mit verschiedenen Methoden nachgewiesen werden. Sie können aber nicht sachlich von einander getrennt werden (Lehrsatz der Biologie).

> Jedes Organ hat nicht nur eine besondere Form, sondern bringt sich und hält sich in Form.

In diesem Sinne impliziert „biochemisch" gleichzeitig auch „physikalisch" und „exakt mathematisch". Hieraus lassen sich eine Reihe von speziellen Aspekten ableiten, die u.a. für die Morphologie, Physiologie und Biochemie sowie insbesondere für die Genetik und Embryologie viele theoretische und damit praktische Konsequenzen haben. Folgendes lässt sich aussagen:

> Jedes Organ hat als Bestandteil des Organismus sowohl eine entwicklungskinetisch bedingte Lage, als auch eine entwicklungskinetisch zugehörige Form und Struktur.

Lage, Form und Struktur sind zusammengehörige Eigenschaften. Ohne diese Eigenschaften gäbe es keine Entwicklung, keine Ernährung, kein Wachstum und keine Fortpflanzung. Keine Verhaltensweise und keine bewusste Tätigkeit vermöchten sich zu entwickeln.

Würden wir die Lage eines Organs ohne Angabe seiner Form und ohne Berücksichtigung seiner Struktur beschreiben, also Topografische Anatomie, Systematische Anatomie und Histologie trennen, so würde dies zwar einen Katalog von Einzelbefunden ergeben, aber kein verständliches Bild eines Organs. Beschrieben wir zur Charakterisierung von Differenzierungen nur histologisch die Genese (Histogenese), also z. B. nur die Strukturentwicklung der Muskulatur oder nur die Strukturentwicklung des Knorpels ohne die Form- und Lageentwicklung dieser Körperteile mit zu berücksichtigen, so sähen wir in den histogenetischen Differenzierungsvorgängen zwar viele interessante Einzelheiten, aber keinen verstehbaren Zusammenhang, auch dann nicht, wenn einzelne experimentelle Befunde scheinbar einzelne Entwicklungsvorgänge analysieren lassen.

> Jedes Organ hat also dank seiner Entwicklungskinetik sowohl eine Lageentwicklung (Topogenese), als auch eine von ihr abhängige Formentwicklung (Morphogenese) und eine ihr zugehörige Strukturentwicklung (Tektogenese) – (1. Lehrsatz der kinetischen Anatomie).

Dies ist wichtig zu wissen, denn bisher waren weder Lage, Form und Struktur der Organe des Erwachsenen, noch die des Embryo als zusammengehörige Momentbilder der Entwicklungsbewegungen des Organismus systematisch untersucht. Deshalb war früher weder ein exakteres Verstehen der Differenzierungsvorgänge, noch der Leistungen eines Eis und eines Embryo, und noch weniger eine übersichtliche Beschreibung der Entwicklungsvorgänge möglich.

Funktionell, also im Hinblick auf die Bedeutung der Entwicklungsbewegungen beschrieben ist damit ausgesagt:

> Die Gestaltungsfunktionen sind die Grundfunktionen der Organe (2. Lehrsatz der kinetischen Anatomie und allgemein der kinetischen Morphologie, die Gestaltungsvorgänge ermittelt).

Seit Darwin galt oft die bisherige Kenntnis der Phylogenese als eine ausreichende Theorie zum Verständnis der Organentwicklung. Dies hat sich jedoch als Irrtum herausgestellt. Die Darwinsche Darstellung von der Auslese zufälliger Mutationen gibt leider kein exaktes Verständnis für die Entwicklung, die wir als Individualentwicklung oder Ontogenese vom Menschen genauer kennen. Die neueren Untersuchungen der Entwicklung des Menschen haben hier wesentlich präzisere Vorstellungen ergeben als sie zu Zeiten Darwins möglich waren. Heute steht fest, dass die Entwicklung eines Organs, wie beispielsweise des Herzens, nicht mit der eines anderen Herzens (eines Artverwandten) und ebenso die Entwicklung des Gehirns nicht mit der des Gehirns einer anderen Spezies in engerer und exakt korrelierbarer Beziehung steht. Nur künstlich können Organe in so genannten phylogenetischen Reihen nebeneinander gestellt werden, haben aber in einer solchen Reihe keinen organischen Zusammenhang. So sehr solche Reihen eine Artverwandtschaft erweisen, so wenig stammen die Organe direkt von den gleichbenannten Organen der Artverwandten nach einem vermeintlichen Biogenetischen Grundgesetz ab, sondern stets von der individualspezifischen Eizelle, aus der sich die Organe jeweils entwickeln.

Die fälschlicherweise früher sog. **Kiemenbögen** menschlicher Embryonen, die früher vermeintliche **Schwanzanlage** der menschlichen Keime, die scheinbar **Flossen** wiederholenden Extremitätenanlagen des Menschen sind in Wirklichkeit lokale Wachstumsmodifikationen der embryonalen Haut. Nicht in einem einzigen Falle ist die Entwicklung heute fossiler Fische oder Reptilien oder heute ausgestorbener Säugetiere untersucht. Es ist deshalb eine müßige Behauptung, die Entwicklung der heute lebenden Menschen sei eine Wiederholung der Entwicklung unserer „Vorfahren". Eine solche Behauptung stützt sich nicht auf exakt geprüfte Beobachtungen. Die Entwicklungsstadien eines Eis und die Derivate eines Eis, die wir als Organe bezeichnen, haben viel engere Beziehungen zueinander als zu irgendwelchen gleichnamigen Gebilden von Artverwandten **(Unexaktheit des Homologiebegriffs)**.

In Verkennung dieser Tatsache ist die Annahme eines fälschlicherweise so genannten **Biogenetischen Grundgesetzes** durch Haeckel einer der größten Irrtümer gewesen, die bisher die Biologie gehemmt haben. Heute ist entgegen den Vermutungen Haeckels zwar schon längst erwiesen, aber noch keineswegs allgemein bekannt, dass jedes Ei und jeder ältere menschliche Keim ausnahmslos, abgesehen von seinen vergleichend anatomisch nachgewiesenen unspezifischen Merkmalen, stets auch individualspezifisch ist. Eine Evolution von Organen ohne Berücksichtigung ihrer Zugehörigkeit zu einem individualspezifischen Ei als Erklärung z.B. für die Lage-, Form- und Strukturbildung von Knochen usw. annehmen zu wollen, ist deshalb eine Abstraktion, die, wenn sie für eine reale, auf erweisbare Fakten beziehbare Aussage im Sinne eines vermeintlich nachgewiesenen Naturgesetzes gehalten wird, unrichtig ist.

Tatsächlich ist nachgewiesen, dass beispielsweise ein Radius oder eine Ulna aus Mesenchym entstehen, sich also nicht aus Knochen ableiten. Hier kann man sehr konkrete Sachverhalte nachweisen: Zum Beispiel dass vor Beginn der Skelettierung das Mesenchym im Anlagegebiet des Unterarms regelmäßig von einer embryonalen Arterie durchwachsen wird. Im Entwicklungsareal dieser Armarterie bleibt die Skelettierung aus, sodass dadurch im Unterarm die Skelettbildung nachträglich in Form eines

periarteriellen Rings entsteht. Das Loch dieses Rings ist später das Foramen interosseum mit der A. interossea. Der periarterielle Skelettring wird noch im Vorknorpelstadium durch die Wachstumsbewegungen des häutigen Arms gegen den Oberarm abgewinkelt. Mit Hilfe dieser Abwinklung entsteht das Ellenbogengelenk. Ähnliches ist auch bei den in der Zoologie bekannten Fällen von Skelettierung die Regel, was aber früher unbekannt war. Es ist deshalb nicht erlaubt, zoologische Beobachtungen einfach auf den Menschen zu übertragen und etwa bequem zu sagen, zoologisch rechnet man den Menschen zum Tier und deshalb hat man sich unter dem Menschen einfach das vorzustellen, was am Tier ermittelt ist. Ein Entwicklungsvorgang kann zwar mit ähnlichen Entwicklungsvorgängen bei Artverwandten verglichen werden, allein, um die Natur dieser Entwicklungsvorgänge kennen zu lernen, muss die Natur dieser Ähnlichkeit erst untersucht werden. Ähnlichkeit an sich beweist nichts, weil alles allem ähnlich ist. Dies gilt für die Embryologie ebenso wie für die Verhaltensforschung.

Ein nicht minder großer Irrtum wie das vermeintliche Biogenetische Grundgesetz ist die Annahme von der **Zweckmäßigkeit der Organbildung**. Sie ist ebenfalls ein Ergebnis viel zu spezialistischer Denkweise und noch dazu eine Verwechselung von Ursache und Wirkung.

Schon seit Helmholtz die Physiologie des Auges beschrieben hat, ist die Zweckmäßigkeit der menschlichen Organe oft in Zweifel gezogen worden. Man hat gesagt, ein Fotoapparat hat ein Objektiv, eine Blende sowie eine Einrichtung zur Scharfeinstellung und empfängt das optische Bild auf einer photochemischen Schicht. Dem entspricht beim Auge die Linse, die Iris, die Ciliarmuskulatur bzw. die Stäbchen und Zapfenschicht. Ist das ein Beweis, dass das menschliche Auge für seine optischen Leistungen zweckdienlich gebaut ist? Dazu bemerkte Helmholtz, dass sich kaum ein schlechterer Fotoapparat als das Auge erfinden lässt: Die

Linse des Auges ist aus Fasern gebaut, die Nähte haben, welche optisch nicht korrigiert sind. Die Akkommodation verschlechtert sich mit zunehmendem Alter. Die lichtempfindliche Schicht liegt genau auf der verkehrten Seite der Netzhaut, so dass die Lichtstrahlen zuerst einen dicken und optisch inhomogenen „Film" durchstrahlen müssen, ehe sie auf die lichtempfindliche Schicht treffen. Andererseits lassen sich alle optisch wichtigen Teile des Auges schon in der frühen Embryonalentwicklung nachweisen, längst bevor die vermeintlich den Aufbau des Auges erklärenden optischen Funktionen möglich sind.

Hier muss folgendes bemerkt werden: Der Begriff Zweck beinhaltet eine bewusste Tätigkeit, also einen geisteswissenschaftlichen Sachverhalt, der nicht in die Embryologie gehört. Der Irrtum der **Zweckmäßigkeitsidee**, als morphologisches Erklärungsprinzip, liegt in Folgendem: Man kann ein Organ mit anderen Organen, und auch mit technischen Apparaten sehr wohl vergleichen. Man kann den ganzen Menschen mit einem Automaten vergleichen und dabei arbeitsphysiologisch und therapeutisch wichtige Aufschlüsse gewinnen. Man kann aber nicht ohne grobe Missverständnisse den Menschen mit einer Maschine gleichsetzen und aus einer zweckdienlichen Verwendbarkeit eines Organs auf einen vom Organismus bezweckten Bau schließen. Wer ein Auge nicht nur als Zustandsbild, sondern z. B. auch noch als Momentbild von Entwicklungsbewegungen untersucht, findet, dass sowohl die Linse als auch die Iris und die Retina entstehen, bevor die im ausgereiften Organismus als Sehen bezeichneten Funktionen nachweisbar werden und was das Überraschende ist: man kann nachweisen, und zwar mit embryologischen Mitteln, dass das Auge, ähnlich wie beliebige Organe des Menschen, während der Embryonalzeit elementare Funktionen ausübt, welche die unabdinglichen Grundlagen der höheren Funktionen des Erwachsenen sind.

> Stets sind die vollentwickelten Leistungen der Organe, die wir u. a. manchmal auch zu beabsichtigten, d. h. bewussten Handlungen verwenden können, eine Folge, aber keineswegs eine Ursache oder gar „die“ Ursache der Entwicklung.

Sie sind eine Folge von frühembryonalen Leistungen, die schon mit der Entstehung der Organe beginnen. Zweckdienlichkeit ist nicht Zielstrebigkeit auf ein gewolltes Ziel. Sie ist nicht das Maß der Entwicklung, sondern eine der möglichen Folgen. In einer bestimmten Funktion eines Organs einen Beweis seiner Zweckmäßigkeit zu sehen, ist eine Verwechslung von Ursache und Wirkung. Die Organe können auf einzelne zufällig einmal bewusst gewordene Zwecke ebenso wenig zurückgeführt werden wie auf ein geheimnisvolles atavistisches Erinnerungsbild der Vergangenheit.

Nie ist ein embryonales Organ eine atavistische Bildung, die ähnlich wie eine Ruine nur noch für den Historiker von wissenschaftlicher Bedeutung wäre. Vielmehr hat jedes Organ schon während seiner Entstehung organspezifische Funktionen. So wissen wir heute z. B. von den Muskeln, dass sie schon in den ersten Entwicklungswochen entstehen und schon hier einen funktionierenden, wenn auch keineswegs zunächst mit Muskelkontraktionen arbeitenden Bewegungsapparat darstellen, sondern im Gegenteil zunächst den passiv funktionierenden Teil des embryonalen Bewegungsapparates ausmachen (s. I Vom Ei zum Embryo). So sehen wir ferner, dass auch die primitive Oberhaut, das Ektoderm, mit allen seinen Entwicklungsbewegungen weder auf ein bewusst gestecktes Ziel gerichtet, noch aber deshalb eine funktionslose, etwa aus der abgelaufenen Phylogenese längst verschollener Entwicklungsvorgänge vorgeschichtlicher Embryonen erklärliche Körperschicht ist, sondern ein sehr lebendiges Organ, das unmittelbar an der individuellen Gestaltungsarbeit des Embryo entscheidend beteiligt ist. Niemand hatte dies bisher ohne entsprechende Untersuchungen wissen können. Wir erklären nichts, wenn wir etwa wie bisher an der billigen Aussage festhalten würden: Eine Haut sei zum Schutze der tiefer liegenden Organe da. Auch hier ist die Theorie von den vermeintlichen Zwecken, die bisher in der so genannten „funktionellen Anatomie" als Ursachen der Entwicklung angesehen wurden, nicht als tragfähige Grundlage für ein Studium brauchbar.

Das gleiche gilt für eine nur von fachchemischen Vorstellungen ausgehende Induktionstheorie. Tatsächlich wissen wir heute, dass die Organe nicht allein durch chemische Beeinflussung, sog. „Induktion", entstehen, sondern durch lebendige Entwicklungsreaktionen, an denen allerdings u. a. auch chemische Reize beteiligt sind.

Was allgemein die Organfunktionen betrifft, so müssen wir für das Nachstehende Folgendes wissen:

> Wie wir schon oben bemerkten, funktionieren alle Organe primär als Gestaltungsapparate bei der Bildung des Organismus, d. h. verallgemeinert: Jedes Organ funktioniert in jeder Entwicklungsphase gemäß den Eigenschaften, die es durch seine jeweilige Entwicklung bekommen hat.

Dieses notieren wir uns für das Studium der Physiologie und vor allem auch der klinischen Physiologie.

Schon die Entstehung eines Organs ist der Beginn seiner Leistungen. Damit ist die Auffindung von Gesetzmäßigkeiten und damit ein Verständnis für die organischen Leistungen des Erwachsenen ohne Kenntnis der Entwicklung der Organleistungen nicht zu erwarten. Der Nachweis der Entwicklung von Leistungen (Funktionsentwicklung) ist eine der notwendigen Voraussetzungen für das Verstehen der Leistungen des Erwachsenen.

> Ohne Embryologie gibt es kein tieferes Verständnis der Physiologie und damit auch kein ausreichendes Verständnis für die Klinik.

Schon submikroskopisch, also insbesondere molekularbiologisch, bilden alle Zellen, Zellverbände und definitiven Organe jeweils besondere **Stoffwechselfelder** (Morphologische Grundlage für die Biochemie). In diesen Stoffwechselfeldern werden die **Stoffwechselbewegungen** unter den raumzeitlich gegebenen und morphologisch kontrollierbaren Bedingungen je nach den durch die Vererbung vorgegebenen Voraussetzungen an geometrisch bestimmbaren Körpergrenzen von außen determiniert und dadurch bei Erhaltung der Eigenart des Organismus lokal modifiziert – **Unspezifität der Differenzierung bei spezifischen Voraussetzungen der Entwicklung.** Diese Unspezifität der Differenzierungsvorgänge betrachten wir als das eigentliche Thema der heutigen Molekularbiologie sowie der Embryologie. Hier bemühen wir uns um die Kenntnis des Erscheinungsbildes, d. h. der äußeren Merkmale des Organismus.

Bei ihren Beschreibungen muss die Eigenart des Organismus als gegeben vorausgesetzt und damit hingenommen werden, dass es etwas Spezifisches gibt, das sich in der Entwicklung nicht ändert. Hiermit setzen wir voraus, dass sich in der Entwicklung etwas erhält. Diese Erhaltung setzen wir bei unserer nachfolgenden Beschreibung bereits im submikroskopischen Geschehen mit dem Begriff der Erhaltung des Stoffwechsels voraus. Wir gehen damit, einem **Genetischen Grundgesetz** entsprechend, davon aus, dass die mikroskopisch erkennbare Erhaltung der Individualität eine Äußerung der **Erhaltung des Stoffwechsels**, d. h. bereits des submikroskopisch individuellen Geschehens ist (Blechschmidt, 1964). Hier erkennen wir ein Entwicklungsprinzip, das dem in der Physik bekannten Prinzip der **Erhaltung der Energie** entspricht. Die Genreaktionen kompensieren unter Erhaltung des Stoffwechsels seine Irritationen, welche die so genannten Entwicklungsreize bedingen. Nach dieser Theorie besitzen die Gene keinen vorgegebenen Bauplan in ihrem Inneren im Sinne einer Präformation.

Die Gene vermögen kein einziges Merkmal aus sich allein hervorzubringen, sondern bedürfen dazu besonderer Reize von außen. Sie stellen nur das zentrale Bezugssystem der Entwicklungsprozesse dar (Morphologische Grundlagen für die Genetik).

Jede intrazelluläre Information wird von außen angeregt, entsteht also nicht primär in der Zelle, wie dies mit dem früher üblichen Begriff der Selbstdifferenzierung angenommen war. Wir sagen deshalb: Die Determination begrenzt die Entwicklungsfähigkeit. Wie regionalvergleichende Untersuchungen der Entwicklungsbewegungen zeigen, ist schon die Frühentwicklung eines befruchteten Eis, also eines zunächst noch einzelligen Keims, von der Interzellularsubstanz, die sich zwischen dem mütterlichen Gewebe und dem Keim, d.h. außen unmittelbar an der Oberfläche des Eis befindet, also von Außenbedingungen stets abhängig. Desgleichen werden die Differenzierungen des Cytoplasmas der Tochterzellen eines jungen Eis in ihren Entwicklungsmöglichkeiten von außen begrenzt. Deshalb erkennt man im älteren Organismus besonders an der äußeren Form und an dem außen den Zellkern umgebenden Zellleib (Cytoplasma) die jeweilige Verschiedenheit der Zellen besonders leicht. Bei der Differenzierung bleibt die Entwicklung jedes Organs auf die genetische Substanz in den Zellkernen bezogen. Wird unter den lokalen Wachstumsbedingungen beispielsweise die Zellmembran eines Neuriten vergrößert, so ändern sich im Stoffwechselfeld der betroffenen Zelle nicht nur die Beziehungen zwischen der Zellgrenzmembran und dem ihr zugeordneten Cytoplasma, sondern zugleich auch die räumlichen, physikalischen und chemischen Beziehungen zwischen dem Cytoplasma und den Chromosomen des Zellkerns. Dadurch wird das genetische Material an jeder Differenzierung beteiligt, ohne selbst die Ursache der Differenzierung zu sein.

Nur eine Verwechslung der Funktionen des Zellkerns mit denen der Zellgrenzmembranen konnte bisher zu den irrtümlichen

Vorstellungen führen, dass im Zellkern der Ausgangsort anstatt das Bezugssystem der Informationen zu suchen sei. Heute steht fest, dass die **ganze Keimzelle** das individuelle Reaktionssystem ist, das sich unter geeigneten Entwicklungsreizen entwickelt.

> Die ganze Gestalt einer Eizelle ist eine Skizze, die nach und nach, durch immer neue Entwicklungsreize veranlasst, schrittweise zur definitiven Bauform des Erwachsenen umgezeichnet wird.

Im Verlauf der Entwicklung eines Organismus ändert sich in diesem Rahmen sein Erscheinungsbild, aber nicht sein Wesen, das wir schon bei Beginn der Entwicklung vorgegeben finden: Da die Erhaltung der Individualität während der Entwicklung eine Äußerung der Erhaltung des Stoffwechsels ist, lässt sich unter Anwendung mathematischer, physikalischer und chemischer Untersuchungsmethoden, also mit äußerlich anwendbaren Methoden annäherungsweise (schematisch) vor allem kinetisch-anatomisch ein Bild davon bekommen, wo, wann, welches Organ, mit welchen Funktionen im Laufe der Entwicklung entsteht. Danach ist es möglich, die Entwicklung des Menschen am Menschen kennen zu lernen, wo schon in der Frühentwicklung große Unterschiede gegenüber seinen „Artverwandten“ bestehen. Schon in der Frühentwicklung ist die Organbildung eine entwicklungsdynamische Differenzierung, die nicht genetisch erklärt werden kann. Schon die frühen (primitiven) Zellverbände, die wir die ersten Gewebe des menschlichen Keims nennen, sind keine genetischen, sondern entwicklungsdynamische Einheiten. Die Art und Weise, wie sich diese Differenzierungen ausbilden, lässt sich nicht im Darwinistischen Sinne einfach durch Auslese zufällig erscheinender Mutationen erklären. Vergleichend-anatomisch ähnliche Organe haben bei den Artverwandten verschiedenste Erbanlagen. Die Artverwandten des Menschen bekommen trotz ihrer verschiedenen Erbanlagen erst im Laufe der Spätentwicklung ähnliche Organe.

Die irrtümlicherweise für die Artbildung als wesentlich angesehene Auslese ist nicht Ursache, sondern nur eine Folge individualspezifischer Bildungen.

Die durch Untersuchungen begründete Beschreibung des Organismus gibt uns kinetisch-anatomisch ein Bild, eine „Kinetische Theorie" der Entwicklung. Sie ist unser Konzept für die folgenden Beschreibungen. Diese mögen zeigen: Was lebt, lebt wirklich und was wirklich lebt, wirkt zeitlich und was zeitlich wirkt, ist räumlich. So mögen die trockenen Befunde, die wir im Folgenden aufzuzählen haben, wenigstens ahnen lassen, dass das Körperliche, von dem wir sagen, dass es Gestalt habe, mehr ist, als man räumlich messen kann, weil es nachweisbar „unter anderem" z. B. Gestaltung bedeutet, dass aber auch Gestaltung nur ein Schein der Wirklichkeit ist, indem schon die submikroskopische Materie des Eis im winzig Kleinen bereits Zeichen des Lebendigen ist.

Methode

Die kinetische Anatomie ist eine logische Konsequenz der klassischen (so genannten Deskriptiven) Anatomie. Seit Vesal (gest. 1564) mit der manuellen Technik des Präparierens erstmals eine prinzipielle Methode für morphologische Untersuchungen entwickelte, die dann später durch die Anwendung des Mikroskops verbessert werden konnte, wird durch die Ergänzung der bisherigen Anatomie durch die Humanembryologie die notwendige Verbreiterung der Basis für das Medizinstudium möglich. Erst damit bewährt sich die geniale Idee Vesals, dass der Lebendige mit dem Leichnam verglichen werden müsse, in unvorhergesehener Weise für die ganze wissenschaftliche Medizin.

> Die Erfahrungen, dass klinisch-therapeutische Maßnahmen beim Menschen unter Umständen Nebenwirkungen haben, die bei Versuchstieren nie beobachtet werden, beweisen, dass ein Studium der menschlichen Entwicklung, das sich etwa allein auf zoologische Befunde an Tieren stützt, vom ärztlichen Standpunkt aus nicht angängig ist.

Aus diesem Grunde haben sich viele Forscher mit zunehmendem Eifer bemüht, die Entwicklung des Menschen selbst zu untersuchen. Allein um hier das notwendige Befundmaterial zu bekommen, war eine jahrzehntelange Vorarbeit mit neuen Methoden nötig. Erst Hertig und Rock haben die frühesten Stadien der menschlichen Entwicklung gefunden. Ihre Präparate sind jedoch bisher lediglich als Befundmaterial beschrieben worden. Die Autoren vermitteln damit dem Interessierten noch kein Verständnis für die komplizierten frühen Leistungen des Menschen, die für seine ganze spätere Entwicklung von Bedeutung sind. Will man zu einem solchen Verständnis gelangen, so müssen Schnittserien und **Schnittserienrekonstruktionen** untersucht werden und durch Vergleich einer genügend eng seriierten Reihe nicht nur junger menschlicher Keime, sondern auch zahlreicher älterer menschlicher Embryonen die Bewegungsabläufe der Organbildung als Muster der späteren Organreaktionen nach Größe und Richtung genau und systematisch festgestellt werden. Denn nicht die Gestalt, sondern die Gestaltung des menschlichen Organismus lässt diejenigen Prinzipien der Entwicklung erkennen, die geeignet sind, die notwendige allgemeine Orientierung für die Praxis zu gewährleisten.

Um die biologische Bedeutung der **Entwicklungsbewegungen** kennen zu lernen, benutzen wir im Folgenden das Befundmaterial einer eigens zu diesem Zweck angelegten Sammlung. Viele mühsame Experimente waren bisher deswegen vergeblich, weil sie den tatsächlichen Gegebenheiten der menschlichen Entwicklung nicht entsprachen. Oft wurden nur künstlich isolierte Organe ohne Berücksichtigung der für die Entwicklung maßgebenden morphologisch (d. h. räumlich) bestimmbaren Merkmale der **Stoffwechselfelder** untersucht. Die Bedeutung der morphologisch fassbaren Merkmale der Stoffwechselfelder und im Besonderen die entwicklungskinetischen Merkmale der **Stoffwechselbewegungen** in ihnen sowie die Bedeutung ihres feineren kinetisch-anatomisch abgrenzbaren Wirkungszusammenhangs waren in der bisherigen Entwicklungsphysiologie nicht bekannt.

Die Vorentwicklung und Befruchtung

Wie in den Lehrbüchern der Histologie genauer auseinandergesetzt wird und hier nur der Vollständigkeit halber in Erinnerung gerufen werden soll, beginnt die Reifung der Oocyten, der mütterlichen Anlagen des später einzelligen befruchteten Eis, im Ovarium, um dann außerhalb des Ovars die letzte Phase des Reifungsvorganges abzuschließen (Übersicht Abb. II.1). Die Reifung der Spermien vollzieht sich in den Testes.

Die mikroskopisch (cytologisch) nachweisbaren Vorgänge, die beim geschlechtsreifen Menschen die befruchtungsfähigen Oocyten und Spermien hervorbringen, nennt man die Reifeteilung (Meiose). Sie sind, wie das Wort **Meiosis** besagt, Prozesse, die mit einer Verminderung der reaktionsfähigen chromatischen Zellsubstanz einhergehen. Wie bekannt ist, entsteht durch innere Arbeit (Stoffwechselvorgänge innerhalb der Zelle) infolge von Chromosomenspaltungen eine Reduktion des Chromosomensatzes auf die Hälfte. Eine solche Reduktion ist bei den Kernteilungen der somatischen, nicht zur Fortpflanzung befähigten Körperzellen, bei den sog. **Mitosen**, nicht zu beobachten. Bei der Zellvermehrung der somatischen (σῶμα, griech. = Körper) Zellen werden im Gegensatz zur Meiose zellige Unterteilungen hervorgebracht,

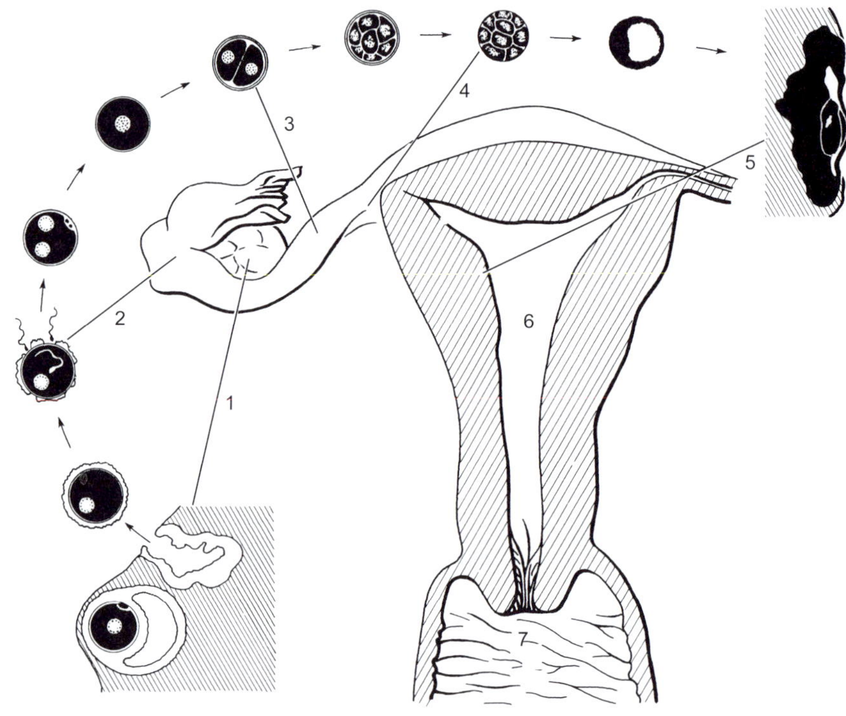

1 Ovar mit gesprungenem Follikel und einer Oocyte mit erstem Polkörperchen
2 Oocyte während der Befruchtung, daneben Ei mit mütterlichem und väterlichem Vorkern und Polkörperchen. Darüber einzelliges Entwicklungsstadium
3 und 4 junge Blastomereneier (Abb. II.2, II.4)
Zwischen 4 und 5 Blastocyst (Abb. II.8, II.9)
5 Implantationsstadium zu Beginn der 2. Entwicklungswoche (Abb. II.12)
6 Cavum uteri
7 Vagina

Abb. II.1 Übersicht über die Lokalisation des menschlichen Eis in der 1. Entwicklungswoche. 1–4 Tubeneier. Durchmesser der Tubeneier ca. 0,12 mm.

die nicht zu einer wirklichen Trennung der Stoffwechselfelder der Körperzellen führen. Nur die Reifeteilungen sind echte Zellteilungen im Sinne von Zelltrennungen, bei denen der organische Zusammenhang der sich teilenden Zellen allmählich verloren geht, während er bei den somatischen Zellen erhalten bleibt.

Die tiefere Bedeutung der Reifeteilungen, also der echten **Teilungen**, ist ebenso wie ihre kinetische Ursache noch unbekannt.

Sicher ist, dass sie zum Unterschied von den zelligen **Unterteilungen** der somatischen Zellen keine Anpassung, sondern im Gegenteil ein der Anpassung entgegen gerichteter von innen nach außen wirkender Loslösungsprozess eines individuellen Vererbungsgeschehens sind, durch das im Falle einer Befruchtung ein individuell reaktionsfähiger Kern für alle zum Ablauf der Entwicklung notwendigen Entwicklungsreize entstehen kann.

Die reifen, in den Keimdrüsen zunächst noch von ihren Nachbarzellen ernährten sog. haploiden Geschlechtszellen geben nach dem Follikelsprung mikroskopisch unmerkbare geringe Mengen von Substanzen ab, stellen also in vivo ein winziges Stoffwechselfeld dar. Die vom **haploiden Ei** abgeschiedenen Substanzen haben oberflächenaktive sog. chemotaktische Wirkungen auf die Spermien. Die Chemotaxis ist eine Vorbedingung dafür, dass die Spermien das Ei in der Tube finden.

Erst das befruchtete, **diploide Ei** hat durch den Reiz der Befruchtung unter dem Einfluss der normal gegebenen in der Tube wirksamen Entwicklungsreize die Fähigkeit zu einer jahrzehntedauernden Entwicklung erlangt. Die unbefruchteten Geschlechtszellen gehen unter den normalerweise im Körper gegebenen Umständen schon nach wenigen Tagen zugrunde.

Erst der durch die Befruchtung wachstumsfähig gewordene Keim beginnt mit der Entwicklung. Sie stellt, soweit sie Wachstum ist, einen exogenen Prozess dar, bei dem normalerweise submikroskopisch Material von außen in das Innere des Eis als wichtiger Vermittler von Entwicklungsreizen kommt, so dass das Ei zu jenen Reaktionen gebracht wird, die wir in ihrer Gesamtheit die Individualentwicklung nennen.

In diesem Zusammenhang ist es wichtig zu wissen, dass Wachstum regelmäßig ein Anpassungsvorgang ist, bei dem Energie von außen zugebracht wird. Kommt durch irgendeinen Umstand auch nur eine winzige Änderung im Bezugssystem der Entwicklungsreize, also vor allem in den sog. Genen zustande, indem ein kleiner „Materialfehler“, eine Mutation oder sonst eine innere Änderung entsteht, so können je nach dem Grad der veränderten Voraussetzungen der Entwicklung unter Umständen erst bei der feineren Ausdifferenzierung während der später nachgeburtlichen Entwicklung, sowohl Zustandsbilder als auch Prozesse entstehen, die unter genetisch anderen Voraussetzungen nicht würden beobachtet werden können. Dies ist nach dem eingangs genannten Genetischen Grundgesetz begreiflich. Nach ihm sind Genwirkungen nur über die Entwicklung möglich. Entwicklungsreize und Genwirkungen lassen sich nicht voneinander trennen.

Die Entwicklung des Eis in der 1. Woche – das Blastomerenei und der Blastocyst

Das lebende menschliche Ei, an dem die Entwicklungsreize angreifen, ist nach seiner Befruchtung weniger als ⅕ mm groß und mit freiem Auge in der Regel nicht sichtbar. In ihm ist der Zellkern, weil er der stabilste Teil der Zelle ist, der Hauptträger der Vererbung und umgekehrt ist das Cytoplasma als der labilere Teil der Zelle der Hauptträger der Anpassung.

Der Zellkern liegt relativ zentral im Ei. Er wird in seiner Lage gehalten, obwohl er spezifisch schwerer ist als das umgebende Cytoplasma. Die Lage des Zellkerns ist bereits ein Zeichen einer Leistung des jungen Keims. Diese Leistung beruht, wie wir wissen, in vivo auf einer Stoffwechseltätigkeit. Von ihr ist am fixierten (anatomischen) Präparat jeweils nur ein Momentbild sichtbar. Lebendbeobachtungen haben dazu erläuternd gezeigt, dass sowohl an der Kernmembran als auch an der äußeren Membran der Zelle (Zellgrenzmembran) Reaktionen ablaufen, die bald von Volumenvergrößerungen, bald von Volumenverkleinerungen in den diesen Membranen benachbarten Teilen begleitet sind.

Daraus dürfen wir schließen, dass Membranen, die einen Plasmaabschnitt in einem anatomischen Präparat scheinbar starr gegen Nachbarteile abgrenzen, Zeichen für Stoffwechselfelder mit räumlich geordneten Stoffwechselbewegungen sind. Die lokal besonders große Variabilität der Zellmembranen werden wir im Folgenden besonders zu studieren haben, während wir das Bezugssystem der Stoffwechselprozesse, die Gene, im Verlauf der Entwicklung im Vergleich dazu schematisch als konstant ansehen dürfen.

Im Cytoplasma des einzelligen Eis werden mittels der Mitochondrien durch Oxidationsvorgänge Energien frei und damit Entwicklungskräfte wirksam, mit denen die erste Entwicklungsarbeit beginnt. Die zur Entwicklung notwendigen Kräfte sind also nicht im Zellkern oder gar schon in den Genen selbst enthalten. Die Gene haben nur im Zusammenhang mit dem Cytoplasma eine Bedeutung für die nun allmählich lokal im Körper relativ verschiedenen Entwicklungsvorgänge, die wir die Differenzierung nennen. Wie das eingangs genannte Genetische Grundgesetz besagt, dienen die Gene der individuellen Erhaltung des Stoffwechsels: dank der Gene hat jedes menschliche Ei einen individuellen, nur ihm eigenen Stoffwechsel. Von ihm sind mit chemischen Methoden einige Teilvorgänge sowohl am lebenden als auch am toten Objekt fassbar.

Der einzellige Keim unterteilt sich noch in der Tube in einander ähnliche beinahe gleiche Zellen (Blastomeren). Durch sie wird das befruchtete Ei zum **Blastomerenei** (Abb. II.1–6). Im Blastomerenei hängen in vivo alle Blastomeren durch ihre Stoffwechseltätigkeit miteinander zusammen.

Wir haben die Blastomeren als die ersten leidlich gegeneinander abgrenzbaren Körperteile, d. h. als die ersten Organe aufzufassen. Aus ihnen gehen nach mehreren Unterteilungsschritten im Verlauf von etwa 3 Wochen außer den somatischen Zellen auch die Anlagen der Geschlechtszellen hervor. Als Ganzes ist das abgebildete Blastomerenei – nicht anders als jedes andere menschliche Entwicklungsstadium – eine Erscheinungsform eines individuell entwicklungsfähigen Menschen. Was wir in ihm an Lage-, Form- und Struktureigenschaften bzw. als Lage-, Form- und Strukturänderungen im Verlauf der Entwicklung nachweisen können, lässt sich bis ins Submikroskopische verfolgen. Dass sich hier besonders große Moleküle (z.B. die DNS) als besonders auffällige Untersuchungsobjekte erwiesen, ist verständlich, darf uns aber über die Wichtigkeit auch der kleineren Moleküle nicht täuschen.

Zunächst ändert das Blastomerenei sein Volumen nur wenig. Während der ersten Furchungen bleibt das Ei anfangs ziemlich rund (Abb. II.2–6). Im Verlauf der Unterteilungen wird die gesamte Oberfläche der Zellen vergrößert. Dadurch werden in vivo

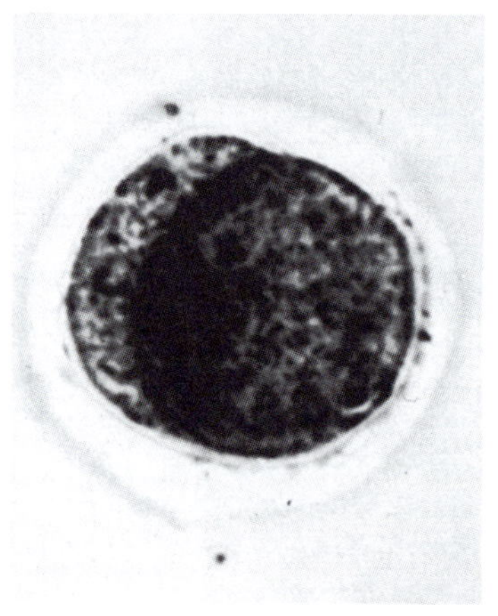

Abb. II.2 Überlebendes Ei, etwa 30 Stunden (nach Shettles 1960).

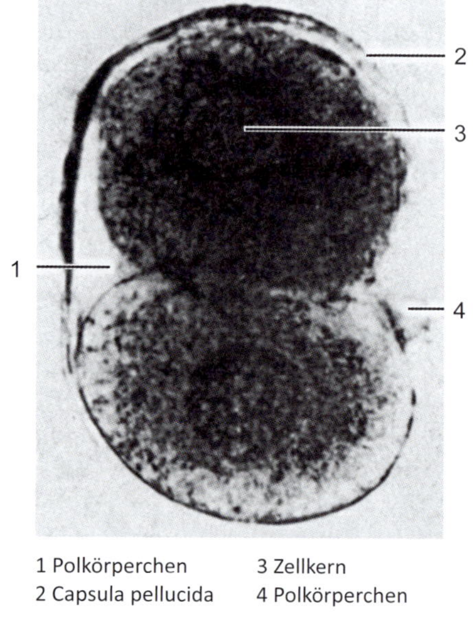

1 Polkörperchen
2 Capsula pellucida
3 Zellkern
4 Polkörperchen

Abb. II.3 Operativ gewonnenes Ei. 2. Entwicklungstag, 0,1 bis 0,2 mm größter Durchmesser (nach Hertig und Rock 1954, Vergr. 525 ×).

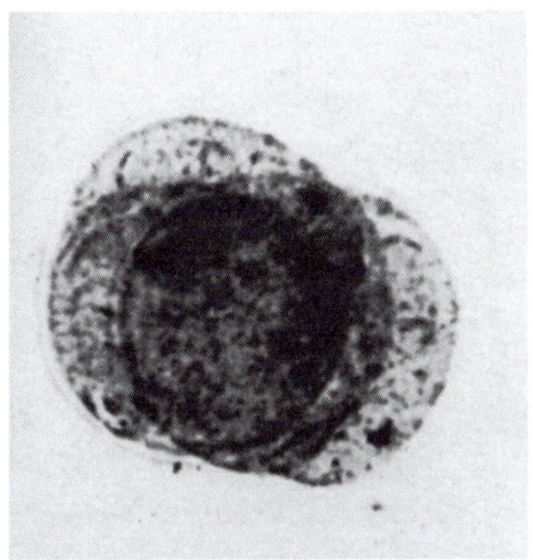

Abb. II.4 Menschliches Ei, 40–50 Stunden. Größter Durchmesser zwischen 0,1 und 0,2 mm. Vierzellstadium (nach Shettles 1960). Mit der Unterteilung des Eis ist seine Gesamtoberfläche (äußere Reaktionsfläche des Cytoplasmas) größer geworden. Dadurch ist jetzt eine vermehrte Atmung für die Arbeit des Zellstoffwechsels möglich.

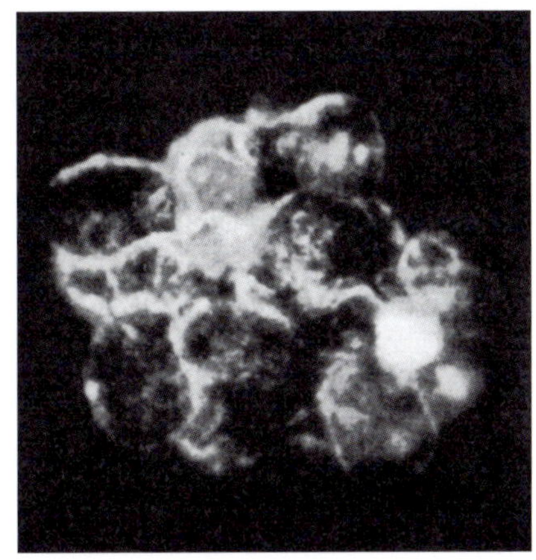

Abb. II.5 Ei, 60 Stunden. Blastomerenei (nach Shettles 1960).

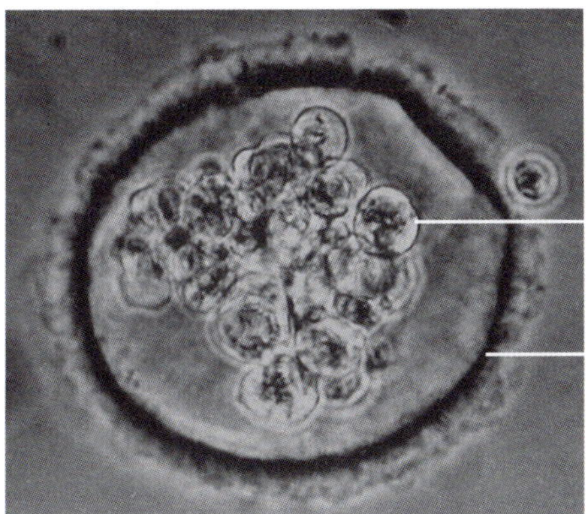

Abb. II.6 Ei, 72 Stunden. Größter Durchmesser noch 0,1 bis 0,2 mm wie bisher (nach Shettles 1960).

die Stoffwechselbeziehungen zwischen dem Ei und der das Ei umgebenden Flüssigkeit in der Tube im Vergleich zu denen des einzelligen Eis geändert. Die Veränderungen des Stoffwechselfeldes, welche die Furchung mit sich bringt, ist eine Voraussetzung für die heute klinisch geübten Schwangerschaftstests.

Im Zwei-Zell-Stadium, dessen Ausbildung beim Menschen etwa 2 Tage dauert, hat nur ein Teil der Zellgrenzmembranen Kontakt mit dem flüssigen Tubeninhalt bzw. den Überbleibseln der **Capsula pellucida** (Oolemm) der ehemaligen Basalmembran der Oocyte im Ovar. Die im Inneren des zweizelligen Blastomereneis gelegenen Zellgrenzmembranen der beiden Tochterzellen gewähren den einander benachbarten Blastomeren durch eine lichtmikroskopisch nicht sichtbare Zwischenschicht gegenseitigen Austausch von Substanzen, durch den sich die Blastomeren in ihrem Stoffwechselfeld aufeinander abstimmen können **(intercellulares Stoffwechselfeld)**. Im Hinblick auf diese nicht zelligen, sondern bereits zwischenzelligen Bestandteile des Eis dürfen wir das Blastomerenei als das erste und damit wichtigste Gewebe betrachten, das der Zellverband des menschlichen Organismus hervorbringt. Aus ihm entwickeln sich die Eihüllen mit ihren verschiedenen Flüssigkeiten (Fruchtwasser, extraembryonale Coelumflüssigkeit usw.) sowie der Embryo.

> Aus dem Blastomerenei geht also nicht wie bei der bekannten Morula von Amphibien nur der spätere Körper des Individuums hervor. Schon aus diesem Grunde sind exakte Homologisierungen der Vertebrateneier nicht möglich.

Mit der Vermehrung der Blastomeren ändert sich die Kern-Plasma-Relation, das Material- und Volumenverhältnis zwischen den Zellkernen und dem Cytoplasma, zugunsten der Zellkerne. Sie werden vermehrt, während die Masse des Cytoplasmas kompensatorisch abnimmt. Die sich hier äußernden Stoffwechselvorgänge laufen zunächst ohne merkliche Änderung des Gesamtvolumens des ganzen Eis ab, so dass wir sagen können: im jungen Tubenei wird die Gesamtmasse der Zellkerne durch Umbau von Substanzen des Cytoplasmas in Kernsubstanz (wie wir heute wissen, vor allem in DNS) vermehrt. Dieser Schluss scheint umso zwingender, als das Blastomerenei noch keinen Kontakt für eine Nahrungsaufnahme aus dem mütterlichen Gewebe gefunden hat und alle Zeichen für eine stärkere Assimilation zunächst noch fehlen. Als Zeichen der beim Menschen besonders vielfältigen, lokal differenten (differenzierten) Stoffwechseltätigkeit verlaufen die ersten zelligen Unterteilungen (Furchungen) besonders langsam. An den einzelnen Blastomeren des menschlichen Eis treten die Furchungen nicht gleichzeitig auf. Das Blastomerenei durchläuft deshalb nicht ein 2-, 4-, 8-, 16-, 32-Zellstadium. Vielmehr sind Stadien mit ungeraden Zahlen von Zellen beim Menschen als regelmäßig nachgewiesen. In den frühen Stadien machen mikroskopisch undeutliche Zellgrenzen und schlechte Färbbarkeit der Zellen auf frühe Erkrankungen (Fehlbildungen) des Keims aufmerksam.

Wenn die Zahl der Blastomeren etwa am 4. Tag noch ohne sicher messbare Volumenvergrößerung des ganzen Eis rund ein halbes Hundert beträgt, haben die einzelnen Blastomeren nur noch einen kleinen Bruchteil von der Größe der befruchteten Eizelle. In diesen Stadien sind die Zellen nahe der Außenfläche des Blastomereneis und in seinem Innern zwar noch ziemlich gleichmäßig verteilt, aber weniger dicht aneinandergelagert als im Zwei-Zell-Stadium. In einigem Abstand von der Außenfläche des Eis sehen wir im Inneren des Eis Zellen, die durch Interzellularsubstanz ihre enge Nachbarschaft verloren haben und einen mikroskopisch deutlich sichtbaren Interzellularsubstanzraum haben (Abb. II.7). Wir schließen, dass schon an der frühen Differenzierung nicht nur Assimilationsvorgänge (Anbau von Substanzen), sondern auch Dissimilationsvorgänge (Abscheidungen) beteiligt sind. Die Ausschwitzung der ersten Interzellularsubstanz ist beim Menschen spärlicher als bei Affeneiern. Sie ist, als Teilmerkmal der menschlichen Frühentwicklung betrachtet, humanspezifisch. Auf Grund von Vergleichsuntersuchungen früher menschlicher Stadien und älterer ist es wahrscheinlich, dass die Blastomeren ihre gegenseitigen Lagebeziehungen sowohl durch Assimilationskräfte als auch durch Dissimilationskräfte hervorbringen und aufrechterhalten.

Regelmäßig wurde für den **3. und 4. Tag** beschrieben, dass histologisch außen am Ei schärfere Zellgrenzen als innen sichtbar werden. Die außen gelegenen Zellgrenzmembranen sind wahrscheinlich entlang der Oberfläche des mehrzelligen Blastomereneis durch die vermehrte Ansammlung von Flüssigkeit in seinem Inneren stärker gedehnt. Wie die bisher untersuchten Schnittbilder regelmäßig zeigen, sind die an der Oberfläche des Blastomereneis gelegenen Zellen nicht alle gleich proportioniert: Manche Zellen erscheinen frühzeitig abgeplattet, während die tiefer liegenden Zellen noch ihre mehr gleichdimensionierte Form behalten. Es ist nahe liegend, daran zu denken, dass diese Ungleichmäßigkeit in der Zellproportionierung durch Einbau geringer Mengen Flüssigkeit aus der Umgebung in die inneren Zellen des Eis (ähnlich wie bei einer Osmose) bzw. durch Abgabe von Stoffwechselprodukten aus den oberflächlich gelegenen Zellen nach außen zustande kommt.

Während sich einzelne Zellen an der Oberfläche des Blastomereneis abplatten (Abb. II.7, bei 2), wölbt sich die Grenze der inneren Eioberfläche am 4. Tag wohl dem Spannungswiderstand der äußeren Zellen ausweichend, in die Interzellularsubstanz vor (Abb. II.7). Da diese Äußerungen von Stoffwechselvorgängen in der Hauptsache Umlagerungen zwischen Kernmasse, Cytoplasma und Interzellularsubstanz sind, scheint verständlich, dass das Gesamtgewicht und das Gesamtvolumen des Eis zunächst unverändert bleiben.

1 Polkörperchen
2 platte Zelle (außen)
3 Interzellularsubstanz, das Blastocoel bildend
4 Rest der Capsula pellucida

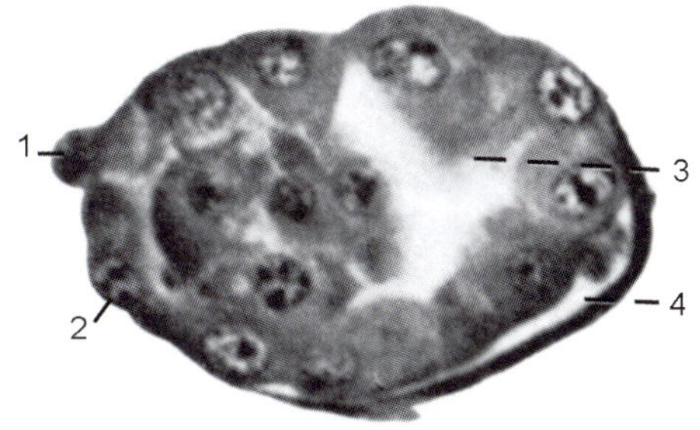

Abb. II.7 Operativ gewonnenes Ei, 58 Zellen. Ende des 4. Tages. Übergang zum Blastocyststadium (nach Hertig und Rock 1964, Vergr. 525 ×). Alle Follikelzellen jetzt abgestreift.

Etwa am **4. Tag** kommt durch die lokal differenten Stoffwechselbewegungen eine etwa blasenförmige Gestalt des Eis, die Anlage des **Blastocyst**, zustande.

Ein Blastulastadium kommt beim Menschen nicht vor.

Die meisten Zellen des Blastocyst werden in den späteren Stadien nicht zur Bildung des Embryo, sondern der Eihüllen verwendet. Beim Versuch, den Blastocyst in vivo vorübergehend künstlich zu verformen, nimmt er selbsttätig seine Blasenform wieder an. Ähnlich wie schon im einzelligen Stadium hält sich auch der menschliche Blastocyst durch eigene Tätigkeit in Form. Diese Leistung wird durch den Stoffwechsel hervorgebracht. Sie ist nur schematisch mit der Formfestigkeit elastischer Körper vergleichbar.

Durch die exzentrische Ansammlung der Interzellularflüssigkeit (exzentrische Vakuolisierung) weist die Wand des Eis am **5. Entwicklungstag** an einem Pol eine maximale und an dem dazu entgegengesetzten Pol eine minimale Dicke auf (discaler und antidiscaler Pol, Abb. II.9). Am discalen Pol ist die Eiwand dick, am antidiscalen Pol dagegen dünn. Hier umschließt die dünne Eiwand gegen Ende der 1. Entwicklungswoche als mikroskopisch dünnes Häutchen die im Blastocoel aufgestaute Blastocoelflüssigkeit. Die-

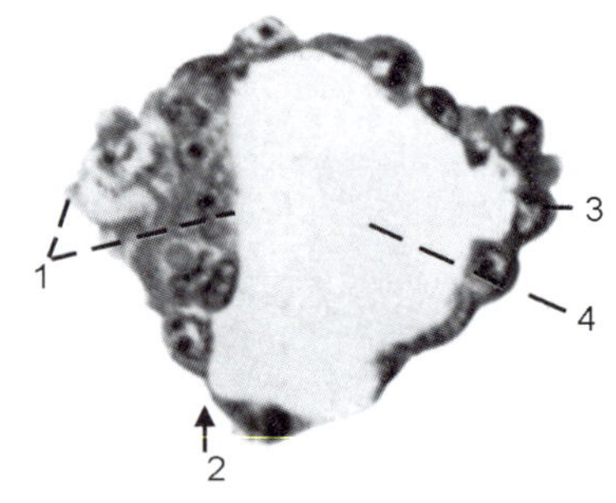

Abb. II.8 107 Zellen, 5 Tage (nach Hertig und Rock 1954, Vergr. 525 ×). Aufgrund von Vergleichsuntersuchungen in den verschiedenen Eiregionen ist wahrscheinlich, dass die Zellen zwischen (1) und (2) nach ihren Mitosen mittels Materialaufnahme aus dem Blastocoel größer, dagegen zwischen (2) und (3) infolge von Materialabgabe ins Blastocoel kleiner werden. Das Blastocoel ist ein Stoffwechselfeld mit räumlich geordneten Stoffwechselbewegungen in Abhängigkeit vom Expansionsdruck des Blastocoelwassers (Ektoblastwasser).

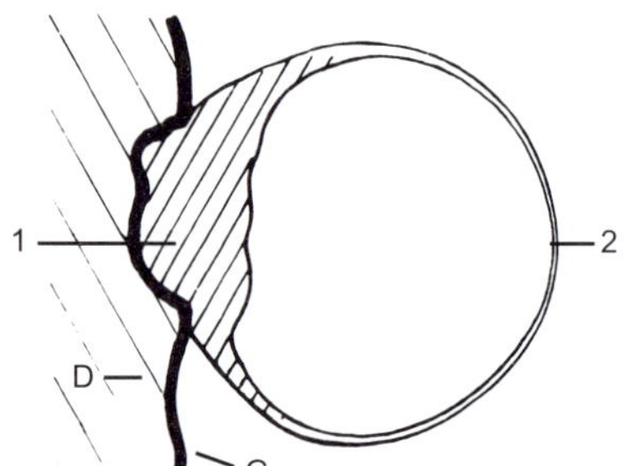

Abb. II.9 Schema der beginnenden Implantation. Ca. 4 Tage altes Ei (Vergr. ca. 170 ×).

se halten wir für eine primitive **Vitellarflüssigkeit** (Abb. II.8). Am discalen Eipol, wo die Eiwand Scheibenform hat, erscheinen die Zellmembranen im Gegensatz zum antidiscalen Pol sehr different: Innen von den peripher liegenden Zellen sind die ehemaligen Blastomeren („Keim"-„Teile") relativ groß und in allen Raumrichtungen ziemlich gleich dimensioniert. Die Zellgrenzmembranen umschließen hier das Cytoplasma in Form von mikroskopisch zarten, beinahe kugeligen Säcken. Nur diese noch ziemlich gleichförmig begrenzten Zellen, die nicht unmittelbar mit der das Ei umgebenden Flüssigkeit bzw. mit der Blastocoelflüssigkeit in Kontakt stehen, behalten während der nun folgenden Entwicklung zunächst so viel von ihren ursprünglichen Fähigkeiten (Potenzen), dass sie nicht wie die oberflächlichen Zellen des Eis speziell zu Zellen von Eihüllen werden, sondern zum **Entoblast**, aus dem dann in der 3. Woche vor allem der Embryo hervorgeht.

Der Blastocyst lässt also gegen Ende der 1. Entwicklungswoche, zunächst nur in fließenden Übergängen bestimmbar, einen **Ektoblast** von einem **Entoblast** unterscheiden. Der erstgenannte ist durch die Vakuolisierung des Blastomereneis bereits flächenhaft ausgebildet, der letztgenannte dagegen ist zwar auch nicht kugelig kompakt, aber doch noch relativ arm an äußeren Reaktionsflächen. Im Entoblast setzt eine mikroskopisch erkennbare Spezialisierung erst mehrere Tage nach der Befruchtung ein. Trotzdem müssen wir annehmen, dass seine Zellen schon jetzt jeweils durch einen besonderen Stoffwechsel genau aneinander angepasst sind. Grundsätzlich haben wir schon jetzt ihre allmählich einsetzende Differenzierung als eine Differenzierung von Körperteilen relativ zueinander, d. h. als eine relative Differenzierung anzusehen.

Wenn jetzt das Ei in dem Flüssigkeitsstrom, den die Flimmerhaare der Tube erzeugen, in das Cavum uteri gelangt, nimmt die Außenwand des **Eidiscus**, die mit der Uteruswand in Kontakt kommt, an Masse zu. Der mit der Uteruswand in Kontakt gekommene Blastocyst legt sich der Schleimhaut flach an (Abb. II.9). Dadurch nimmt das Ei in Richtung seiner Polachse, also der Achse, die den discalen und den antidiscalen Eipol verbindet, zunächst nur wenig an Dicke zu, während sich sein Umfang am Äquator schnell vergrößert (Abb. II.11 und II.12). Im Inneren des Eis nimmt währenddessen die Menge der Interzellularsubstanz zunächst zu, dann aber relativ zur Masse der Eiwand ab. Die Lageentwicklung des Blastocyst (seine Anlagerung an die Uterusschleimhaut) ist also mit einer der Lageentwicklung zugehörigen Formentwicklung (Abflachung) und diese gleichzeitig mit einer ihr zugehörigen Strukturentwicklung im Inneren des Eis verknüpft.

> Regelmäßig entwicklungskinetisch zusammengehörige Änderungen der Lage, Form und Struktur werden wir in allen nachfolgenden Entwicklungsstadien wieder finden.

In der breiten Anlagerung des Blastocyst an die Uterusschleimhaut darf nicht nur eine bloß räumliche Änderung der Position (Lage) des Eis gesehen werden. Auch sie ist vielmehr wieder ein Ausdruck einer lebendigen Tätigkeit des Eis. Diese besteht u.a. darin, dass sich das Ei unter den von der Uterusschleimhaut auf das wachsende Ei einwirkenden Reizen an der Uterusschleimhaut festsaugt. Der hierdurch entstandene Wirkungszusammenhang zwischen dem Ei und der Uterusschleimhaut gibt zu neuen Leistungen Anlass. Die schon in diesem Frühstadium für den menschlichen Keim charakteristische, mit einem Saugen vergleichbare Tätigkeit beruht wieder auf der individuellen (spezifischen) Stoffwechseltätigkeit, d. h. auf submikroskopischen Leistungen. Wie aus klinischen Untersuchungen bekannt ist, geben die Zellen des Eis Stoffwechselprodukte an die Uteruswand ab und nehmen umgekehrt von ihr Stoffwechselprodukte auf.

Dies ist morphologisch daran erkennbar, dass im Kontaktgebiet des Eis mit der Uterusschleimhaut, also im Übergangsgebiet zwischen dem Stoffwechselfeld des jungen Eis und dem der Uterusschleimhaut, die Schleimhautzellen (Deciduazellen) zugrunde gehen und dadurch Nährstoffe (Exotrophe) für das Ei freimachen. Sie entsteht vor der Endotrophe (S. 94). Die Außenschicht des Eidiscus wächst nach Beginn der Implantation schnell. Das Zuviel an Glykogen, das in der Uterusschleimhaut unter den Stoffwechselwirkungen des im Ovar reifenden Eifollikels (hormonal) angereichert ist, wird allmählich dem Ei zur Verfügung gestellt.

Durch die Aufnahme (Assimilation) der **Exotrophe** „saugt" sich das wachsende Ei noch vor Ende der 1. Entwicklungswoche allmählich in die Uterusschleimhaut hinein (Implantation). Auch in dieser Entwicklungsphase ist das jeweilige Momentbild der Gestalt des Eis, das wir morphologisch am Präparat feststellen können, wieder nur ein Momentbild von Entwicklungsbewegungen, die offenbar räumlich geordnete Stoffwechselbewegungen als Komponenten haben.

> Die Entwicklungsbewegungen sind also mehr als nur sichtbare Gestaltungsbewegungen. Indem wir mit dem Begriff Entwicklungsbewegungen auch noch die ultramikroskopischen Bewegungsabläufe mitberücksichtigen, kommen wir der Wirklichkeit näher, als wenn wir nur in der Größenordnung des Sichtbaren bleiben. (Der Begriff Morphogenese berücksichtigte früher die submikroskopischen Komponenten der Entwicklungsbewegungen noch nicht.)

Der Ort der **Implantation** ist beim Menschen nicht konstant. Das menschliche Ei kann sich an jeder Stelle der Uterusschleimhaut einpflanzen. Abnormerweise kann die Implantation auch außerhalb oder innerhalb der Tube oder in der Cervix uteri erfolgen. Stets wird beim Kontakt des Eis mit der mütterlichen Schleimhaut das Flächenwachstum des Eis beschleunigt. Der dabei lokal besonders verdickte Teil des Eis heißt **Trophoblast** (Abb. II.11). Nimmt die Dicke des Trophoblast zu, so nimmt umgekehrt die Stärke der Blastocystwand am antidiscalen Pol ab (Abb. II.11). Diese gegensätzliche Entwicklung (Differenzierung) lässt am Ende der 1. Entwicklungswoche am antidiscalen Eipol nur sehr dünne Zellen als äußeres Epithel des Eis im Ektoblast nachweisen. Hier haben die Zellen scharfe Grenzen, das Cytoplasma ist spärlich, die Zellkerne sind klein. Man sieht oft paarweise gruppierte, kleine, besonders dicht strukturierte Zellkerne, eine Beobachtung, die uns hier auf Zellteilungen ohne deutliche Massenzunahme und auf mehr pas-

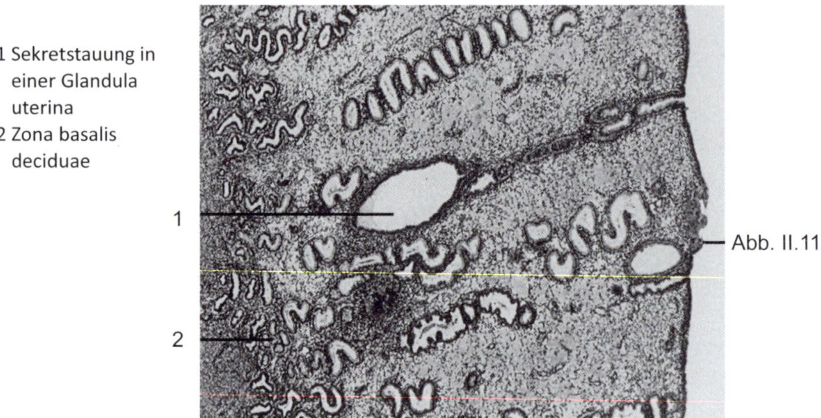

Abb. II.10 Ca. 7½ Tage altes Ei noch im Stadium des Implantationsbeginns (nach Hertig und Rock 1945, Vergr. ca. 50 ×).

sive, „erzwungene", Zellteilungen hinweist, die wir als **Amitosen** bezeichnen. Wahrscheinlich haben diese Zellen an der Vergrößerung der ersten Eivakuole (Blastocoel, Abb. II.9) durch Abscheidung von Substanzen im Sinne der Bildung der **Endotrophe** besonderen Anteil, da sie während der Abflachung des Eis zur Zeit der Implantation abgeplattet und damit zum Auspressen von Zellinhalt veranlasst werden. Stets weisen die bisherigen Beobachtungen darauf hin, dass die Endotrophe zunächst durch Zellschwund, jedoch nicht durch Zerfall von Zellen entsteht. Die Bildung der Endotrophe muss nach unseren heutigen Vorstellungen für das Wachstum des Entoblast mitverantwortlich gemacht werden.

Nach erfolgter Implantation heilt das Ei in die Uterusschleimhaut ein. Die durch die Implantation verletzte Decidua wächst an der Implantationsstelle nahe dem Cavum uteri wieder zusammen (Decidua capsularis, Abb. II.15). Der Heilungsvorgang ist kurz vor Beginn der 3. Entwicklungswoche abgeschlossen.

Mit dem Wachstum des Eis werden in seinem Inneren die Differenzierungen deutlicher. Die Struktur des Cytoplasmas und der Zellkerne variiert jetzt örtlich sehr. Im Trophoblast sammeln sich

1 Binnengewebe der Uterusschleimhaut
2 dicker Teil des Ektoblast (schon syncytialer Trophoblast)
3 Glandula uterina
4 Blastocoel entsprechend Abb. II.9
5 Übergang des dicken in den dünnen Teil des Ektoblast
6 Fruchtwasserraum (Amnionhöhle)
7 Amnionepithel
8 Entoderm des Entoblast
9 Ektoderm des Entoblast
10 Grenzgewebe der Uterusschleimhaut, grenzt rechterhand an Sekret

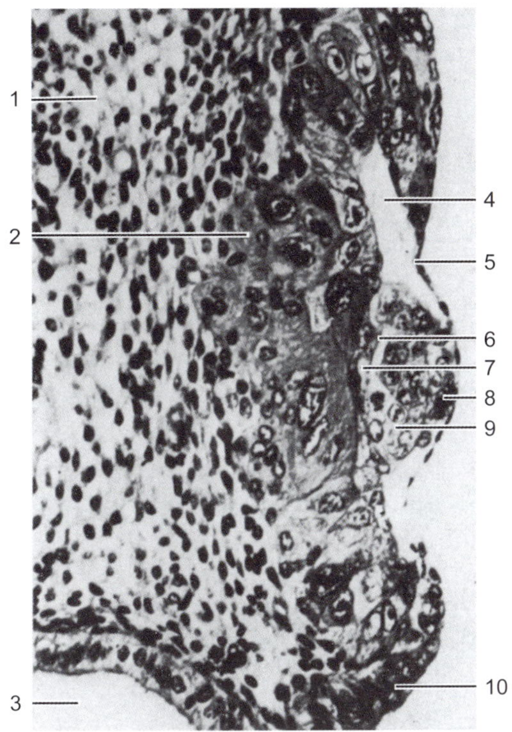

Abb. II.11 Das ca. 7½ Tage alte Ei (Abb. II.10, Vergr. 400 ×).

während des Wachstums vielerorts größere und kleinere Tropfen von Abscheidungsprodukten. Dadurch wird der Ektoblast vakuolisiert. Diese **Blastem-Vakuolisierung** zeigt lokale Variationen: viele der unregelmäßig in der ganzen Außenschicht des Eis verteilten Vakuolen beginnen noch in der ersten Entwicklungswoche miteinander zu kommunizieren, während gleichzeitig Zellmembranen des Ektoblast zwischen den Zellen schwinden. Dadurch entsteht der **Syncytiotrophoblast**. Der lokale Verlust der Zellgrenzen und die ungleichmäßige Vakuolisierung verrät im Zusammenhang mit dem sehr unregelmäßigen Hoch- und Tiefrelief der ganzen äußeren Form des Eis eine fließähnliche Beweglichkeit des Syncytiotrophoblast.

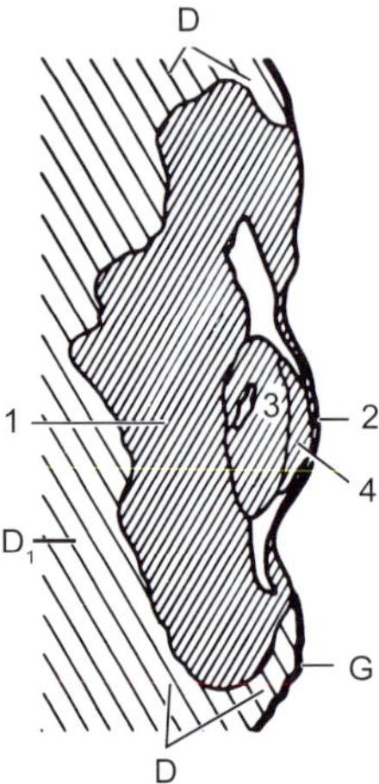

1 bzw. 2 Ektoblast
3 bzw. 4 Entoblast
1 bis 2 Polachse
D_1 Decidua basalis
D Übergang der Decidua basalis in die Decidua capsularis
G Grenze gegen das Cavum uteri
3 Ektoderm des Entoblast
4 Entoderm des Entoblast

Abb. II.12 Zum Vergleich mit Stadium Abb. II.9 Stadium Abb. II.11. Das Blastocoel (Abb. II.11) wahrscheinlich kurz vor der vollständigen Rückbildung. Zwischen (3) und (4) hat der Entoblast eine Basalmembran und ihr entlang eine Zuwachsschicht, wahrscheinlich durch Zuwanderung von Zellen aus der Wand des Blastocoel bekommen (Entoderm). Der Ektoblast ist bei (1) dick, bei (2) dünn, der Entoblast bei (3) dick und bei (4) dünn (Vergr. ca. 170 ×).

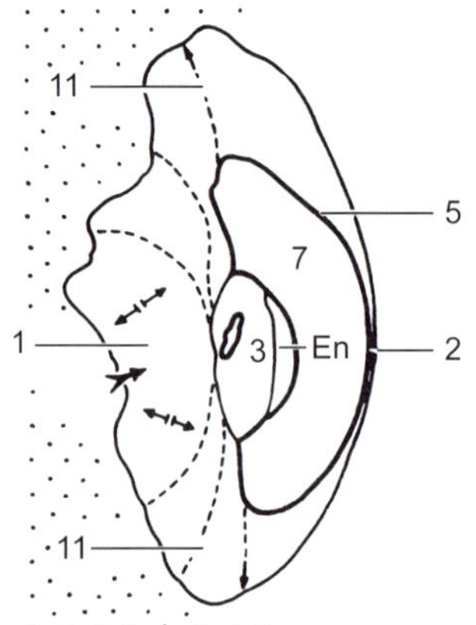

1 bis 2 Polachse
3 Ektoderm
5 Zone der Umbildung von Ektoblast in Mesoblast
7 noch geräumiges Blastocoel mit Endotrophe
En Entoderm des Entoblast noch stark gewölbt
↣ Assimilation von Exotrophe
11 Äquatorzone mit auswärts divergierenden Zellgrenzen (Keilepithel)

Abb. II.13 Erläuterung zu Abb. II.12 (Vergr. ca. 170 ×).

Durch die Vakuolisierung des Trophoblast bereitet sich die Entwicklung des für die 2. Entwicklungswoche charakteristischen lakunären Eis als eine neue Entwicklungsstufe vor. Nur eine schmale Basalschicht des Trophoblast behält ihre Zellgrenzen (basaler Trophoblast oder Cytotrophoblast). Er weist sowohl an der Grenze gegen die Blastocoelflüssigkeit als auch an seiner Grenze gegen den Entoblast nun einige Besonderheiten auf: Die Zellen der Cytotrophoblastschicht zeigen, verglichen mit den Zellen des Syncytiotrophoblast Rückbildungserscheinungen. Die älteren Zellen des Syncytiotrophoblast vergrößern ihre gegenseitigen Abstände und verringern gleichzeitig ihr Zellvolumen. Diesen Vorgang deuten wir als **Endotrophebildung**.

Schon zu Beginn dieser Entwicklung zeigen die Zellen am Äquator des Eis Keilform. Die Hauptrichtung der noch jungen Zellen zeigt in Richtung der gestrichelten Linien (Abb. II.13). Hier stehen die Zellen radiär zur Eiachse in Verbindung mit den basalen Zellen am Implantationspol des Trophoblast. Die Zellen in dieser Zone scheinen gegen Ende der 1. und zu Anfang der 2. Entwicklungswoche radiär zur Eiachse auseinandergezogen (Pfeile in Abb. II.13).

Die Entwicklung des Eis in der 2. Woche – das lakunäre Ei

Diese Entwicklung ist insofern entscheidend, als nunmehr nicht nur verschiedene Zellen, sondern auch verschiedene Zellverbände, also die ersten Organe höherer Ordnung, entstehen. Sie werden, zoologisch betrachtet, als **Keimblätter** bezeichnet, sind aber als Bestandteile speziell des menschlichen Eis gesehen wieder humanspezifische Bildungen. Diese etwa blattförmigen Primitivorgane sind durch Flächenwachstum gekennzeichnet. Das schon mehrfach zitierte Präparat (Abb. II.11) gibt hiervon zunächst ein

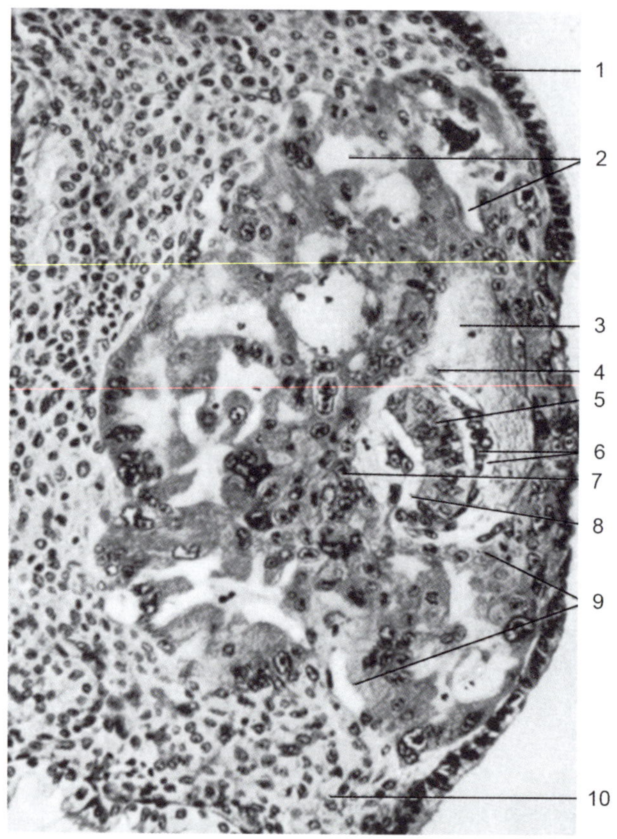

1 Uterusepithel
2 Lacunen im Plasmodium des Trophoblast
3 Vacuolisierungsraum
4 aufgelockertes Gewebe
6 Anlage der ventralen Entocystblase
7 Cytotrophoblast
8 dorsaler Vacuolisierungsraum
9 Trophoblast
10 Propria decidua

(4, 6, 7, 8:) Anlage des Entocyst

Abb. II.14 Ca. 9 Tage altes lakunäres Ei (nach Hertig und Rock 1945, Vergr. 220 ×).

3 Ektoderm
Zwischen 3 und 4 Basalmembran
4 Entoderm, am Unterrand noch nicht abgehobene Endodermmembran
5 Grenze des Blastocoel
6 Dorsales Entocystwasser
D_1 Decidua basalis
D_2 Decidua capsularis
G Grenze gegen das Cavum uteri
L Lakunen

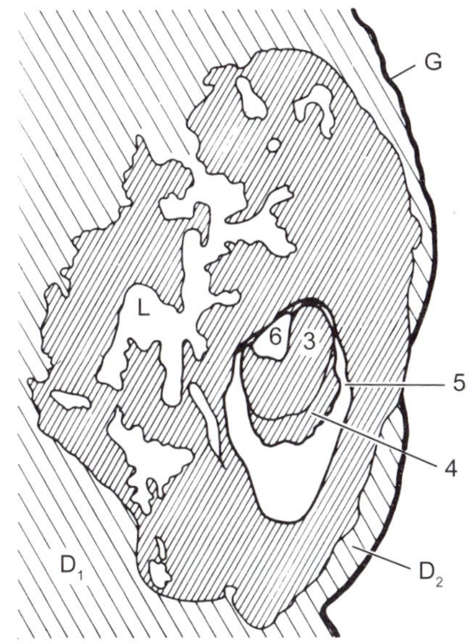

Abb. II.15 Schema zu einem Stadium wie zuvor. Zum Vergleich mit Abb. II.11 und II.12. Gleiche Vergr. wie in Abb. II.9, II.13, II.19, II.33 (Vergr. ca. 170 ×). Aufgrund von regionalen Vergleichen ist folgende Deutung möglich: Bei (5) ist anzunehmen, dass durch Zellschwund „Endotrophe" in das Lumen unter (4), also in das Blastocoel, kommt und dann durch die Schicht (3) zugeleitet wird, die dann Fruchtwasser (6) als Abbauprodukt abgibt. Schicht (4) flacht sich allmählich ab. Dabei wird mit Hilfe von Abbauprodukten im Entoderm eine flache Vakuole gebildet und nun durch Ausschwitzen ihres Inhalts die Entodermmembran (11, Abb. II.18) in Richtung gegen den dünnen Teil des Ektoblast vorgetrieben (vgl. Abb. II.11, II.14, II.18). Während das Blastocoelwasser nunmehr schwindet, nimmt das Volumen des Mesoblastwassers zu (Prinzip: Stoffwechselfeld mit Stoffwechselbewegungen).

Zustandsbild des 7½ Tage alten Keims (nach Hertig und Rock). Wie wir sehen, ist das Ei auf dieser Entwicklungsstufe noch immer relativ klein, so dass es uns im Vergleich zu den geschlängelten Drüsen der Uterusschleimhaut kaum auffällt (vgl. Abb. II.10 mit 12). Gleichwohl hat es, verglichen mit den oben beschriebenen jüngeren Stadien schon um ein Vielfaches an Volumen zugenommen. An seiner dem Cavum uteri bzw. dem im Cavum uteri enthaltenen Sekret zugekehrten Seite ist es noch nicht ganz von Decidua überwachsen. An seiner Basis hat das Ei durch Zerstörung der dem Ei angrenzenden Epithelzellen der Uterusschleimhaut bereits Kontakt mit dem Stroma der Decidua aufgenommen.

Bei stärkerer Vergrößerung sehen wir die genannten Membransysteme, deren Hauptrichtungen in Abbildung II.13 schematisch dargestellt sind. Hier kennzeichnen jetzt die radiär zur Eiachse ausgerichteten Zellgrenzmembranen eine scharfe Grenze zwischen dem Ektoblast und Entoblast (Mitte zwischen 1 und 2 in Abb. II.13). Da scheint Zellinhalt ausgepresst und der Rand des Entoblast an seinem Äquator entlang seiner Meridiane (vom tiefen Entoblastpol aus gesehen) auswärts gerollt. Die tiefe Schicht des Entoblast ist nur in der Nähe des oberflächlichen Entoblastpols durch Aufnahme von Endotrophe exzentrisch gewachsen und erscheint dadurch in Richtung gegen das Blastocoel vorgewölbt. An der exzentrisch vorgewölbten Seite des Entoblast finden wir später die Zellen, die das Lumen des **Dottersacks** abgrenzen bzw. den Raum, den das ventrale Entocystwasser einnimmt, allmählich tapezieren (vgl. Abb. II.18–20). Diese Schicht nennen wir **Entoderm** (Abb. II.13 En). Sie begleitet das **Ektoderm** (Abb. II.13). Im Bereich des Entoblast ist jetzt eine lebhafte Zellumordnung im Gang. Die Zellen der Ektodermschicht des Entoblast beginnen unter Vergrößerung der Basalmembran, die zwischen Ektoderm und Entoderm liegt, ein Flächenwachstum zu intensivieren. Gegen die Basalmembran dringen die im Verlauf der 2. Entwicklungswoche mehr und mehr keilförmig werdenden Zellen vor und lösen sich dabei von der Grenze zum Ektoblast ab. Durch das Abrücken kommt das Lumen der dorsalen **Entocystblase** zustande (Abb. II.13 links neben 3 und Abb. II.18 etwa am Knick der Hinweislinie [4]).

Mit diesen Differenzierungen ist die rein epitheliale Entwicklung des sog. **Entocyst** erreicht. Dieser ist wie ursprünglich noch der ganze Blastocyst zunächst also wieder ganz epithelial. Ein

Binnengewebe, dessen Zellen Interzellularsubstanz gegen ihre Nachbarzellen ausschwitzen und dadurch zunächst nur einen lockeren Zellverband darstellen, fehlt in dem Entocyst noch.

Das lakunäre Ei wird nach seinem allseitigen Einschluss in die Uterusschleimhaut entlang des dicken Teils des Ektoblast (Trophoblast) von der Decidua basalis und entlang des dünnen Teils des Ektoblast von der Decidua capsularis begrenzt (Abb. II.15, II.16, II.19). Von ihr bedeckt, wölbt sich das wachsende Ei allmählich mehr und mehr in das Cavum uteri vor (Abb. II.21). Da die schon gegen Ende der 1. Entwicklungswoche im peripheren Ektoblast begonnene Vakuolisierung Fortschritte macht, wird die Außenschicht des Eis durch die **Lakunenbildung** schwammig. Entlang der Lakunen, welche die Ektoblastzellen durch Abscheiden von Stoffwechselprodukten, vor allem von Wasser, bilden, wird die äußere Eioberfläche, also seine äußere Reaktionsfläche, vergrößert. Nur der basale Teil des Trophoblast (Cytotrophoblast) bleibt von der Epithelvakuolisierung frei und funktioniert bei der Gestaltung des Eis als eine relativ langsam und mehr gleichförmig wachsende Schicht. Den Cytotrophoblasten perforieren die Ektoblastlakunen nicht. Jedoch finden sich bei 10- bis 11-tägigen Eiern außen am Ei periphere Lakunen, die mit den mütterlichen Blutkapillaren kommunizieren.

Mehr im Inneren des wachsenden Eis sind etwa für die Mitte der 2. Entwicklungswoche folgende Vorgänge charakteristisch. Mit der beginnenden Abkugelung des Keims (Protrusion der Decidua capsularis in das Cavum uteri, Abb. II.16) nimmt das Ei in Richtung seiner Polachse vorübergehend schneller an Größe zu als radiär in Richtung zum Äquator (Abb. II.17). Dadurch hebt sich der am capsulären Eipol dünne Ektoblast, der zu Beginn der Implantation durch die Abplattung des Eis dem Entoblast näher gekommen war, wieder langsam von diesem ab (Abb. II.18). Im Verlauf dieser Entwicklung flacht sich der zum Ektoderm gewordene Teil des Entoblast entlang der Basalmembran ab (Abb. II.15,

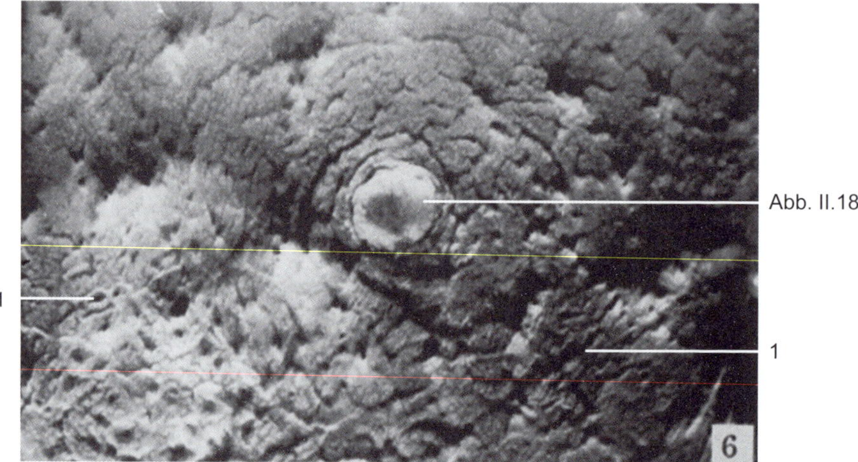

1 Mündung einer Glandula uterina
Oberer Verweisungsstrich: Decidua capsularis

Abb. II.16 Uterusschleimhaut mit implantiertem 11 Tage alten Ei (nach Hertig und Rock 1941, Vergr. 10 ×).

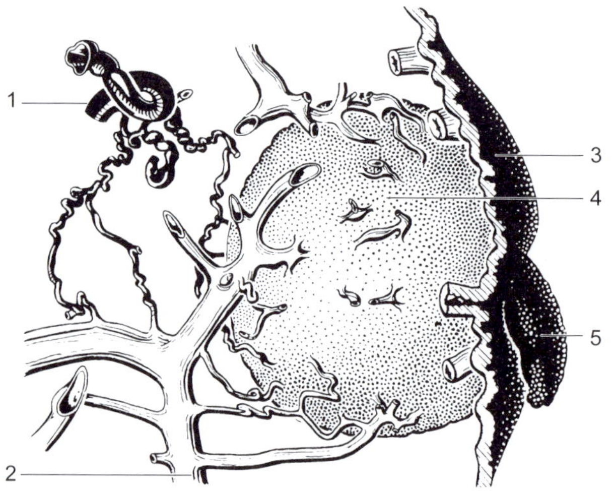

1 Ramus A. uterinae
2 Vene der Uterusschleimhaut
3 Grenze gegen das Cavum uteri
4 implantiertes Ei
5 Schlusscoagulum, wo die Decidua capsularis nach der Implantation des Eis noch nicht verheilt ist.

Abb. II.17 Rekonstruktion des Eis Abb. II.16.

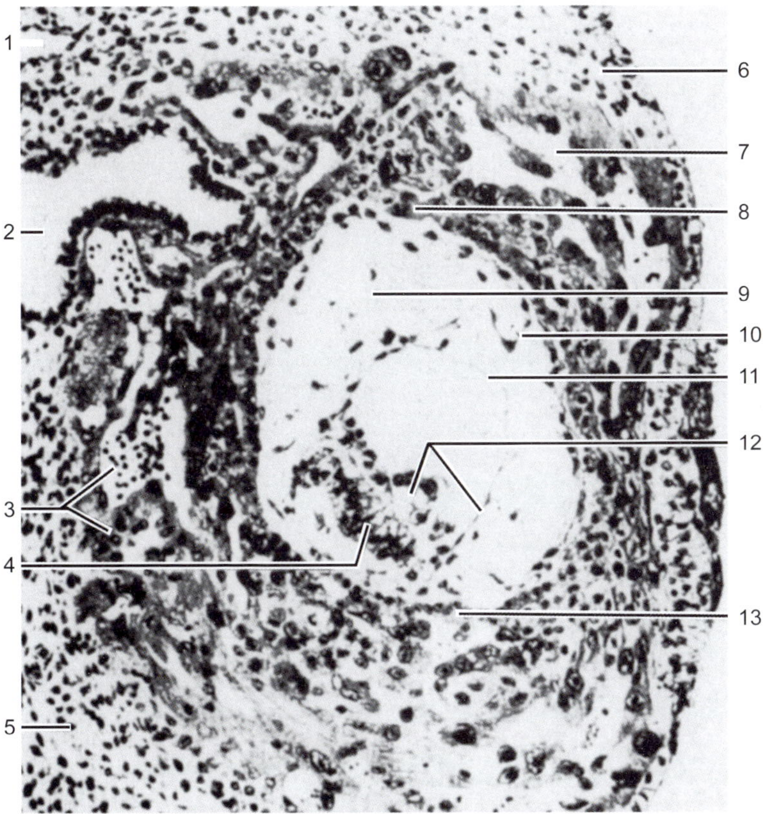

1 Blutgefäß der Decidua
2 Drüse
3 blutgefüllte Lakunen
4 Amnion und Ektoderm
5 Decidua
6 Decidua
7 Lakune
8 Zone, wo Umbildung von Ektoblast zu Mesoblast erfolgt. Durch zwischenzellige Stauung von Abbauprodukten (vor allem von Wasser) im tiefliegenden (alten) Ektoblast aus Ektoblast Mesoblast entstanden (9, 10)
10 noch dicke Mesoblastsepten
11 abgehobene Entodermmembran (Heusersche Membran)
12 ventrale Entocystblase, noch nicht zweischichtig wie in Abb. II.20
13 Cytotrophoblast

Abb. II.18 Präparat Abb. II.16, II.17. Noch lakunäres Ei (ca. 11 Tage alt). Ektoblast = Aufbaugewebe. Entoblast = Wiederaufbaugewebe (nach Hertig und Rock. Verg. 155 ×).

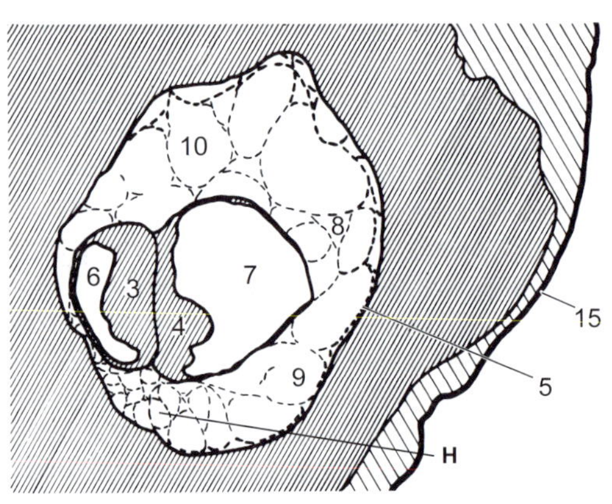

3 Ektoderm der Entocystscheibe
zwischen 3 und 4 Basalmembran
4 Entoderm der Entocystscheibe
5 Umbildung von Ektoblast in Mesoblast
6 dorsales Entocystwasser (Fruchtwasser) wahrscheinlich vom Ektoderm ausgeschwitzt
7 ventrales Entocystwasser (wahrscheinlich nach Schwund des Blastocoel vom Entoderm ausgeschwitzt)
8 Mesoblastsepten
9 durchgerissenes Mesoblastseptum und trabekelförmiges Septum
15 Grenze gegen das Cavum uteri
H Haftstiel

Abb. II.19 Schema zu Abb. II.18 zum Vergleich mit Abb. II.15 (Vergr. wie in Abb. II.9, II.12, II.15, wieder 170 ×).

II.18). Unter den abgeplatteten schon gegen Ende der 1. Entwicklungswoche radiär zur Eiachse eingestellten Zellen des Entoblast finden wir nunmehr zahlreiche Zellen, die jetzt zum Stoffwechselfeld verschiedener Schichten gehören. Hier grenzt sich jetzt der **Entoblast** durch Mesoblastbinnengewebe vom **Trophoblast** ab (Abb. II.21 zwischen [2] und [3]).

Ungefähr zur gleichen Zeit wird auch der übrige Mesoblast häutig, indem die membrandünne innere Schicht des Ektoblast sowohl am Übergang zum Entoblast als auch im Kontaktbereich mit der Blastocoelflüssigkeit nicht mit dem peripheren Teil des Ektoblast mitwächst, sondern langsam von dem basalen Ektoblast abschilfert. Durch diese **Mesoblastbildung** erscheint der Trophoblast allmählich vom Entoblast „abgeschält" (Abb. II.21). Das Bild der Abschälung entsteht um so mehr, als die anfangs schalenförmig von dem durch schnelles Flächenwachstum ausgezeichneten Teil des Ektoblast abgelösten relativ dünnen Mesoblastschichten überall dort, wo sie am Entocyst haften, sich allmählich mehr radiär zum Zentrum des Eis einstellen und dabei, ohne an Masse zuzuneh-

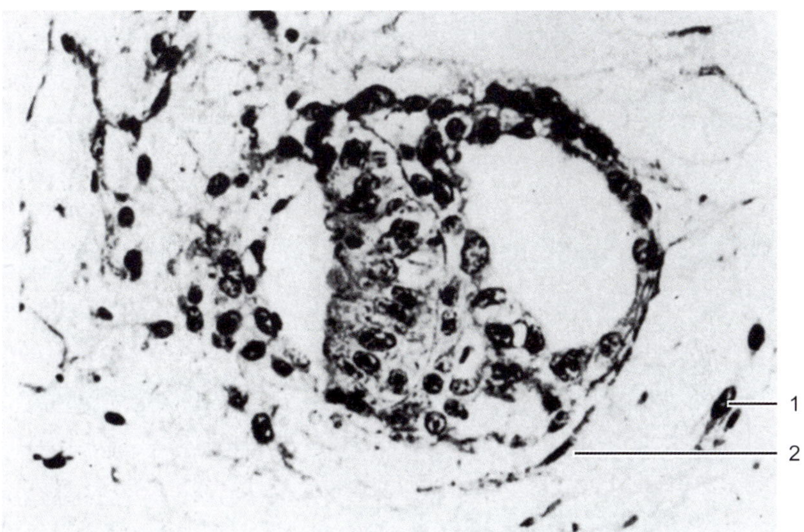

1 peripher vom Entocyst gelegener Mesoblast
2 Anlage von häutchenförmigem Mesoblast: Mesoderm (Hüllmesoderm)

Abb. II.20 Entocyst noch mit zweischichtiger Entocystscheibe (noch bilaminar). Das Mesoderm der Entocystscheibe fehlt noch. Alle Epithelien des Entocyst haben schon zwei verschiedene Nachbarn an ihren beiden scharfen Grenzflächen. Sie sind also Zwischenschichten, sog. diatheliale Häute. Die Membran zwischen den beiden Schichten der Entocystscheibe (Basalmembran) leitet in vivo wahrscheinlich Nahrung zu beiden Schichten (Nahrungsverteiler) (nach Marchetti 1945, Vergr. 400 ×).

men, länger werden, sich verdünnen, allmählich gefenstert werden und dann als dünne Trabekel schließlich einreißen. Während die Zellen sich hierbei verkleinern und ihre Zwischenzellsubstanz entsprechend zunimmt, wird mehr Endotrophe gebildet. Auch dieser Prozess ist wieder ein Vakuolisierungsvorgang. Er hat wieder submikroskopische Komponenten im Stoffwechselprozess.

Vom Mesoblast umschlossen ist etwa am 11. Tag der Entoblast zu einem zweikammerigen Hohlorgan geworden. Wir bezeichnen ihn jetzt als **Entocyst**. Er enthält die dorsale bzw. ventrale Entocystblase. Die erstgenannte enthält das dorsale Entocystwasser, das die Anlage des später sog. **Fruchtwassers** ist. Die ventrale Entocystblase enthält das ventrale Entocystwasser, welches zunächst vor allem die Anlage der **Vitellarflüssigkeit** (der etwas fadenziehenden zunächst farblosen **Dottersackflüssigkeit** des menschlichen Eis) ist.

Beide Flüssigkeiten lassen sich nicht exakt mit den Flüssigkeiten homologisieren, die zoologisch bei verschiedenen Spezies als Amnionflüssigkeit und als Dottersackinhalt bzw. im Besonderen als Dotter bekannt sind. Der nunmehr zwischen den beiden Flüssigkeiten gelegene Teil des Entocyst stellt einen scheibenförmigen Körper, die **Entocystscheibe** (die menschliche **Keimscheibe**) dar. Aus ihr geht nach einem mehrtägigen Wachstum etwa in der 3. Entwicklungswoche die epitheliale Anlage des menschlichen Embryo hervor.

Nach der Entstehung des Entocyst können wir, in Richtung der Eiachse vom Haftpol zum freien Pol des Entocyst untersucht, ein **Amnion** bestehend aus je einer dünnen Haut Binnen- und Grenzgewebe (Amnionmesoderm und Amnionepithel), dann das dorsale Entocystwasser, dann das Ektoderm, die Basalmembran und das Entoderm, darunter weiter ventral das ventrale Entocystwasser und noch weiter ventral als dessen Begrenzung den Boden der ventralen Entocystblase, das Dottersackentoderm und Dottersackmesoderm unterscheiden.

In Abbildung II.21 ist das Besagte zum Vergleich mit Abbildung II.22 schematisch zusammengestellt. Wie wir dort sehen, hat nach Ablauf der 2. Entwicklungswoche die Wand des ganzen Eis einen sehr viel größeren Umfang als der Entocyst. Jetzt ist der zuvor von Mesoblastsepten und Mesoblaststrängen durchsetzte Mesoblastraum durch den allmählichen Zellschwund während der Bildung von Endotrophe zu einer schon relativ großen Höhle geworden (**Mesoblasthöhle** oder **Chorionhöhle**). Nur noch vereinzelt bilden Teile des ehemals wabigen Mesoblast einzelne cystenähnliche Körper. Der spärliche Mesoblast, der jetzt als dünn ausgebreitetes Häutchen dem Amnionepithel bzw. Dottersackepithel aufliegt, heißt jetzt speziell bezeichnet (isoliert gedacht) **Am-**

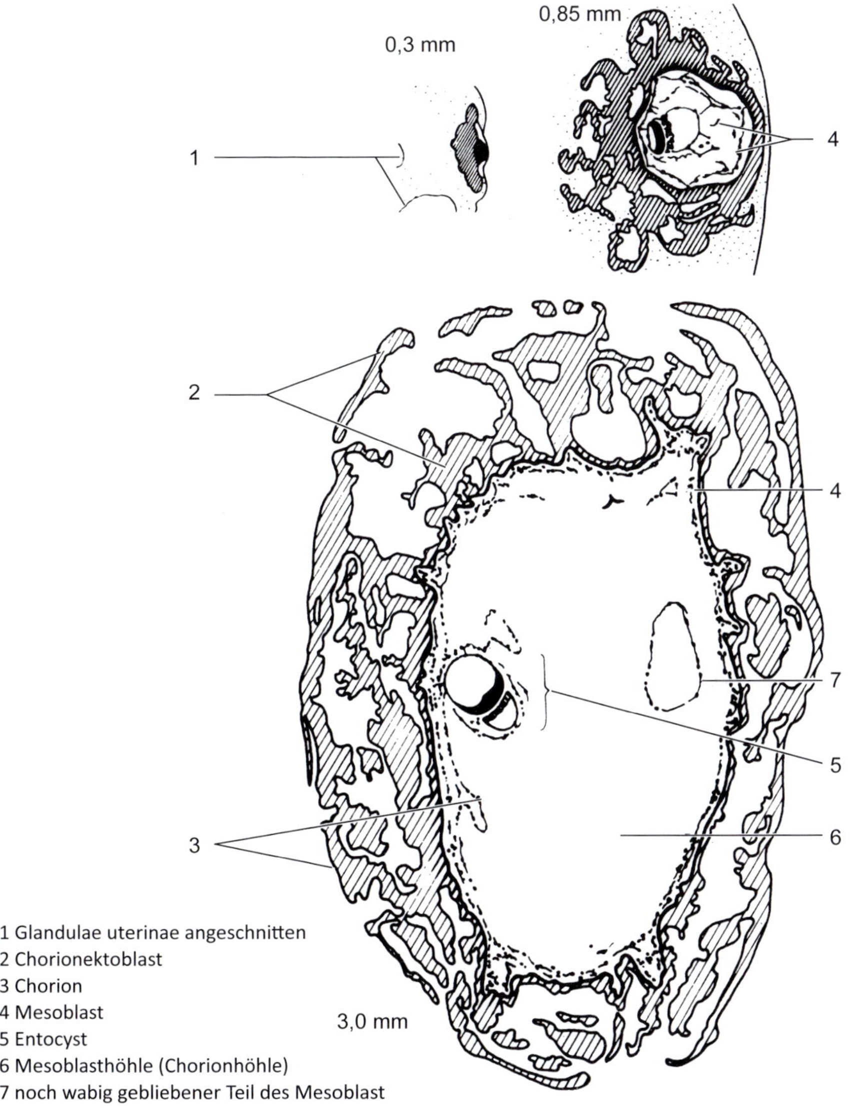

1 Glandulae uterinae angeschnitten
2 Chorionektoblast
3 Chorion
4 Mesoblast
5 Entocyst
6 Mesoblasthöhle (Chorionhöhle)
7 noch wabig gebliebener Teil des Mesoblast

Abb. II.21 Übersicht über die Entwicklungsstadien der 2. Woche. Zwischen dem ungleich schnell wachsenden Ektoblast und Entoblast ist lokal verschiedene Vakuolisierung zu sehen (Stadium links oben dasselbe wie in Abb. II.12). Vergl. hiermit die Mesodermbildung (Abb. II.26 oberhalb 17) (nach Blechschmidt 1961, Vergr. ca. 45 ×).

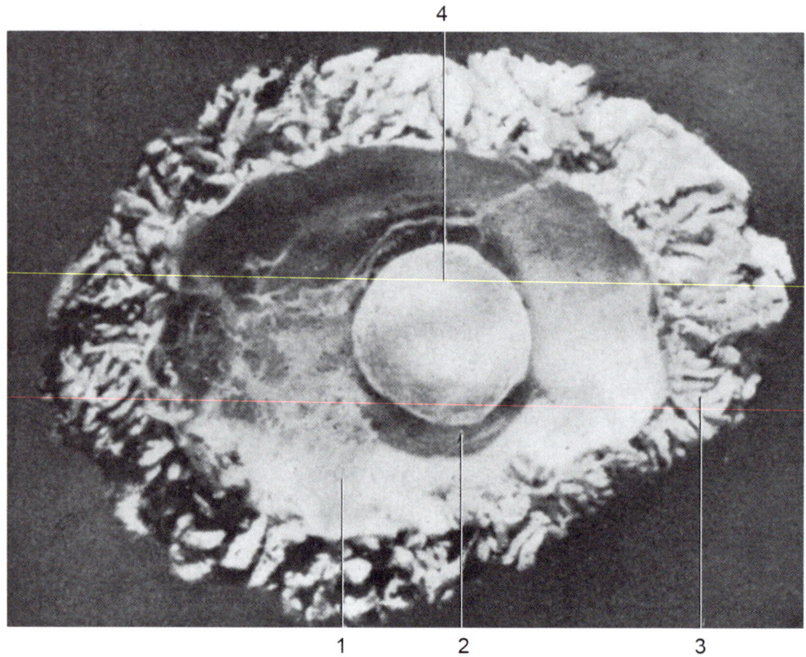

1 Wandmesoderm (tapetenförmig gewordener ehemaliger Mesoblast)
2 Übergang vom Hüllmesoderm in das Wandmesoderm (sog. Haftstiel)
3 Ektocyst (menschliches Chorion)
4 Entocyst mit Hüllmesoderm. Noch sehr unscharf begrenztes Wandmesoderm, erst andeutungsweise hautförmig (dermisförmig).

Abb. II.22 Entocyst frei präpariert. Gleiche Orientierung wie Abb. II.16 (nach Rosenbeck 1923, Vergr. 10 ×).

nion- bzw. Dottersackmesoderm. Dieses Häutchen bildet nun am Rande der Entocystscheibe das Randmesoderm. Das Mesoderm umschließt jetzt die beiden Entocystblasen mit einer Kapsel und bildet so den Entocyst (Abb. II.24). Das dem Entocyst damit zugehörige, die Entocystblasen bedeckende Mesoderm wird **Hüllmesoderm** genannt. Das die Chorionhöhle tapezierende, zur Eiwand gehörige Chorionmesoderm wird **Wandmesoderm** genannt. Der Übergang vom Hüllmesoderm in das Wandmesoderm heißt **Haftstiel**.

Die Entwicklung des Eis in der 3. Woche – das Zottenei

Schneidet man in diesem Entwicklungsstadium einen Entocyst quer, so zeigt sich zwischen den beiden Entocystblasen das Mesoderm der Entocystscheibe im Entstehen (Abb. II.23).

In diesem Stadium sehen wir die Implantation jetzt nur noch partiell in Form von Zottenbildungen fortgesetzt. Im Inneren der Zotten ist jetzt das Gewebe durch Vakuolisierung binnengewebig differenziert: Stroma der **Chorionzotten** (Villi choriales; Abb. II.23, II.28, II.31). Die Umbildung geht infolge der Dickenzunahme der Zotten mit einer Stauung von Abbauprodukten einher, die zu einer Flüssigkeitsansammlung in Interzellularräumen im Inneren der Zotten führt. Die Zellen zeigen hier keine sog. diathelialen Grenzgewebsfunktionen. Nur an den Spitzen der Zotten sind jetzt noch größere Herde von Syncytiotrophoblastzellen nachweisbar.

Das anfangs zwischen den Zotten gelegene mütterliche Gewebe ist nahezu vollständig zugrunde gegangen (zum größten Teil vom Ei „verdaut"). Der nun sog. intervillöse Raum ist vom Blut geöffneter Blutkapillaren der mütterlichen Decidua erfüllt. In ihm flottieren viele Villi choriales mit freien Enden. Die Verhältnisse von Abbildung II.37 sind bereits präformiert. Schneidet man in diesem Stadium den Entocyst wie in Abbildung II.26 längs, so sieht man, dass nicht nur der Entocyst selbst, sondern auch seine einzelnen Blasen keine wirklich isolierbaren Gebilde sind. Beide Entocystblasen gehen nun fließend ineinander über.

Der fließende Übergang weist darauf hin, dass auch hier wieder Stoffwechselfelder durch fließende Stoffwechselbewegungen miteinander verbunden sind. Keines der gebildeten Organe stellt eine wirklich selbständige Bildung dar. Alle Organe sind in vivo immer nur Bestandteile des ganzen Organismus, dessen Stoffwechselbewegungen (Entwicklungsbewegungen) offenbar bis in

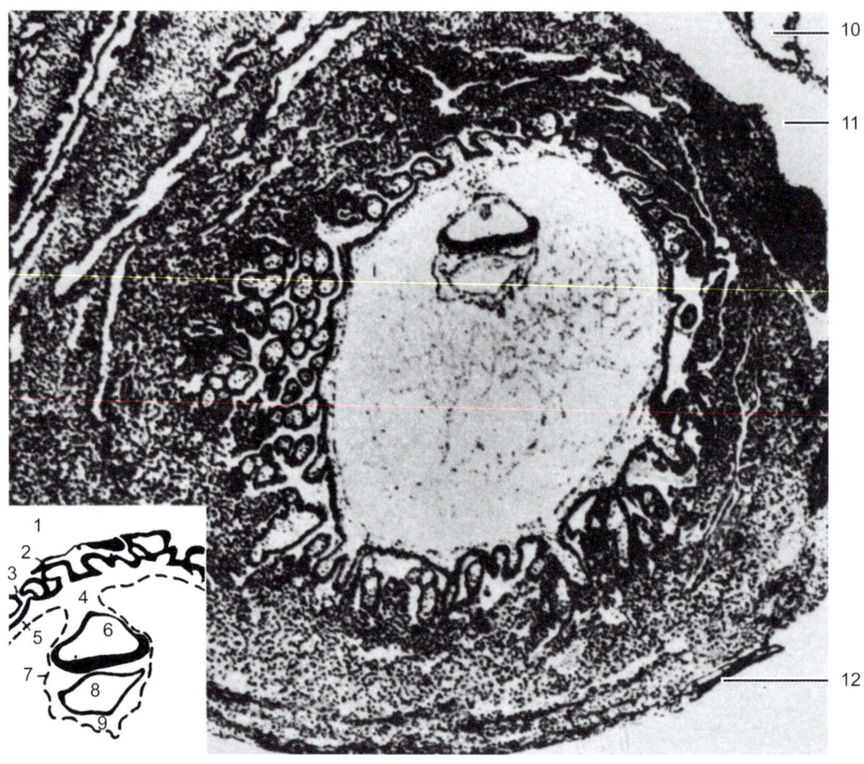

1 Decidua basalis
2 Chorionzotten im Inneren durch Vakuolisierung zu Mesoblast differenziert (vgl. Abb. II.21, II.23)
3 intervillöser Raum
4 Haftstiel
5 Chorionmesoderm
6 dorsales Entocystwasser (Fruchtwasser)
7 Randmesoderm
8 ventrales Entocystwasser
9 ventraler Teil des Hüllmesoderm (Dottersackmesoderm)
10 Glandula uterina
11 Vene
12 Decidua capsularis

Abb. II.23 Frühstadium aus der 3. Entwicklungswoche. 16½ Tage altes Ei. Entocyst quer geschnitten. Haftstiel schräg getroffen (nach Hertig, Rock und Heuser, Vergr. 50 ×).

1 Haftstiel
2 Anlage der Expansionskuppe
3 Axialfortsatz (quer)
4 Amnionepithel und Amnionmesoderm
5 Dottersackepithel und Dottersack-mesoderm

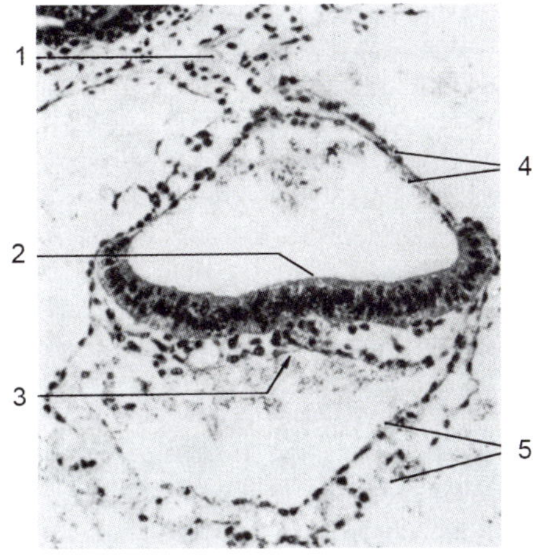

Abb. II.24 Entocyst des Eis Abb. II.23 nahe dem cranialen Entocystende quer geschnitten (Vergr. 150 ×).

8 dorsales Entocystwasser (Fruchtwasser)
9 ventrales Entocystwasser
10 Haftstiel
11 Haftstielabschnitt des Amnion
12 Cavum chorii

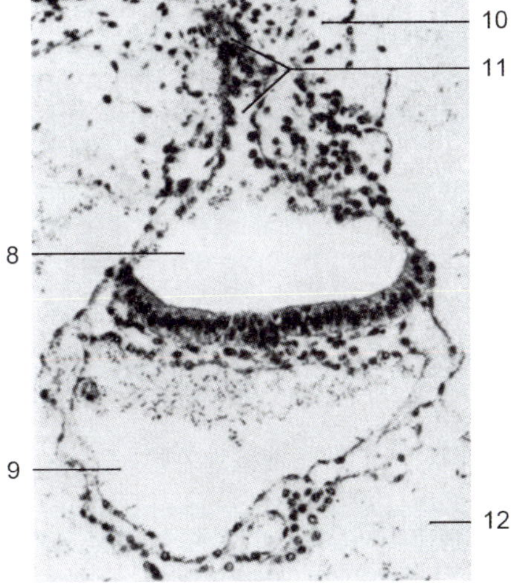

Abb. II.25 Entocyst Abb. II.23, näher am caudalen (apikalen) Ende der Entocystscheibe quer geschnitten (Übergang der Expansionskuppe in die Impansionssenke) (Vergr. 150 ×).

die submikroskopischen Größenordnungen geordnet sind. Von ihnen können uns die morphologisch fassbaren Zustandsbilder der Leichenpräparate nur eine Übersicht vermitteln. Im Inneren des Eis (im Entocyst) sind zu dieser Zeit besondere kinetisch-anatomische Merkmale der Entwicklung auffällig: Der Entocyst wächst nicht konform mit dem Chorion. Vielmehr bleibt er noch immer in seinem Flächenwachstum gegenüber dem Chorion zurück, so dass er durch das ungleiche Wachstum in der 3. Entwicklungswoche bis auf einen schmalen Bezirk (Haftstiel) vom Mesoblast und damit vom Chorion losgelöst bleibt. Der **Haftstiel** genannte Teil des Mesoblast stellt nur noch eine relativ schmale Brücke zwischen dem schnell wachsenden Chorion einerseits und dem langsam wachsenden Entocyst andererseits dar. Im Haftstiel und in dem angrenzenden Dottersackmesoderm erscheinen im Laufe der 3. Entwicklungswoche Vakuolisierungen mit Bildungen von Blutzellen, die ersten Blutbildungsherde. Wir fassen die Blutzellen als Zellen auf, die durch reichlich angebotene Nahrung überernährt werden, infolgedessen sich abkugeln und dadurch dann nicht mehr in geweblichem Zusammenhang bleiben. Mit den Differenzierungen im Stoffwechselfeld des Haftstiels werden wir auf eine neue Entwicklungsbewegung aufmerksam, die **Faltung der gekrümmten Entocystscheibe**.

Entsprechend der kugelförmigen Gestalt des jungen Entocyst (Abb. II.23) ist auch die tellerförmige Entocystscheibe des jungen Eis zunächst noch ziemlich gleichmäßig rund (Dorsalansicht der Entocystscheibe, Abb. II.27). Untersuchen wir eine solche Scheibe am 16. bis 17. Tag, so erscheint sie nicht mehr wie in den früheren Stadien ziemlich gleichmäßig **ventralwärts** konvex gekrümmt, sondern jetzt auch zum Teil ventralwärts konkav, also (in einem Medianschnitt untersucht) S-förmig gekrümmt (Abb. II.26). Die Krümmung verstärkt sich allmählich dadurch, dass die Entocystscheibe sich in ihrem cranialen Bereich dorsalwärts wölbt, während sie sich in der Mitte zwischen ihrem crani-

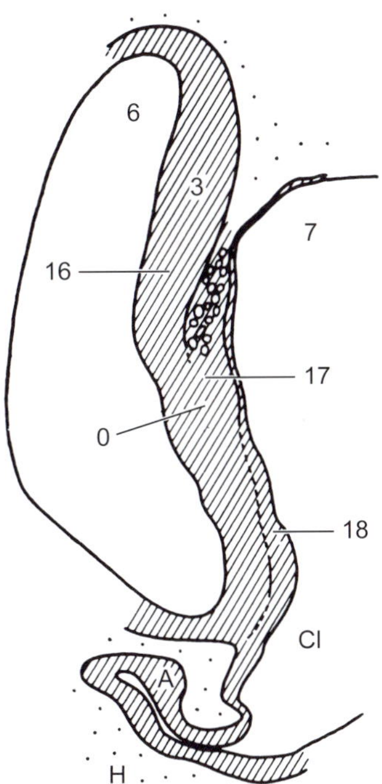

0 Wendepunkt zwischen der Erhebung und Einsenkung der Entocystscheibe
3 Expansionskuppe des Ektoderm
6 dorsales Entocystwasser
7 ventrales Entocystwasser
16 Ektoderm
17 Fortsetzung des Ektoderm in den Axialfortsatz
18 Entoderm der Entocystsenke
A Allantois
Cl Cloacenmembran
H Haftstiel

Abb. II.26 Zum Vergleich mit Abb. II.19. Medianschnitt des Entocyst (Abb. II.23) in derselben Ebene wie der Schnitt Abb. II.19 geschnitten. Bei (3) Ektoderm im Bereich der Expansionskuppe entsprechend (3) Abb. II.19. (Vergr. entsprechend Abb. II.9, II.15 und II.12 ca. 170 ×).

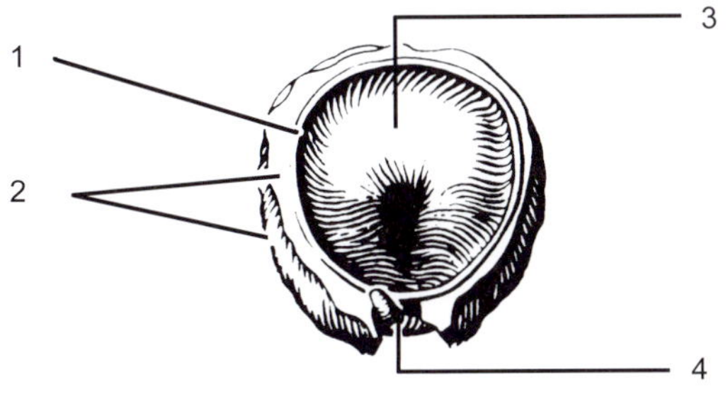

1 Amnion entlang der Entocystscheibe abgeschnitten. Apikales Ende unten
2 Hülldesmoderm (speziell Randmesoderm). Schnittrand und freie Oberfläche
3 bis 4 Längsachse der Entocystscheibe
4 Allantois
Kuppe der Entocystscheibe hell
Senke der Entocystscheibe mit Invaginationsrinne und Invaginationsgrube dunkel

Abb. II.27 Entocystscheibe, Anfang der 3. Entwicklungswoche. Gleiche Vergrößerung wie in Abb. II.28 (Vergr. 50 ×). Nach einer eigenen Schnittserienrekonstruktion (Blechschmidt 1961).

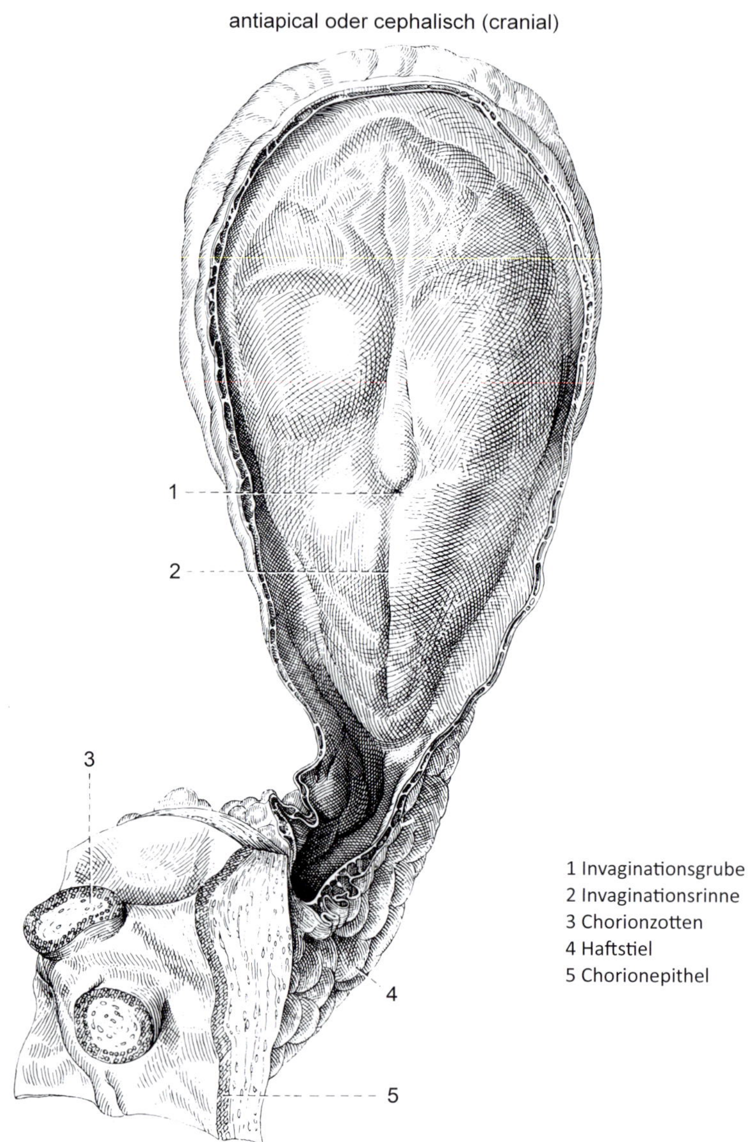

Abb. II.28 Stadium zum Vergleich mit dem in Abb. II.27. Entocystscheibe. Ende der 3. Entwicklungswoche (nach Heuser 1932, Vergr. 50 ×).

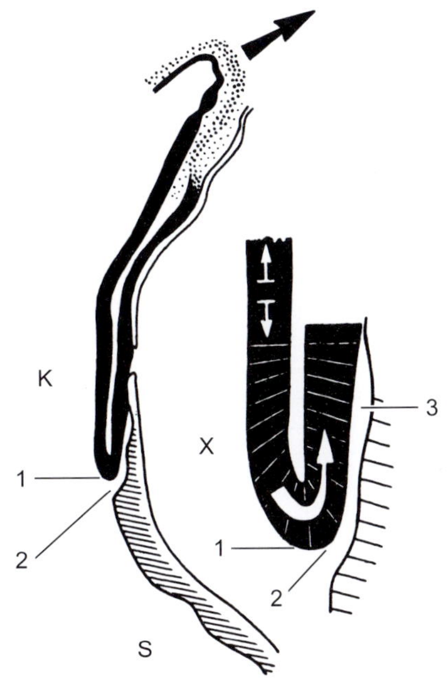

K Expansionskuppe
S Entocystsenke, ehemaliges Impansionsgebiet Abb. II.27 über (4)
Bei X Drehung der Zellgrenzen im Bereich des Rollrands
1 Rollrand
2 Invaginationsgrube
3 Invaginationskanal

Abb. II.29 Medianer Ausschnitt aus der Rekonstruktion Abb. II.28 (nach Blechschmidt 1961). Die Pfeile bedeuten Entwicklungsbewegungen relativ zum Haftstiel.

alen und caudalen Ende konvex in das ventrale Entocystwasser vorwölbt (Abb. II.26, II.31). Den in das dorsale Entocystwasser vorragenden Abschnitt nennen wir die **Expansionskuppe**. Sie ist ein Expansionsfeld mit besonders lebhaftem Flächenwachstum des Ektoderm, wir sagen: die Expansionskuppe der wachsenden Entocystscheibe.

Der sich umgekehrt ventralwärts vorwölbende Abschnitt dagegen, die **Senke der Entocystscheibe**, ist ein Bezirk, wo das Ektoderm zusammengeschoben wird und dabei in Richtung vom cranialen zum caudalen Ende der Entocystscheibe in den Haftstiel hineingedrängt wird. Die Expansionskuppe ist nicht genau halbkugelig, sondern eine bilateral längliche Erhebung, an deren caudaler Böschung die Senke zunächst noch eine kaum bemerkbare

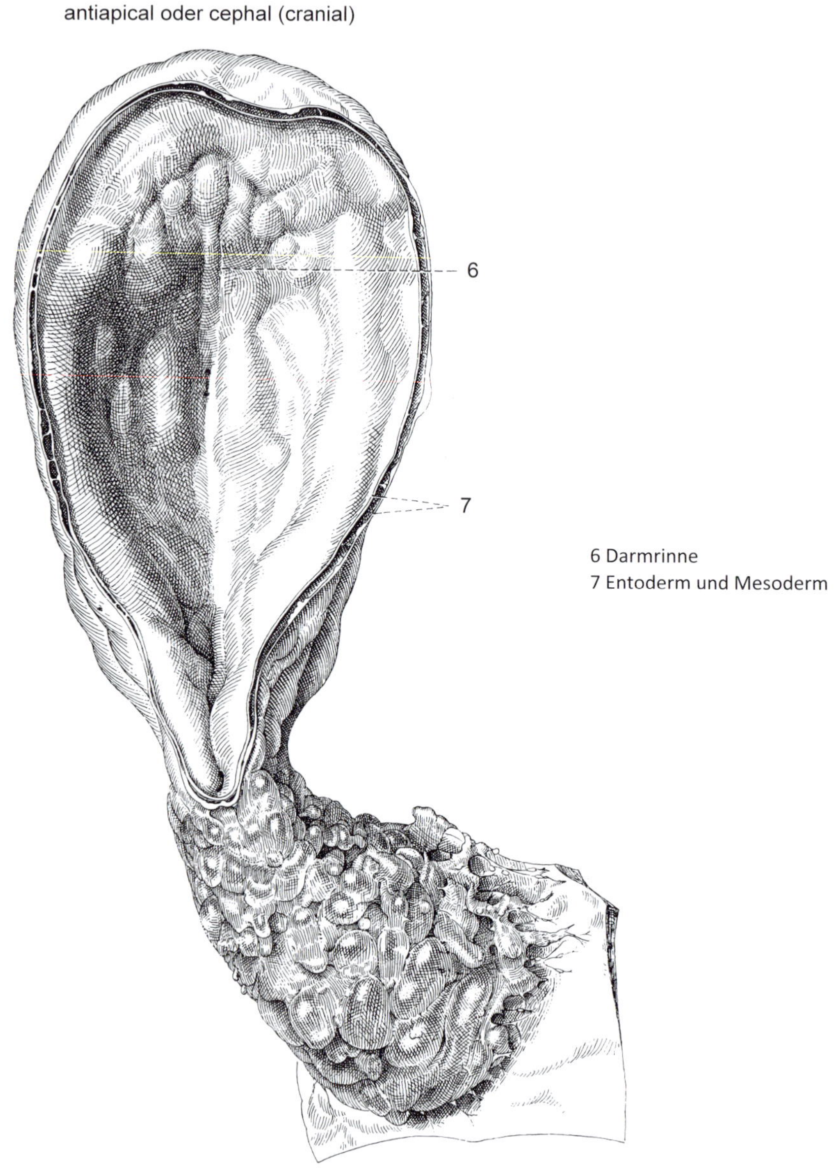

6 Darmrinne
7 Entoderm und Mesoderm

Abb. II.30 Dieselbe Entocystscheibe wie zuvor in Ventralansicht. Die Einziehungen des Entoderm sind noch nicht so deutlich wie im Stadium Abb. II.36 (Vergr. 50 ×).

5 Umbördelungsrand (Verlagerung von Ektoderm in den Axialfortsatz)
10 Amnion
11 Amnion unter dem Druck des Entocystwassers biomechanisch abgeplattet
12 Boden der Impansionssenke, Ektoderm und Entoderm zusammengepresst (biepitheliale Cloacenmembran, Corrosionsfeld)
13 Haftstielabschnitt der ventralen Entoblastkammer (Allantois)
14 Chorionzotte

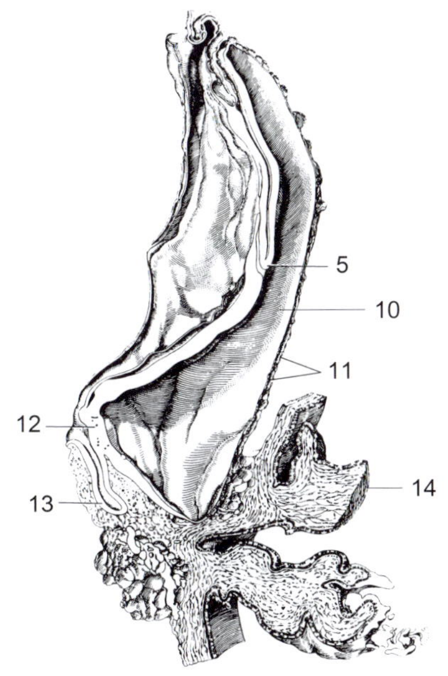

Abb. II.31 Die gleiche Entocystscheibe wie in Abb. II.30 längs halbiert (Vergr. 50 ×).

erst winzige Mulde, dann erst eine deutliche Talsohle bildet (vgl. Abb. II.25 mit II.27). Die gegensätzliche Reliefbildung hat ihren Grund in gegensätzlichen Wachstumsvorgängen des Ektoderm: Bei der Ablösung des Entocyst vom Wandmesoderm (Chorionmesoderm) ist das Randmesoderm der Entocystscheibe nur im Haftstielbereich kräftig geblieben, dagegen im Ablösungsbereich vom Wandmesoderm schwach geworden. Dabei wurde an der geschwächten Stelle des Randmesoderm das Flächenwachstum des Ektoderm cranialwärts (antiapikal) beschleunigt und durch diese Entlastung des Wachstumsflusses die Entocystscheibe bilateral taillenförmig eingezogen (vgl. Abb. II.28 mit II.32).

Durch dieses ungleichmäßige Wachstum wird die Entocystscheibe allmählich länglich und zugleich an ihrem oberen (cranialen) Ende breit. Das ungleichmäßige Wachstum ist für die Entwicklung der Entocystscheibe während der ganzen 3. Entwicklungswoche charakteristisch (Abb. II.28 und II.29). Aus den abgebildeten Proportionsänderungen dürfen wir den Schluss ziehen, dass offenbar das Randmesoderm als Teil der Nabelanlage Gestaltungsfunktion bei der Ausbildung der Entocystscheibe besitzt. Relativ zum Nabel vollbringt der entstehende Embryo in Form der exzentrischen Vergrößerung, die uns ein Vergleich der Abbildung II.27 mit Abbildung II.28 zeigt, bereits seine erste „Fortbewegung" mit dem Kopfende. Wie die Präparate zeigen, sind an dieser Leistung alle drei Keimblätter in unterschiedlichem Ausmaß beteiligt. Auch für diese Leistung ist eine Nahrungszufuhr notwendig. Es ist nicht nur möglich, sondern auch wahrscheinlich, dass zwischen den ernährenden und den ernährten Gewebsbezirken ein gesetzmäßiges Verhältnis von Nahrungsspende und Nahrungsaufnahme besteht.

Gegen Ende der 3. Entwicklungswoche werden echte Blutgefäße sowohl in der Dottersackwand als auch im Haftstiel sichtbar (Vasa vitellina bzw. Vasa umbilicalia). Die damit beginnende Vaskularisation des Mesoderm beweist wieder räumlich geordnete Stoffwechselfelder.

Untersuchen wir zu Anfang der 3. Entwicklungswoche das Randmesoderm genauer, so finden wir die ersten zur Anlage des Embryo zuführenden Blutgefäße an der Grenze zwischen der Kuppe und Senke der Entocystscheibe als „Venen" in ihr Inneres eintreten. Diese Bezirke müssen wir schon vor der Entstehung der Blutgefäße als Hauptorte der Nahrungsaufnahme der wachsenden Entocystscheibe ansehen. Da diese Gefäße mit Dottersackvenen zusammenhängen, haben wir das Entoderm selbst auch als beteiligt an der Nahrungsaufnahme anzusehen. D. h. schon die Entstehung des primitiven Entoderm ist als Leistung der Anlage des Embryo betrachtet, ein Zeichen einer primitiven Nahrungsaufnahme. Wahrscheinlich ist deshalb der vom Entoderm vorbereitete Verdauungsapparat für Dienste bei der Ernährung geeignet.

Noch im Verlauf der 3. Entwicklungswoche wird das Entoderm allmählich durch das Ektoderm in den Bereich der sich expansiv wölbenden Erhebung des Kopf-Hals-Gebietes hineingezogen, gleichsam „geschluckt". Während das Ektoderm durch sein kräftiges Flächenwachstum entlang seiner ventral anliegenden Basalmembran sich im Bezirk der Expansionskuppe dorsalkonvex ausbreitet (expandiert), erscheint seine dorsalwärts gerichtete Erhebung an der Ventralseite der Expansionskuppe im Negativ (Abb. II.30 und II.36). Mikroskopisch lässt sich nachweisen, dass im Verlauf dieser Wölbung nur im Ektoderm der Expansionskuppe die Zahl der Zellen schnell zunimmt und zwar so, dass die Kernteilungen (Mitosen) regelmäßig näher dem dorsalen Entocystwasser liegen als der Basalmembran.

Entlang der Basalmembran liegt vor allem das von dicken embryonalen Epithelien auch sonst als charakteristisch bekannte **basale Cytoplasma**. Auch dieser Sachverhalt lässt wieder darauf schließen, dass bevorzugt von ventral Nahrung aufgenommen wird. Sehr deutlich sieht man regelmäßig, dass die Zellgrenzen der Ektodermzellen mit der zunehmenden Wölbung der Expansionkuppe gegen das Entoderm konvergieren. Die Konvergenz nimmt mit der Erhebung der Expansionskuppe zu. Sie erreicht an der Grenze der Kuppe gegen die Einsenkung der Entocystscheibe ihr Maximun. Hier finden wir die Zellen mit ihren freien Enden caudalwärts umkippen (Pfeil bei 1 und 2 in Abb. II.29) und mit dieser Bewegung einen Rollrand bilden (Abb. II.29, bei 1).

Durch diese Entwicklungsbewegung kommt im Verlauf der 3. Woche allmählich eine Überlappung der Entocystsenke durch das Ektoderm der Expansionskuppe zustande (schwarze und graue [schraffierte] Zone in Abb. II.29). In der Medianebene lassen sich infolge der **Überlappung** nun vier übereinanderliegende Schichten unterscheiden:

- zwei, die von dem schnell wachsenden Ektoderm der Expansionskuppe stammen (Abb. II.29 schwarz) und

- zwei, die von dem verlangsamt wachsenden Ektoderm bzw. von dem ihm anliegenden Entoderm stammen (schraffierte und weiß gelassene Zone rechts von 2).

Da das Längenwachstum im Überlappungsgebiet im ganzen geringer ist als an den freien Oberflächen der Expansionskuppe, bleibt die Längenzunahme der Entocystscheibe in der Medianebene gering. Wir finden deshalb sowohl cranial als auch caudal von der Überlappungszone jeweils bald eine Furche geradlinig in die Entocystscheibe einschneiden (**Invaginationsrinne**, zoologisch Primitivrinne). Durch die Rinnenbildung wird die Entocystscheibe gefaltet. Die Faltung wurde früher irrtümlich als Selbstdifferenzierung aufgefasst und in diesem Sinne als Gastrulation bezeichnet.

Alle beschriebenen Bildungen sind keine technisch isolierbaren Vorgänge, ihre präparatorisch isolierten materiellen Zustandsbilder also keine Körper im Baukastensinn, sondern nur lokal im Wachstum modifizierte Bestandteile des Zellgewebes der Entocystscheibe. Sie stellen in vivo lokal verschiedene Stoffwechselfelder, d. h. anatomisch (am Leichenpräparat) lokal verschiedene **Funktionszustände** des Zellgewebes dar. Die ganze Expansionskuppe ist in vivo ein Expansionsfeld und umgekehrt die Entocystsenke ein Feld, in dem das Ektoderm kompensatorisch dazu zusammengeschoben wurde und dementsprechend zu lokal verstärktem Dickenwachstum angeregt wird.

Auch dieser Vorgang ist kein rein mechanischer Vorgang. Seine chemischen Merkmale sowie seine individualspezifischen Stoffwechseleigenschaften sind noch nicht analysiert. Nur entwicklungskinetisch verstehen wir die **Entocystsenke** als eine **Impansionszone**. Die zoologisch als Primitivstreifen bezeichnete Entocystsenke ist funktionell ein mehr passiv funktionierender (in seinem Inneren wahrscheinlich relativ wenig Energie verbrauchender) Gestaltungsapparat.

Ein scharf begrenzter deutlich isolierbarer Kopffortsatz, wie er vergleichend-anatomisch vermutet wurde, lässt sich beim Menschen nicht nachweisen. Man kann nur feststellen, dass in der Nähe der Längsachse der wachsenden Entocystscheibe die Zellen des Entoderm zunächst etwas dichter aneinander gereiht sind und dass hier das Flächen- und Längenwachstum gering ist. Der wachsende Gewebsverband erscheint zu Beginn der 3. Entwicklungswoche unscharf begrenzt, zunächst als kurzer, erst später als etwas längerer **Axialfortsatz** (Abb. II.29). Er ist späterhin nicht mehr als besondere Bildung nachweisbar. Noch in der 3. Entwicklungswoche geht aus dem Axialfortsatz die **Chorda dorsalis** hervor. Auch sie ist zunächst nicht von ihren Nachbarorganen unterscheidbar.

Untersuchen wir die Zellen im Impansionsfeld genauer, so finden wir dort die Ektodermzellen schon zu Beginn der 3. Entwicklungswoche nicht zentral zusammengedrängt, sondern nur den Rand des Feldes stärker verdicken. Hier am Rand haben die Zellen Keilform. Die Zellgrenzmembranen divergieren caudalwärts und nach lateral: nur am caudalen und lateralen Rand finden wir, wenn auch nur angedeutet, Wachstum durch Zellvermehrung. Der zentral nicht zur Entwicklung kommende Zellverband ist in situ nicht befähigt, in nennenswertem Maße Nahrung aufzunehmen. Er bildet die Anlage der **Cloakenmembran** (Abb. II.26). Ihre Zellen gehen zugrunde. Noch zu Beginn des II. Entwicklungsmonats reißt die Cloakenmembran ein. Durch das Einreißen entsteht die **Analöffnung**. Seitlich vom entodermalen Axialfortsatz nimmt die Dicke des Ektoderm noch im Verlauf der 3. Woche schnell zu. Hier hebt sich das Ektoderm von seiner Unterlage ab.

In dem so entstehenden Zwischenraum zwischen den beiden Grenzgeweben sammeln sich Zellen und flüssige Interzellularsubstanz. Dadurch entsteht hier das erste häutchenförmige Binnengewebe der Entocystscheibe, die Anlage des **intraembryonalen**

Mesoderm. Es geht seitlich und oben ohne scharfe Grenze (also binnengewebig) in das Randmesoderm über.

Untersuchen wir am Ende der 3. Entwicklungswoche, wenn die Entocystscheibe schon eine größte Länge von ungefähr 2 mm erreicht hat, den Verlauf der Invaginationsrinne von caudal nach cranial, so können wir diese in einen schmalen Kanal verfolgen, der uns zeigt, dass das Ektoderm invaginiert ist. Man darf den invaginierten Raum als einen Invaginationskanal auffassen. Durch den Kanal kann für kurze Zeit das frühe Fruchtwasser mit der Vitellarflüssigkeit (also mit dem ventralen Entocystwasser) kommunizieren, falls das Entoderm hier durch sein dem Ektoderm gegenüber passives Flächenwachstum hinreichend verdünnt und perforiert wird.

Die Entwicklung zu Anfang der 4. Woche – die Entstehung des Embryo durch Faltung der Entocystscheibe und Beginn der Abfaltung des Embryo vom Nabel

Zu Beginn der 4. Entwicklungswoche werden die Gestaltungsfunktionen der bis dahin entwickelten Organe allmählich auch mit freiem Auge erkennbar. Der wachsende Keim beginnt jetzt, sich im Uterus mehr zu zentrieren, indem er die Decidua capsularis langsam der ihr gegenüber liegenden Decidua parietalis annähert. An der Oberfläche des jetzt seit langem implantierten Eis sind nun anstelle der ehemaligen Ektoblastlakunen geräumige intervillöse Räume entstanden. Das ganze Ei ist durch seine verstärkte Oberflächenvergrößerung nun zum **Zottenei** geworden. Eine Verzahnung zwischen dem mütterlichen und kindlichen Gewebe, wie sie in den späteren Entwicklungsmonaten für die **Placenta** typisch ist, fehlt noch.

Öffnen wir in diesem Stadium den Entocyst von dorsal durch Entfernung des Amnion, so dass die Ektodermseite der jetzt etwa 2 mm langen Entocystscheibe frei wird, so sehen wir die Faltung der Entocystscheibe deutlicher geworden (Abb. II.32). Der Rand der länglichen Entocystscheibe ist jetzt nicht mehr wie bisher lateralwärts konvex sondern im Gegenteil konkav. Dadurch hat die Entocystscheibe zu Beginn der 4. Entwicklungswoche Sandalenform angenommen (Sandalion, Abb. II.32): Lateral, wo wir entlang der Zellmembranen des Randmesoderm schon eingangs eine Abgabe von Nahrungsstoffen an die Basalmembran des Ektoderm annehmen mussten (S. 118), finden wir das Randmesoderm ebenfalls eingezogen.

Medial von ihm ist das ganze jeweils lateral der Invaginationsrinne bzw. seitlich von der Neuralrinne gelegene Ektoderm sowohl caudalwärts als cranialwärts intensiv flächenvergrößert. Die Flächenvergrößerung dürfen wir als Zeichen von lebendiger Arbeit ansehen. Über und unter der taillenförmigen Einziehung der Entocystscheibe scheint das Ektoderm nach oben (cranialwärts-antiapikal) und nach unten (caudalwärts-apikal) in Richtung zu den in der Vorentwicklung am stärksten apical in den Fruchtwasserraum hineinragenden Kontaktflächen weniger als bisher im Flächenwachstum behindert zu sein. Diese **Wulstungen** sind oben (cranial) paarig jeweils rechts und links von der Neuralrinne kräftig gewachsen, unten (caudal) dagegen, links und rechts von der Invaginationsrinne miteinander verbunden, und nach caudal zugespitzt (Rumpfknospe = Truncococcygealknospe). Alle diese Wulstungen stellen dorsale Erhebungen der Entocystscheibe dar (Abb. II.32 bei 3).

Relativ zu diesen Erhebungen sehen wir das Randmesoderm am oberen und unteren Rand der Entocystscheibe kurz geblieben. Es begrenzt jetzt die ganze Entocystscheibe ringsum mit lokal verschieden stark gestrafftem Mesoderm. Diese Begrenzung der Anlage des Embryo kann schon jetzt deutlicher als noch in

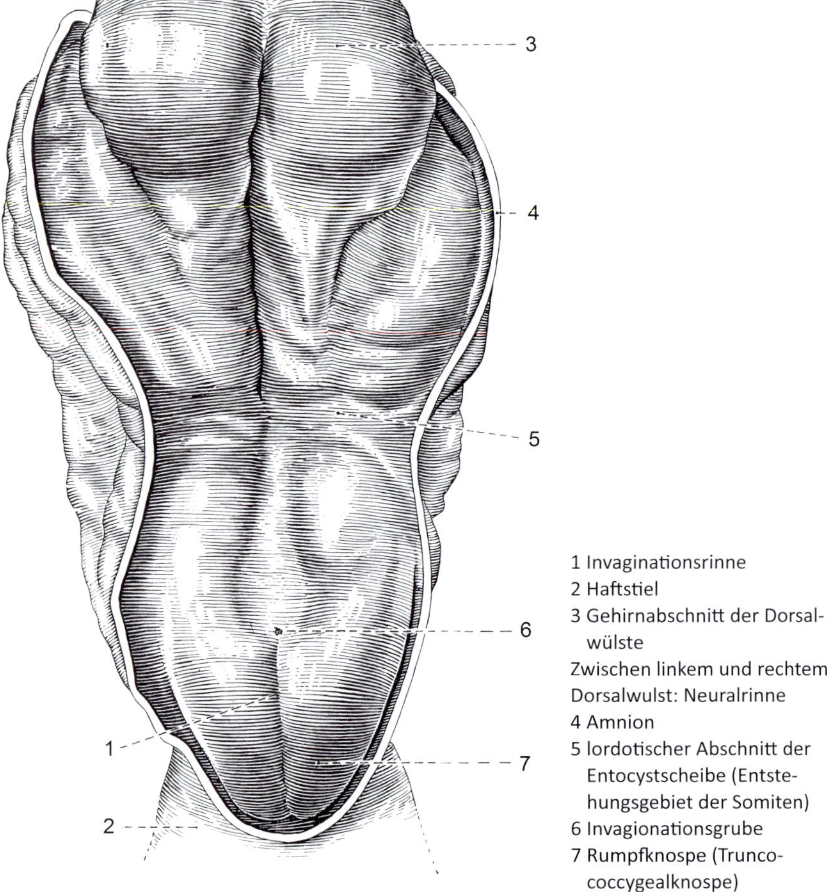

1 Invaginationsrinne
2 Haftstiel
3 Gehirnabschnitt der Dorsalwülste
Zwischen linkem und rechtem Dorsalwulst: Neuralrinne
4 Amnion
5 lordotischer Abschnitt der Entocystscheibe (Entstehungsgebiet der Somiten)
6 Invagionationsgrube
7 Rumpfknospe (Truncococcygealknospe)

Abb. II.32 Entwicklungsstadium Anfang der 4. Woche. Entocystscheibe noch im Beginn ihrer Faltung, Dorsalansicht (nach Ludwig 1928, Vergr. 50 ×).

der 3. Woche als **Nabel** bezeichnet werden. Wahrscheinlich ist das schnelle Wachstum des Ektoderm an den freien Enden der Wülste dadurch bedingt, dass hier (durch Schrägstellung der Zellgrenzmembranen) eine lokale Entlastung für das Flächenwachstum des Ektoderm entstanden ist. Dies stimmt mit dem Befund überein, dass wir an den Enden der Dorsalwülste gehäuft Mito-

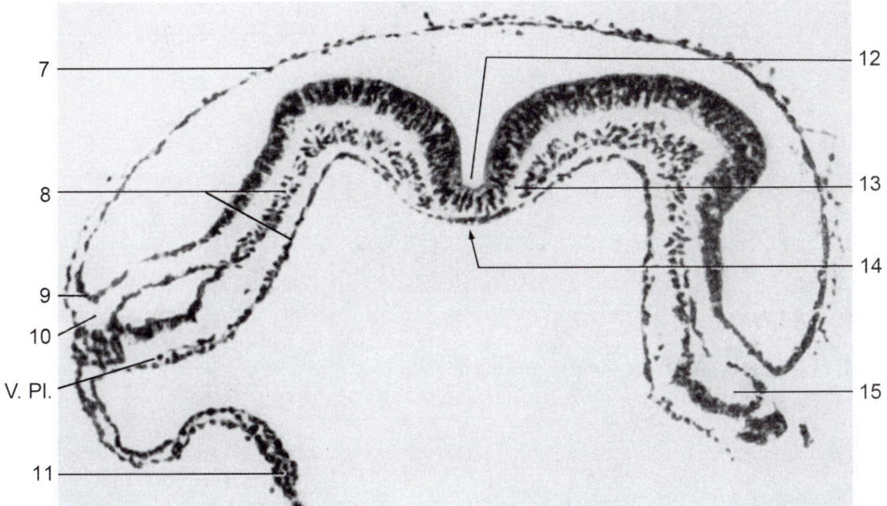

V. Pl. Visceropleura
7 Amnion
8 Zellkerne und Cytoplasmazone des intraembryonalen Mesoderms
9 Somatopleura
10 Mesodermanlage
11 Somatopleura
12 Neuralrinne
13 Kontaktzone des Mesoderm mit der Neuralrinne
14 Übergang des Axialfortsatzes in das Entoderm
15 Leibeshöhle (intraembryonales Coelom) Gleitspalte zwischen Somatopleura und Splanchnopleura

Abb. II.33 Querschnitt der Entocystscheibe Abb. II.32 in Höhe der Gehirnanlage. Strukturbild zur Ergänzung des Formbildes Abb. II.32. Die im Präparat erkennbaren Strukturen sind entwicklungskinetisch alle verschieden.

sen finden, also Bildungen, von denen wir wissen, dass sie normalerweise nur an Körperstellen vorkommen, wo die Zellen im Vergleich zu ihren Nachbarn relativ wenig äußere Arbeit leisten.

Die paarigen cranialen Wülste stellen die **primitive Kopfanlage** dar. Ihre medialen Böschungen sind gemeinsam mit der Anlage der Neuralrinne die geweblich e Anlage des Gehirns. Ihre lateralen Böschungen dagegen sind die Matrix der das Gehirn später umschließenden Kopfwand, also damit vor allem die Anlage des Schädels sowie der Körperwand im Gebiet des Halses. Die alte Be-

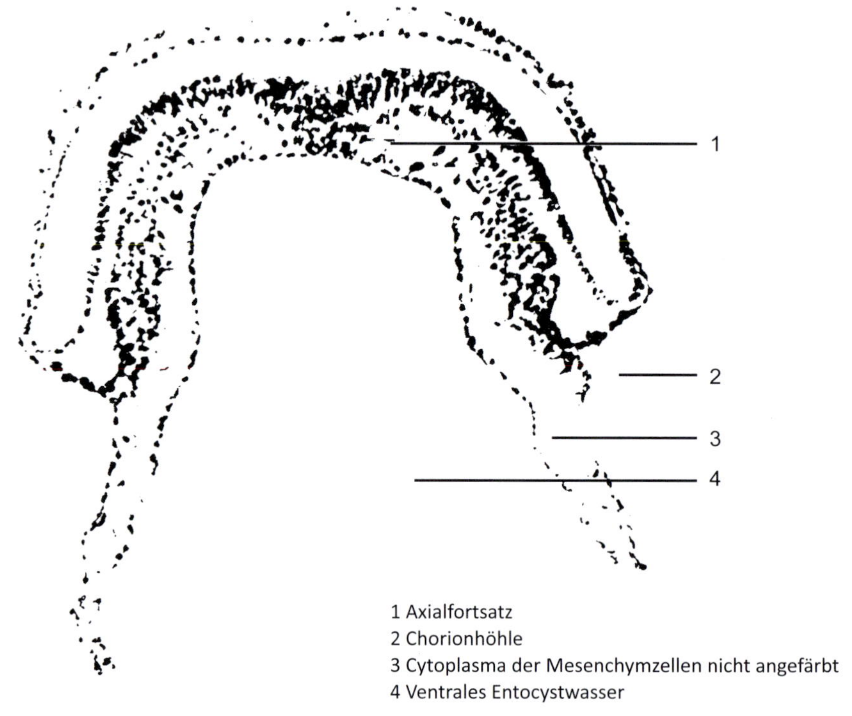

Abb. II.34 Dieselbe Entcystscheibe wie zuvor weiter caudal. Querschnitt in Höhe des cranialen Endes der Invaginationsrinne (Vergr. wie zuvor).

zeichnung „Neuralwülste" für die beiden cranialen Erhebungen ist nur eine Benennung nach einer Teilpotenz der Wülste, nicht eine Charakterisierung ihrer tatsächlichen Lageentwicklung.

Von den oberen Teilen der Dorsalwülste abgesehen, bilden die übrigen Teile der Wülste vor allem die häutige Anlage der **Halsregion**. Sie zeigen schon im Zusammenhang mit der Kopfanlage die zeitlebens für die Hinterhaupt-Hals-Region charakteristische Lordose. In Querschnitten untersucht finden wir das Binnengewebe dieser Körperregion medial und lateral ungleich dick (Abb. II.33). Das medial zellreiche Mesoderm geht lateral in ein interzellularsubstanzreiches Mesoderm über. Die lokal im Meso-

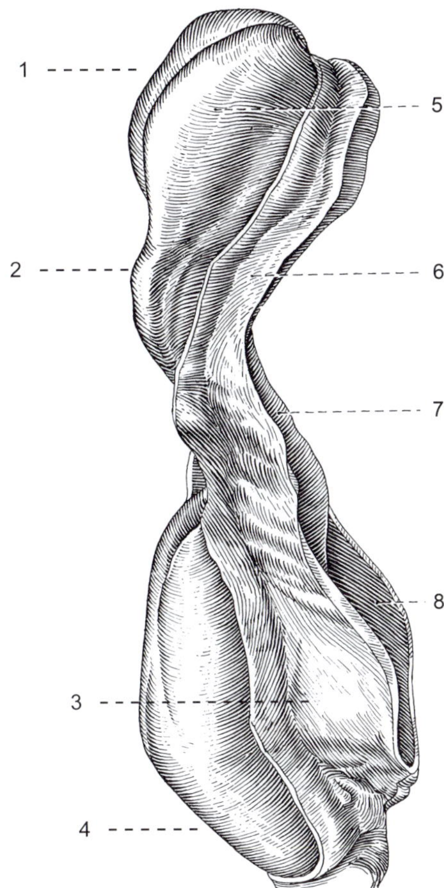

1 Dorsalwülste (am Bildrand Übergang der Gehirnanlage in die Anlage der Kopfwand)
2 Occipito-cervicale Lordose
3 Übergang des Umbilicus in den dorsalen Haftstielabschnitt (am Haftstiel fixiertes Randmesoderm)
4 Rumpfknospe (Truncococcygealknospe)
5 primitive Kopfwand
6 Umbilicus noch in Höhe der Kopfregion
7 und 8 Entoderm

Abb. II.35 Dieselbe ca. 2 mm große Anlage des Embryo wie zuvor (Lateralansicht). Die Rinne (8) liegt weiter medial als die Rinne (6). Sie wird zwischen (2) und (6) durch einen dünnen Rollrand ähnlich (1) in Abbildung II.29 überdacht. Rand der so genannten Coelompforte. Verbindung zwischen extraembryonalem und intraembryonalem Coelom (nach Ludwig 1928, Vergr. 50 ×).

derm angereicherte Interzellularsubstanz bedingt eine Höhlung im Mesoderm. Die Höhlung ist die Anlage des intraembryonalen **Coelom**, der Vorläufer des sog. Cavum pleuropericardiale. Die intraembryonale Leibeshöhle umgreift ventral und ventrolate-

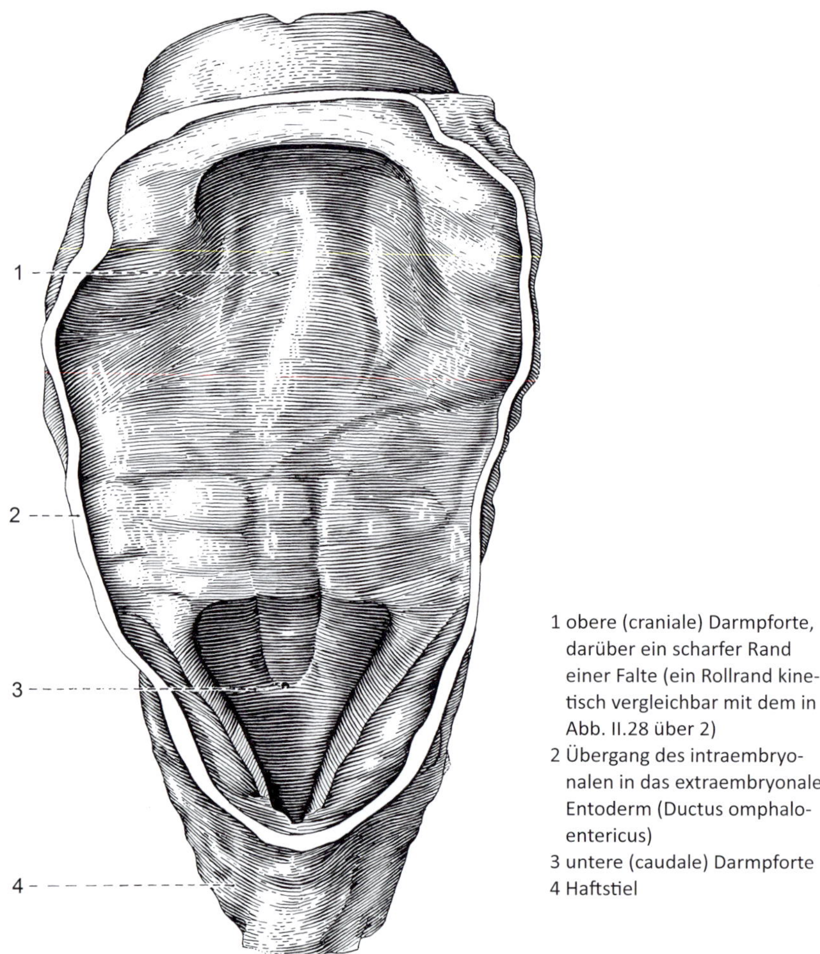

1 obere (craniale) Darmpforte, darüber ein scharfer Rand einer Falte (ein Rollrand kinetisch vergleichbar mit dem in Abb. II.28 über 2)
2 Übergang des intraembryonalen in das extraembryonale Entoderm (Ductus omphaloentericus)
3 untere (caudale) Darmpforte
4 Haftstiel

Abb. II.36 Dieselbe ca. 2 mm große Anlage eines Embryo wie zuvor in Ventralansicht (Vergr. 50 ×).

ral den obersten Teil des Ektoderm an der cranialen Darmbucht. Die ektodermbedeckte Wand der Leibeshöhle wird als Körperwandhaut (Somatopleura) bezeichnet. Sie wird mit der oben beschriebenen schnellen Expansion des Ektoderm lateralwärts verbreitert, während sie medial im Übergangsgebiet mit der Eingeweidehaut (Visceropleura) durch die Zellmembranen zugfest mit dem coelomfreien Teil der Embryonalanlage in Verbindung bleibt (Abb. II.33 unter der schrägen Hinweislinie 8). Die **Visceropleura** ist etwas dicker als die **Somatopleura** (Abb. II.33). Wahrscheinlich können die vom Entoderm in die Visceropleura gelangenden Nahrungsstoffe, die von dem an Blutinseln reichen Dottersack kommen und wohl entlang des Entoderms in das Innere der Entocystscheibe geleitet werden, nicht die Leibeshöhle benutzen.

Betrachten wir die Anlage des Embryo von lateral, so finden wir auch dort wieder die bereits erwähnte künftige Kopf-Hals-Lordose vorgezeichnet. Sie erscheint in der Ansicht Abbildung II.35 als Knick. Oberhalb des Knicks sehen wir die embryonale Anlage des Kopfes (bei 1) unterhalb die noch sehr kurze Anlage des Rumpfes, die Rumpfknospe (bei 3). Der lordotische Knick stellt vor allem die Anlage des Halses dar. Von ventral gesehen, bildet das Entoderm wieder das Negativ zum Ektoderm (vgl. Abb. II.32 und II.36).

Im Bereich des jungen Embryo ist das Lumen der dorsalen Entocystblase in diesem Stadium, in dem die **Neuralrinne** noch offen ist, noch nicht in den **Fruchtwasserraum** und das **Neurocoel** unterteilt. Ähnlich ist auch das Lumen der ventralen Entocystblase noch nicht in ein gesondertes **Dottersacklumen** und **Darmlumen** gegliedert. Die Unterteilung wird erst gegen Ende des I. Entwicklungsmonats nachweisbar. Beide flüssigkeitsgefüllten Lumina haben jeweils noch das Volumen eines kleinen Tropfens, der allseits von Grenzgewebe umschlossen wird. Außen steht dieses Grenzgewebe durch Vermittlung des mesodermalen Binnengewebes mit dem Chorionepithel in Zusammenhang.

Mit der Schichtung der Entocystscheibe in Ektoderm, Mesoderm und Entoderm und ihrem damit vor allem in der Entocystkuppe eingeleiteten Flächenwachstum sind **Bildner des Organismus** (Gestaltungsapparate) entstanden, die nunmehr die Entwicklungsmöglichkeiten des Keims weiter einengen (begrenzen, „determinieren“) und damit sowohl das Zustandsbild, das wir den Körperbau des Embryo nennen, als auch die Reaktionen, die wir insgesamt die „Entwicklung“ des Embryo nennen, allmählich mehr und mehr lenken. Schon jetzt ist die Gestalt des Erwachsenen soweit vorgezeichnet, dass wir den späteren Körperbau gleichsam im Schema erkennen: oben und unten, links und rechts, vorn und hinten sind jetzt schon soweit körperlich markiert, dass wir deutlich ein Kopfende, ein coccygeales Ende sowie dazwischen eine Hals-Rücken-Region unterscheiden können (Abb. II.37).

Da das Ektoderm noch immer das zellreichste und dickste Epithel des Keimblattstadiums ist und damit in vivo der hauptsächlichste Sauerstoffschlucker, so haben wir im Keimblattstadium das Ektoderm und vor allem dessen Hauptteil, die epitheliale Gehirnanlage, als den Hauptmotor der Gestaltungsarbeit der Embryonalanlage anzusehen. Während die Entocystscheibe durch ihre Faltung langsam zum Embryo wird, sehen wir nun im Inneren seines Binnengewebes noch gegen Ende des I. Entwicklungsmonats außer dem **Gefäßsystem** auch die **Anlagen des Bewegungsapparats** etwa gleichzeitig mit den epithelialen Anlagen des Nervensystems und des Eingeweidetrakts zur Entwicklung kommen (Blechschmidt, 1964).

Schon bevor diese Entwicklung noch in der 4. Entwicklungswoche deutlich wird, grenzt sich der Embryo durch den **Nabel** (Umbilicus) scharf gegen die übrigen Teile des Eis ab (Abb. II.37). Damit stellen die peripheren Schichten des Eis, Chorion und Amnion, eine umfängliche mehr oder weniger vollständige Umhüllung des Embryo, die hüllenförmigen Teile des Eis, die Anlagen der **Eihüllen**, dar. Nachdem der Nabel den Übergang des Embryo in den extraembryonalen Abschnitt des Eis bildet, entsteht die Nabelschnur (Chorda umbilici) erst im II. Entwicklungsmonat, wenn der dorsale Entocystwasserraum allmählich die Chorion-

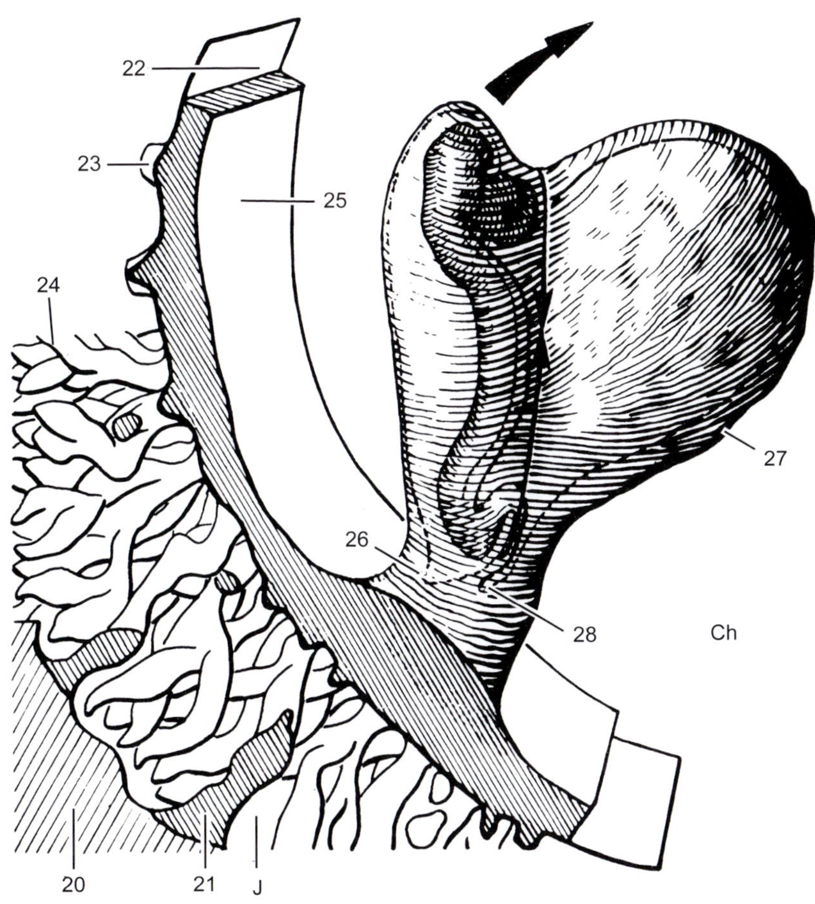

20 Decidua
21 Haftzotte
22 Chorionepithel
23 Chorionzotte, quer geschnitten
24 frei bewegliche Chorionzotte
25 basales Chorion
26 Haftstielabschnitt des Amnion
27 extraembryonales Mesoderm
28 Haftstielabschnitt des Dottersacks (Allantois)
Ch Chorionhöhle, noch nicht vom Entocyst ausgefüllt
J intervillinöser Raum (Schema nach Formolpräparaten)

Abb. II.37 Entwicklungsstadium Mitte der 4. Woche. Entstehung der Körperwand und der Eingeweide des Embryo. Embryo noch kaum über 3 mm groß. Der dicke Pfeil deutet nun beginnende Drehbewegungen an. Randmesoderm in schlechtem Stoffwechselfeld im Flächenwachstum verzögert (Doppelpfeil) (Vergr. ca. 14 ×).

höhle (Abb. II.37 CH), das **außerembryonale Coelom**, langsam zu verdrängen beginnt (dicker Pfeil Abb. II.37). Bevor die Entwicklung der eigentlichen Nabelschnur beginnt, reicht der Nabel zunächst von der Vorderseite der Rumpfknospe bis in die ventrale Anlage des Kopfes. So entwickelt bleibt er durch das Randmesoderm am Haftstiel fixiert, während sich der übrige Teil des Embryo, vor allem sein Kopf, allmählich mächtig vergrößert (dicker Pfeil Abb. II.37). Relativ zum Kopf erscheint später der Nabel descendiert. Der Descensus ist sowohl für die Entwicklung des Herzens als auch für die des ganzen Rumpfes einschließlich der Extremitäten und für die Differenzierung des ganzen Eingeweidetrakts von Bedeutung.

Was den Abschluss der Frühentwicklung betrifft, so können wir vorläufig zusammenfassend Folgendes feststellen:

Vor Ablauf der 3. Entwicklungswoche sind die Flüssigkeitsherde im Entocyst einerseits und das mütterliche Blut, das die Chorionzotten bespült, andererseits durch die Grenzgewebe des Eis voneinander getrennt. Dennoch stehen die Stoffwechselfelder dieser Grenzgewebe durch den häutig gewordenen Mesoblast, die verschiedenen Abschnitte des Mesoderm, miteinander in Zusammenhang, schon lange bevor gegen Ende des I. Entwicklungsmonats Blut im Gefäßsystem des Eis zirkuliert.

Haben wir so die ersten Grenzgewebe als prägende „Diathelien“ zu betrachten, so haben wir damit umgekehrt das jetzt einheitliche vom Chorion bis zum Embryo reichende Binnengewebe als deren geprägte Verbindung, als „Synthel“, aufzufassen.

Erst nach Ablauf des I. Entwicklungsmonats bekommt der Dottersack durch exzentrisches Wachstum des Amnion und Bildung eines Dottersackstiels Kontakt mit dem Chorion.

Erst dann wird gegen Ende des III. Entwicklungsmonats das Wachstum des Amnion so intensiv, dass es nun ebenfalls zu breitem geweblichem Kontakt mit dem Chorion gelangt, indem es mit ihm verwächst.

Erst damit verschwindet die Chorionhöhle in der gegen Ende der Schwangerschaft allmählich viele Zentimeter lang vom Embryo bis zum Chorion reichenden Nabelschnur. Nur ein kleiner Rest bleibt noch bis zum Anfang des IV. Monats als **Nabelschnurcoelom** im Übergangsgebiet der Bauchwand in die Nabelschnur erhalten. Zu Anfang des III. Entwicklungsmonats beträgt die größte Länge der Nabelschnur mehr als 3 cm.

Erst gegen Ende des I. Entwicklungsmonats können wir an dem vorentwickelten Embryo bereits Kopf, Hals, Rücken und Extremitäten einigermaßen gegeneinander abgrenzen, und nun erst die aus der Anatomie des Erwachsenen bekannten besonders auffälligen Organe wie Augen, Gehirn, Rückenmark, Rückenmuskulatur, Lungenanlagen, Harnblase usw. nachweisen. Auch dort werden wieder durch Flächenwachstum besondere Reaktionsflächen hervorgebracht. Ihre Proportionierung ist im Vergleich zum Körpervolumen durch ihre individualspezifischen Merkmale später beim Ausgewachsenen für die ganze persönliche Note des Menschen, die wir seine psychische Konstitution nennen, charakteristisch.

Hierauf haben wir bei der Besprechung der Entwicklung im Lauf des II. Monats, bei der Besprechung der Organogenese im engeren Sinn, einzugehen (Blechschmidt, 1978b).

> Schon jetzt halten wir nur fest, dass sich in dem vorentwickelten Embryo des I. Monats schon als Zentrum des Nervensystems die Gehirnanlage, als Zentrum des Gefäßsystems das Herz und als Zentrum der Eingeweide die Leberanlage erkennen lassen.

III Sein und Werden

Einleitung

Im 19. Jahrhundert hat der Heilbronner Arzt Robert Mayer das Prinzip von der Erhaltung der Energie entdeckt und 1841 durch Berechnung des Wärmeäquivalents mechanischer Arbeit bewiesen. Seither weiß man, dass sich bei Umwandlungen von Energie ihr Erscheinungsbild ändert, während sie selbst erhalten bleibt. In Anwendung dieses Prinzips sind großtechnische Kraftwerke entstanden und haben geografische, politische, wirtschaftliche und sogar soziale Bedeutung gewonnen. Wasserkraft und Kohle wären ohne die Kenntnis der Umwandelbarkeit von Energie nie zu einem Katastrophenproblem geworden.

Seitdem Energie in großem Ausmaß genutzt wird, ist die Idee der Machbarkeit unserer Umwelt so verführerisch geworden, dass heute nicht selten verlangt wird, nur das als wissenschaftlich gesichert anzuerkennen, was machbar ist. Die Frage „Was kann man machen?" wird damit unversehens zur Grundlage eines dominierenden Programms, so sehr, dass – gefördert durch die materiellen

Erfolge der Industrie – materialistische Ideologien weithin heutiges Denken beherrschen. Die Schnelligkeit rotierender Räder erscheint als Sinnbild einer schnelllebigen und damit traditionsarm und wertlos (wertfrei-negativistisch) empfundenen Zeit.

Während im 17. Jahrhundert mit der Erfindung der Infinitesimalrechnung durch Leibniz und Newton der Rationalismus begründet wurde und sich dann mit der Erfindung von Arbeit leistenden Maschinen ein mechanistisches Weltbild entwickelte, ist danach im Gefolge der chemischen Großindustrie materialistisches Denken führend geworden.

Schon ist auch die Wissenschaft vom Lebendigen, die Biologie, zu einer Doktrin geworden. Auch das Leben des Menschen soll machbar und damit manipulierbar werden. Der Gedanke, der hier realisiert wird, beinhaltet die Idee, dass das Lebendige mit rein naturwissenschaftlicher Beschreibung erschöpfend zu kennzeichnen und so auf vollkommen natürliche Art erklärbar sei. Die hier erkennbare Tendenz hat Thürkauf die Überbewertung der „hervorbringenden Urteilskraft" genannt (1980).

Um die proklamierte rein naturwissenschaftliche Einstellung zu begründen, wird eine wertfreie Naturwissenschaft postuliert. Das soll heißen, dass Bewertungen hier nicht eingebracht werden dürfen. Dies wiederum bedeutet, dass der Materie, dem Nichtgeistigen, der Vorrang über das Geistige eingeräumt wird, in letzter Konsequenz sogar, dass Geistiges negiert wird. Erst allmählich melden sich heute Stimmen, die fragen, ob der materialistische Fortschrittsgedanke richtig sei und ob das, „was geht", deswegen weil „es geht", auch „zu machen" erlaubt sei.

In dem Gedanken, dass unter Naturwissenschaft nur so genannte exakte Disziplinen (Physik und Chemie) zu verstehen seien, galt die Biologie zunächst nicht als Naturwissenschaft, weil sie zum Teil mit Begriffen wie Ganzheit und Gestalt arbeitet, die es in der Physik nicht gibt. Heute wird die Sonderstellung der Biologie und damit die Berechtigung biologischer Begriffe vielfach in Frage gestellt.

> Es gibt Autoren, die mit modernen Laboratoriumsmethoden die Idee zu verifizieren suchen: Leben sei Physik plus Chemie. Vom Standpunkt der Machbarkeit aus bedeutet hier Biologie die Forderung, zunächst zu analysieren, das heißt wörtlich, die lebendige Ganzheit (um die es doch biologisch geht) aufzulösen und damit zufrieden zu sein, nach der Zerstörung wirklicher Ganzheit das Leben auf Scherben zu reduzieren (Reduktionismus).

Bei diesem Bestreben bleiben die organischen Gestaltungen, die in den Jahrzehnten vor Goethe zum Beispiel von dem Anatomen Burdach als Wesensmerkmale des Lebendigen aufgefasst wurden, außer Betracht. Das hängt damit zusammen, dass Gestaltung weder differenzierbar noch integrierbar ist.

> Gestalt kann man im Gegensatz zu künstlichen Formen weder zerlegen noch zusammensetzen. Was wir biologisch Gestalt nennen, hat mehr als nur quantitative Dimension. Gestalt von Lebewesen ist immer Ausdrucksform und damit stets bezogen auf ein lebendiges Ganzes.

Der Vergleich der einzelnen Entwicklungsstadien untereinander lässt Regeln der Differenzierung erkennen, die zeigen, dass die Entwicklungsvorgänge Ausdruck von Gestaltungskräften sind.

Wenn mit sehr viel Aufwand, scheinbar de novo, „Lebendiges" gemacht wird, so wird damit nicht die Realität des Geistigen widerlegt, denn immer sind die Überlegungen des Experimentators und die von ihm aufgestellte Versuchsanordnung und damit eine geistige Fähigkeit eine wesentliche Voraussetzung für das Gelingen des Experiments.

Organische Ganzheit und Unterteilung

In der Scholastik unterschied man zwischen der Anima vegetativa, der Anima sensitiva und der Anima intellectiva. Allein die Letztgenannte eignet dem Menschen als zusätzlich zur Anima vegetativa und sensitiva. Danach ist es die Anima intellectiva, die dem Menschen gegenüber Pflanze und Tier seine charakteristische Eigenart gibt und damit eine wesentliche Voraussetzung unter anderem für seine Gestalt ist. Die Anima intellectiva ist wesentlich auch mit der Fähigkeit des Menschen zu freien, willkürlichen Handlungen verbunden. Willentliche Tätigkeit impliziert, ein Ziel bewusst zu verfolgen. Willentliche Tätigkeit ist stets so individuell, dass sie den Charakter persönlicher Eigenart hat.

In der begeisteten Leib-Seele-Einheit des Menschen ist das materielle Erscheinungsbild nur eines von mehreren Phänomenen verschiedener Ordnung. Im Unterschied zu einem Bauwerk, das aus einzelnen künstlich gefertigten Steinen errichtet wird und so erst allmählich zu einem realen Ganzen wird, summiert sich ein Organismus nicht erst nach und nach zu einer Einheit, sondern existiert schon seit Beginn seiner Entwicklung als ein Ganzes, und zwar nicht nur im Hinblick auf seine Gestalt, sondern auch hinsichtlich des Prozesses seiner Entwicklung, seiner materiellen Eigenart sowie seiner seelisch-geistigen Verhaltensweisen.

> Der Mensch kann deshalb nicht als eine Summe von Teilen aufgefasst werden, bei der eine seelisch-geistige Komponente als Akzidens irgendwann einmal in der Ontogenese durch Einwirkung von außen hinzugefügt würde. Vielmehr ist das menschliche Lebewesen von Anfang an, mit der Befruchtung, eine geistige leib-seelische Einheit.

Dies zu betonen ist im Zusammenhang mit den Forschungsmanipulationen an jungen menschlichen Eiern und Keimen wichtig.

Nur so lange diese Einheit existiert, ist menschliches Dasein real. Dies dokumentiert auch der Sprachgebrauch. Löst sich die Einheit von Körper und Geist, erlischt damit auch die menschliche Leibhaftigkeit. Der menschliche Leib ist als Träger menschlicher Eigenart mehr als nur Körperlichkeit.

Betrachten wir so den menschlichen Organismus als Ganzes, dann können wir ihn unter verschiedenen Gesichtspunkten beschreiben: als Gestaltetes, als ganzheitlich Werdendes, als materiell Wirkliches, als Wachsendes, als seelisch Animales und als geistig Tätiges. Er ist also in mehrfacher Hinsicht ein Ganzes. Er ist ebenso als Gestalt wie in seinen physikalisch beschreibbaren Eigenschaften und in seiner chemisch erkennbaren Natur, in seinem Wachstum, in seinem Verhalten und in seiner Tätigkeit jeweils ein Ganzes. Diese verschiedenen Ordnungen ganzheitlicher Erscheinungsweisen haben einen Zusammenhang miteinander, der nicht als Kausalzusammenhang zu verstehen ist, sondern als eine viel innigere Beziehung immanenter Ordnungen sich durchdringender Systeme. Es ist nicht ein und dasselbe, ob wir einen Organismus von oben bis unten als Chemismus oder als lebendiges Zellsystem beschreiben, ob wir ihn seiner Verhaltensweise wegen als Ganzes betrachten oder ihn als Träger spezifisch menschlicher Tätigkeit mit geistiger Eigenart verstehen wollen. Mit anderen Worten: In verschiedenen „Dimensionen" ist jeweils ein besonderes Ganzes zu beschreiben, alle zusammen aber machen erst „den" Menschen aus. Wenn wir jemanden als Musiker, als Architekten, als Arzt oder kurz als berufstätig bezeichnen, so lässt sich dies keineswegs auf Zelldifferenzierungen oder auf Stoffwechselvorgänge zurückführen, wenngleich zu jeder Tätigkeit unter anderem auch Stoffwechselprozesse gehören.

Die verschiedenen Ordnungen der Wirklichkeit haben jeweils in einzelnen Epochen das Denken beherrscht. Es hat eine Periode des Rationalismus gegeben, eine besondere Glanzzeit der Mathematik. Danach wurde physikalisches Denken und damit ihm allmählich eine mechanistische Weltanschauung dominierend. Dann erst finden wir mit der wissenschaftlichen Begründung der Chemie – etwa zur Zeit der Französischen Revolution – ein materialistisches Denken zur Weltanschauung erhoben. Die Harnstoffsynthese, die Wöhler gelang, zeigte, dass bis dahin als rein organisch aufgefasste Substanzen auch in der Retorte synthetisiert werden konnten. Dies war vielleicht eine nicht unwesentliche Stütze der aufkommenden materialistischen Denkweise.

Erst im letzten Jahrhundert begann die Biologie eine repräsentative Disziplin der Naturwissenschaften zu werden. Mit Darwins Idee von der „natürlichen Entstehung der Arten" konnte sich in der Biologie eine neue Ideologie – die wir heute als Evolutionismus bezeichnen können – entwickeln. Heute sind die alten Darwinistischen Vorstellungen durch eine Ideologie erweitert worden, die nunmehr auch die Verhaltensweisen als naturwissenschaftlich erklärbar darzustellen versucht (Behaviorismus). Dabei wird das Verhalten des Menschen aus dem der Tiere deduziert. So spricht zum Beispiel Konrad Lorenz nicht von „Tier"-Psychologie, sondern sagt ausdrücklich:

> *„Es gibt nur eine Psychologie!" – „Das kann doch wohl nichts anderes heißen, als dass Lorenz von vornherein Psychologie so betrieben hat, dass nur die Tier und Mensch grundsätzlich gemeinsamen Phänomene erfasst wurden und dass diejenigen, die mit einer bei Tieren grundsätzlich nicht anwendbaren Methodik nicht festzustellen sind, von vornherein ausgeschlossen wurden. Was nimmt es da dann noch wunder, dass ein Menschenbild entsteht, das die Geistigkeit im Menschen nicht mehr wahrnehmen kann?"(Berger, 1980)*

Die Beschreibung menschlicher Wesensart in den verschiedenen Ordnungen zeigt zwar im Einzelnen Einheitlichkeit von Merkmalen, kennzeichnet aber doch nie als einzelne Ordnung jeweils den vollständigen Menschen. Denn die genannten Ordnungen gehören durch eine besondere Beziehung (Immanenz) untrennbar zusammen.

Dass ein lebendiger Organismus eine Einheit ist, kann man zwar weder durch Wägung noch durch irgendeine andere Messtechnik nachweisen, aber an seiner Gestalt unmissverständlich erkennen. Die Gestalt, die ein befruchtetes Ei bei der Furchung, den frühen Unterteilungen der Eizelle und dann später bei seinen geweblichen Differenzierungen während seiner Organentwicklung zeigt, wäre kein Symptom von Entwicklungsvorgängen, wenn nicht die wesentliche Ganzheit des jungen Organismus erhalten bliebe.

Die Ganzheit des Organismus beinhaltet, dass menschliche Gestalt nicht etwa erst im Verlauf der Entwicklung entsteht, sondern bereits mit der Befruchtung existiert und sich mit Hilfe der Fähigkeit des Organismus, wachsen zu können, fortwährend wandelt. Bereits die befruchtete Eizelle (mit Kern, Zytoplasma und Zellgrenzmembran) hat Gestalt und ist schon räumlich ein Ganzes. Damit wird klar, dass die Gestalt einer Zelle, auch der ersten (Ei-) Zelle, nicht etwa das Ergebnis genetischer Information ist, wie bisweilen behauptet wird. Die mikroskopische (äußere) und submikroskopische (innere) Gestalt einer Zelle kann nicht auf Gene zurückgeführt werden, denn zwischen ihnen und der Gestaltung eines Organismus besteht kein unmittelbarer, direkter Zusammenhang. Der Chemismus einer Eizelle hat gegenüber ihrer Gestalt keine Priorität. Vielmehr hat schon die befruchtete Eizelle Systemcharakter, in dem die genetische Substanz des Zellkerns und die extragenetische Substanz des Zytoplasmas aufeinander bezogen, aber nicht auseinander ableitbar sind. Hier darf man die Vorstellung von genetischer „Information" nicht überbewerten. Wir werden darauf weiter unten noch zurückkommen.

Es gibt eine sehr allgemeine und einfache Art der Beschreibung wissenschaftlich gesicherter Fakten, nämlich, diese Gegebenheiten zu zählen, also festzustellen: da ist dies, dort ist jenes, und hier ist wieder etwas Besonderes. Wenn man auf diese Weise durch Zählen, das ist quantitativ, lebendige Differenzierungsprozesse zu erfassen versucht, kommt man zu dem erstaunlichen Ergebnis, dass alle frühen Differenzierungen zahlenmäßig fassbare Unterteilungen sind. Jede dieser im Verlauf der Differenzierung entstehenden Unterteilungen erfolgt nämlich dreigliedrig. Die Dreigliedrigkeit scheint ein fundamentales Charakteristikum breiter Wirklichkeit zu sein. Sie betrifft die Dimension des Raumes: Länge, Breite und Höhe, ebenso wie die übergeordnete Dimension: Masse, Raum und Zeit. Oder im Materiellen die drei Aggregatzustände: fest, flüssig und gasförmig. Auch auf dem Gebiet geistiger Wirklichkeit kennen wir eine Dreiheit: Unterbewusstsein, Instinkt und Bewusstsein. Musikhistoriker denken hier vielleicht auch an den Dreiklang in der Musik, in der außerdem der „Dreier"-Takt als der vollendete „ganze" Takt galt.

Wie wir heute erst wissen, gibt es besonders deutliche **Dreiteilungen** bei den frühen Differenzierungen des menschlichen Organismus. Sie kennzeichnen seinen Systemcharakter und bekunden, dass er durch Unterteilung seine vorgegebene Ganzheit erhält.

> Die schrittweise Unterteilung zeigt, dass Differenzierung keine Summation von Teilen ist und damit keine Entwicklung vom Niederen zum Höheren.

Die Unterteilung des schon mit dem Ei gegebenen Ganzen ist offenbar entscheidend für den Ablauf der Differenzierung. Die Dreiteilung erfolgt schrittweise durch Bildung von gegensätzlichen Differenzierungen, die sich jeweils durch besondere Zwischenformationen miteinander verbinden. Was wir hier ontogenetisch finden, ist daher keine Höherentwicklung – etwa im Sinn der heutigen Evolutionshypothese, – aber gleichwohl eine **Weiter**entwicklung. **Höher**entwicklung zu einer größeren Vollkommenheit entspräche nicht der Feststellung, dass die Differenzierung eines lebendigen Organismus ein Sein voraussetzt, das dem Werden vorausgeht und dass dieses Sein im Sinn eines Ganzen schon primär eine Vollkommenheit ist.

Schon am Anfang der Entwicklung, wenn der menschliche Organismus noch einzellig ist, finden wir eine **Dreiteiligkeit**. Denn wir können klar unterscheiden: Ein Äußeres (die Zellgrenzmembran), ein Inneres (den Zellkern) und zwischen beiden das Zytoplasma, das die Zellmembran mit dem Zellkern verbindet. Dreiteiligkeit ist auch wieder nachweisbar, wenn der junge Organismus aus zwei Tochterzellen besteht. Denn sie beide sind in einem besonderen Furchungsfeld, das eine spezifische Übergangsschicht darstellt, miteinander verbunden (Abb. III.1). In dieser Übergangsschicht erfolgt ein Stoffaustausch und damit eine gegenseitige Regulation der Zellen, die u. a. deren Einheit gewährleistet.

Ähnliches gilt, wenn sich auch die Tochterzellen wieder unterteilt haben und dann durch Flächenwachstum allmählich das Blasenstadium, der so genannte Blastocyst, entstanden ist. Dieser zeigt dann einen dickwandigen Polabschnitt, ihm gegenüber einen dünnwandigen Polabschnitt und zwischen diesen beiden Entwicklungsarealen eine besondere Übergangsschicht, die man als die Äquatorialzone des Blastocyst bezeichnet (Abb. III.2). Der dickwandige Polabschnitt gliedert sich noch vor Ende der 1. Entwicklungswoche seinerseits wiederum dreiteilig. Er wölbt sich unter Materialaufnahme sowohl nach außen als auch nach innen vor und bildet zwischen den Vorwölbungszonen eine plane Übergangsschicht. Indem der dickwandige Abschnitt des Blastocyst durch Nahrungsaufnahme von seiner Oberfläche her wächst, entsteht ein Wachstumsgefälle nach innen. Hier im Inneren der Wand fehlt zunächst jede Materialaufnahme und damit Wachstum. Die assimilationsfreie Zone wird von den angrenzenden wachsenden Zellen gegen Ende der 1. Entwicklungswoche zu einem scheibenförmigen Zellverband gedehnt, dem Anlagegebiet des Amnion (Abb. III.3).

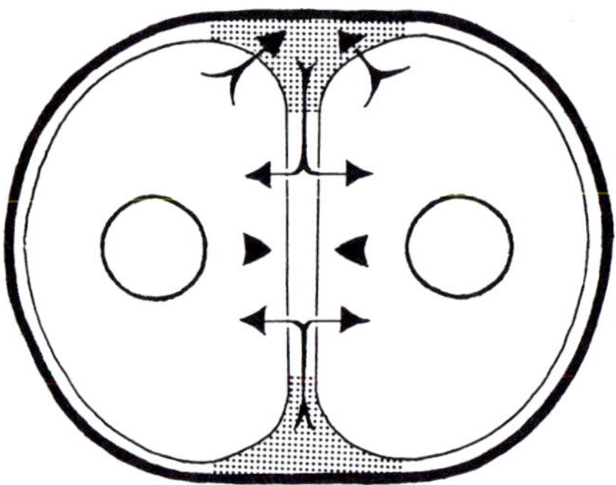

Abb. III.1 Zwei-Zell-Stadium. Die Pfeile zeigen Stoffwechselbewegungen, mit denen sich die Zellen zusammenhalten.

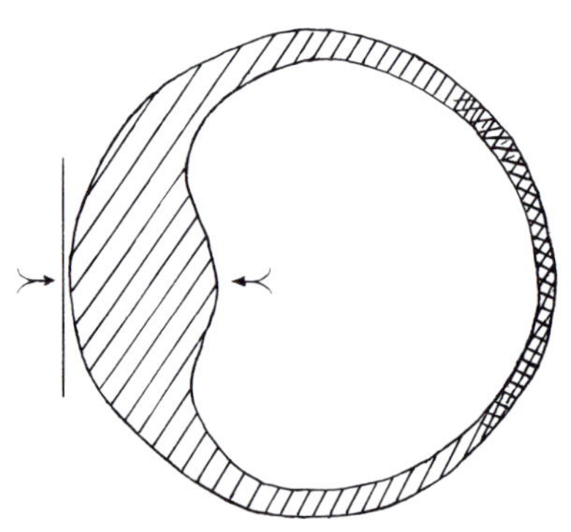

Abb. III.2 Menschlicher, noch blasenförmiger Keim, ca. 0,2 mm groß, ca. 3 Tage alt. Stadium der Ansaugung an die Uteruswand. Die Pfeile deuten Nahrungsaufnahme an.

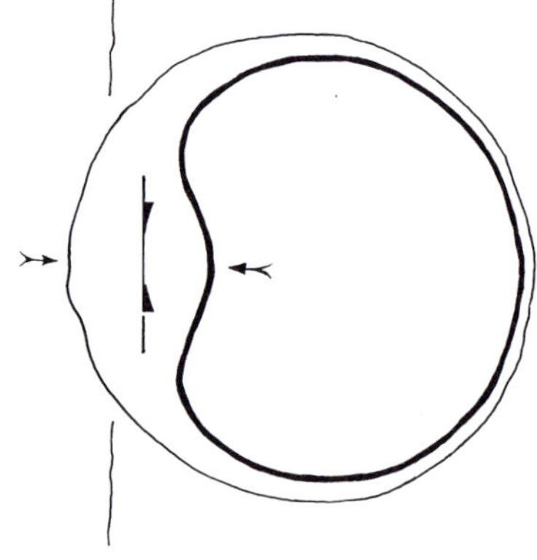

Abb. III.3 Beginn der Einnistung des Eis in die Uteruswand. Die geschwänzten Pfeile zeigen oberflächliche Nahrungsaufnahme an, der Doppelpfeil eine Zone fehlenden Wachstums.

Durch den Prozess der Unterteilung, der so auf winzigen, submikroskopischen Teilchenbewegungen beruht, werden die Fortdauer und damit die Erhaltung der Ganzheit gewährleistet. Nachdem sich das junge Ei etwa am 5. Tag an die Uterusschleimhaut zunächst „anzusaugen" und dann einzupflanzen (zu implantieren) beginnt, gewinnt es allmählich mehr und mehr an Volumen. Dann entstehen Unterteilungen verschiedener Ordnung, die das Erscheinungsbild des Eis mannigfach ändern: Die äußere Schicht des Eis wächst durch schnelle und intensive Nahrungsaufnahme, während das Innenei, im Wachstum zurückbleibend, gleichsam den Kern des jungen Keims bildet (Abb. III.4–6). Eine lockergewebliche Übergangsformation überbrückt die verschieden schnell wachsenden Zonen. Das Innenei seinerseits ist etwa am 11.–14. Tag in zwei konträre, gleich große Blasenbildungen unterteilt, die dorsale und ventrale Eiblase, die in einem Übergangsfeld zwischen sich die menschliche Keimscheibe bilden (Abb. III.6). Auch diese wird wieder dreiteilig. Sie bildet das relativ schnell wachsende Ektoderm, das relativ langsam wachsende Entoderm und zwischen beiden das Mesoderm (Abb. III.7).

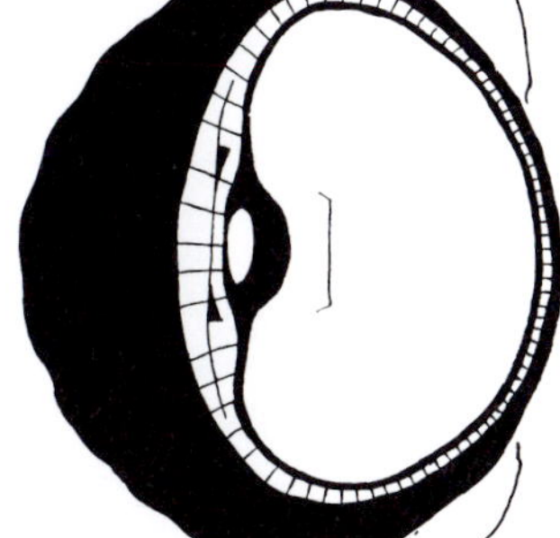

schwarz: Außenschicht
schraffiert: Intermediärschicht
Klammer: Anlage des Embryo
Doppelpfeil: Zone fehlenden Wachstums

Abb. III.4 Ca. 7 Tage altes menschliches Ei.

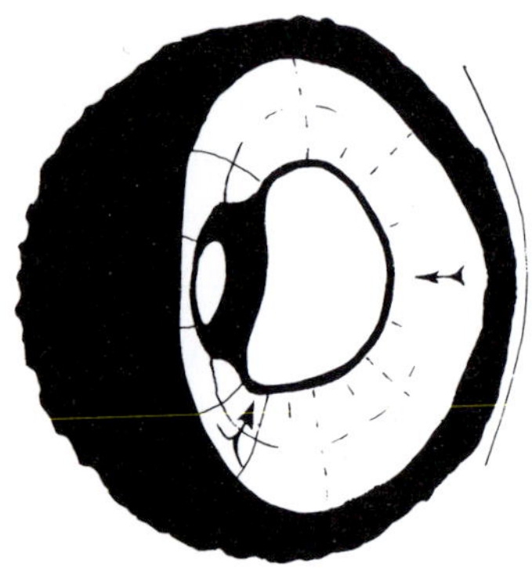

Pfeile: Stoffwechselbewegungen

Abb. III.5 Ca. 12 Tage altes menschliches Ei mit Außenschicht, Intermediärschicht und zweikammerigem Innenei (mit der Anlage des Embryo).

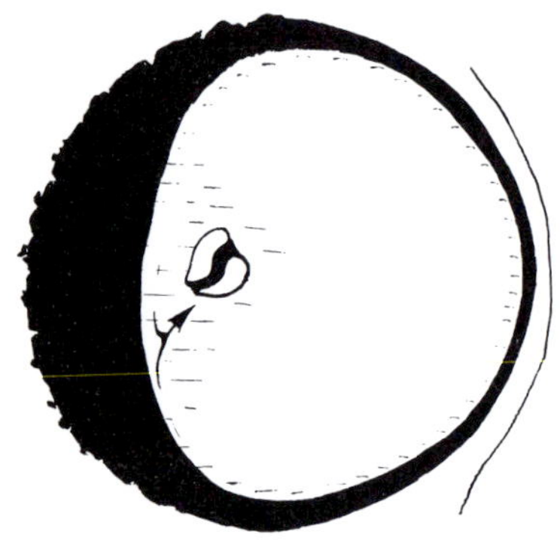

Pfeil: Bewegung von Nahrungsstoffen in der Anlage des Haftstiels

Abb. III.6 Ca. 14 Tage altes menschliches Ei (Ei Blechschmidt) mit 0,23 mm großer, noch scheibenförmiger Anlage des Embryo im Innenei. Die Chorionhöhle ist im Inneren zellfrei geworden. Der Pfeil bedeutet Bewegung von Nahrungsstoffen im Haftstiel.

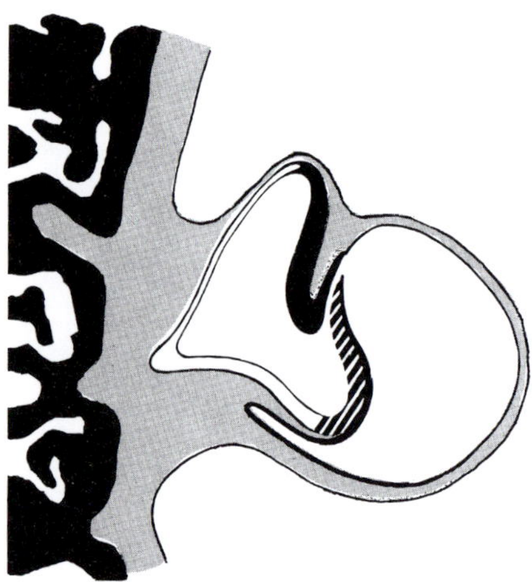

Abb. III.7 Ausschnitt aus dem ca. 0,2 mm großen Ei (Ei Blechschmidt). Innenei mit Keimscheibe, durch den Haftstiel mit dem Chorion verbunden.

Auch später sind immer wieder „dreigliedrige" Unterteilungen festzustellen, zum Beispiel Kopf-, Hals- und Rumpfbildung bei 1–2 mm großen Embryonen. Anlage von Vorderhirn, Mittelhirn und Hinterhirn bei etwa 3 mm großen Keimlingen. Oberarm, Unterarm und Hand oder auch Oberhaut, Lederhaut und Unterhaut in späteren Entwicklungsstadien. Alle diese Unterteilungen kennzeichnen in körperlich-materieller Ordnung die Erhaltung des spezifischen Ganzen.

Merkwürdigerweise erfolgen die genannten Unterteilungen regelmäßig durch Bildung von Gegensätzen, wie zum Beispiel durch Differenzierung eines expansiv wachsenden dicken Ektoderm und eines schwach wachsenden dünnen Entoderm, verbunden durch die (mesodermale) Übergangsschicht. Das Phänomen der konträren Differenzierung verlangt, embryonale Organe nie isoliert, sondern immer im Zusammenhang des Ganzen zu beschreiben. Die genannten Differenzierungen sind als Folge von Unterteilungen nicht nur in ihrer Lage, Form und Struktur, sondern auch funktionell stets aufeinander abgestimmt. Es besteht daher eine enge gegenseitige Korrelation der Entwicklungsvorgänge, die ein Zeichen der genannten individualspezifischen Ganzheit ist. Diese Korrelation macht deutlich, dass so genannte evolutive Veränderungen gar nicht quantitativ-punktuell durch Summation zusätzlicher Eigenschaften haben stattfinden können, weil dann der wesentliche Systemcharakter des Organismus nicht erhalten wäre.

Die Erhaltung der Individualität und der Irrtum des so genannten Biogenetischen Grundgesetzes

Die Formel von der Erhaltung der Energie, die in den exakten Naturwissenschaften sowie in der Technik benutzt wird, kann in der Biologie durch den Satz von der Erhaltung der Individualität erweitert werden. Während der ganzen Dauer der Entwicklung bleibt nämlich der Träger der Ontogenese stets konstant ein und derselbe. Nur sein Erscheinungsbild ändert sich. Was sich als Träger erhält, nennen wir das Wesen, die Individualität. Eine Schwalbe, die in einem befruchteten Ei als Keimling lebt, bleibt als Wesen in jeder Phase der frühen und späten Entwicklung eine Schwalbe, und zwar ein besonderes Schwalbenindividuum, das nicht zu einem Fisch, einem Frosch oder gar zu einem Säugetier werden kann. Eine Tanne bleibt eine Tanne, ein Mensch ist und bleibt ein Mensch mit einmaliger Individualität.

> Das Individuelle ist beim Menschen bereits in seinen frühesten Phasen sehr deutlich. Schon da erscheint in der Gestaltung spezifisch menschliche Eigenart. Lebendige Gestaltung ist also mehr als nur materielle Form und Struktur.

Durch Anwendung unterschiedlicher Untersuchungsmethoden wissen wir, dass einzelne Merkmale wie Gewicht, Größe, Wassergehalt sowie chemische Strukturen auch sehr komplizierter Art beim Menschen und bei anderen Lebewesen im einzelnen die gleichen sein können, und doch haben sie im Rahmen der Ganzheit des Menschen stets menschliche Eigenart. Diese Individualität bleibt während der ganzen Dauer des Lebens, von der Befruchtung bis zum Tode, erhalten. Was sich im Laufe der Entwicklung ändert, ist nur das Erscheinungsbild, und damit unter anderem die Gestalt. Im Hinblick auf dieses Faktum verstehen wir unter Entwicklung zweierlei: Konstanz und Veränderung. Was in einer Entwicklung konstant bleibt, ist die Individualität, das Wesen, und was sich ändert, ist nur das Erscheinungsbild. Hier wird der in der Biologie benutzte Erhaltungsbegriff nicht im quantitativen Sinn verstanden wie in den Wissenschaften von der unbelebten Natur. Gleichwohl hat die Erhaltung der Individualität materielle Grundlagen. Darüber, besonders über die Chromosomen, haben vor allem Genetiker viel erarbeitet. Wir wissen aus ihren Untersuchungen, dass die hohe Stabilität der Chromosomen in besonderem Maße der Erhaltung des individualspezifischen Stoffwechsels dient.

Verständlicherweise lässt sich die Individualität nicht messen; sie kann aber qualitativ an der unvergleichlichen Eigenart jedes Lebewesens erkannt werden. Denn Erhaltung der Individualität beinhaltet, dass der lebendige Organismus ein Ganzes ist. Das Wort Individuum, das ja eine Un-teilbarkeit – In-dividualität – betont, weist auf diese Ganzheit hin.

> Der Entwicklung des Organismus, dem „Werden" des Menschen, geht immer das Sein, seine Existenz, voraus. Das Sein, die spezifische Ganzheit, ist nicht eine Folge von Entwicklung, sondern ihre wesentliche Voraussetzung.

Dieses Sein als ein spezifisches, leib-seelisch Ganzes ist auf jeder Stufe der Entwicklung, also auch in ihrem Beginn, unteilbar, individuell. Der Mensch entwickelt sich nicht „zum" Menschen, sondern „als" Mensch. Er ist Mensch seit der Befruchtung. Von einer Vorstufe des Lebens, von werdendem Leben zu sprechen, ist also nicht korrekt. Die Existenz der Ganzheit als Voraussetzung einer Entwicklung steht im Unterschied zu materialistischen Ideologien, nach denen erst aus dem Werden das spezifische Sein resultieren soll. Das Werden, die Entwicklung, ist nicht Voraussetzung eines menschlichen Seins, sondern umgekehrt ist dieses ontogenetisch die Voraussetzung jeder Entwicklung.

Die Feststellung von der wesentlichen Individualität widerspricht klar und deutlich der Annahme, dass nach dem von Ernst Haeckel 1866 aufgestellten vermeintlichen Biogenetischen Grundgesetz die Phylogenese (Stammesgeschichte) während der Ontogenese (Keimesentwicklung) in abgekürzter Form rekapituliert würde, dass Wesensmerkmale verschiedener Spezies in den aufeinander folgenden Entwicklungsphasen des Menschen wiederholt würden.

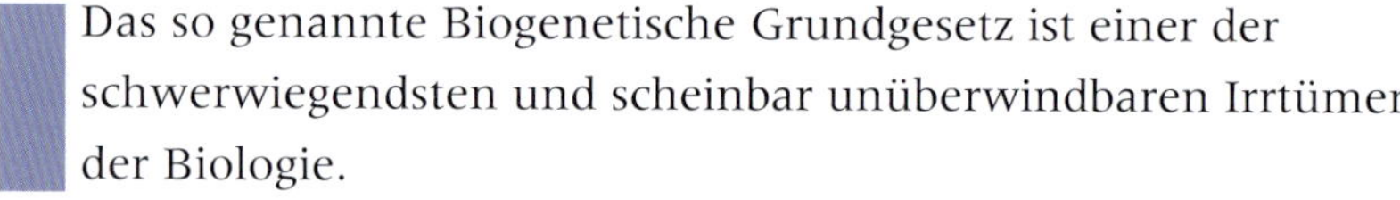

Das so genannte Biogenetische Grundgesetz ist einer der schwerwiegendsten und scheinbar unüberwindbaren Irrtümer der Biologie.

Es hat aber heute ähnlich wie das Problem des Perpetuum mobile in der Renaissance nur noch historischen Wert. Wie kam Haeckel zu seiner seltsamen Vorstellung von einer Rekapitulation? Er wollte die Deszendenztheorie von Darwin beweisen. Er hielt sein Biogenetisches Grundgesetz für den entscheidenden Beweis der Darwinschen Abstammungslehre. Denn wenn es stimme, dass die Arten sich auseinander entwickelt hätten, müsse sich etwas aus der Vorzeit Ererbtes auch in den heutigen Generationen nachweisen lassen. Nach Haeckel wäre die Deszendenztheorie dann bewiesen, wenn es gelänge, Reste stammesgeschichtlicher Stadien in der menschlichen Ontogenese zu finden. Haeckel schreibt:

> *„In dem innigen Zusammenhang der Keimes- und Stammesgeschichte erblicke ich einen der wichtigsten und unwiderleglichsten Beweise der Deszendenztheorie."(Haeckel, 1868)*

Haeckel wollte also mit der Behauptung einer Rekapitulation der Phylogenese während der Ontogenese die Phylogenese selbst als natürliche Entstehung der Arten beweisen. Es war der Versuch, die Entstehung der Arten mechanistisch zu erklären. Die Idee von der natürlichen Entstehung der Arten ist in ihrer Konsequenz der Versuch, eine Schöpfung und damit einen Schöpfer überflüssig zu machen. Dieser weltanschauliche Aspekt der Haeckelschen Aussagen wird leicht übersehen.

Von der Spekulation Haeckels ist bis heute erstaunlich viel übrig geblieben. Es gilt immer noch als diskutierbares Problem, wie sich denn die Phylogenese in der Ontogenese erkennen lasse und wann in der menschlichen Ontogenese die Entwicklung des „eigentlichen" Menschen beginne. Woher weiß man, so wird gefragt, dass ein menschlicher Embryo, der zum Beispiel 1,5 mm groß ist, schon wirklich ein Mensch genannt werden darf? Dies soll hier klargestellt werden: Man weiß es aus der Anamnese, dass nämlich zwei menschliche Keimzellen zusammenkamen. Der Erfahrene weiß es aus vielen Beobachtungen von jeder Entwicklungsphase: So sieht ein menschliches und nur ein menschliches Ei aus. Und außerdem sagt ihm der Genetiker, dass menschliche Chromosomen in einer menschlichen Zelle deutlich unterscheidbar von Chromosomen anderer Spezies sind.

Heute ist bekannt, dass Haeckel sein so genanntes Biogenetisches Grundgesetz aufstellte, ohne die frühen Phasen der menschlichen Entwicklung zu kennen. Er konnte sie gar nicht kennen. Denn wegen der damals technisch noch völlig unzureichenden Präparate von jungen Keimen waren sichere Befunde von der menschlichen Frühentwicklung nicht möglich. Haeckel versuchte also, sein Gesetz begreiflich zu machen, ohne konkrete Befunde zu haben.

Wer dagegen das so genannte Biogenetische Grundgesetz an den heute bekannten Fakten der menschlichen Entwicklung prüft, findet keine Bestätigung der Haeckelschen Vorstellungen. Vielmehr erkennt er, dass das Biogenetische Grundgesetz ein fundamentaler Irrtum der Biologie war. Es ist heute nachgewiesen, dass Haeckels Vorstellungen falsch waren und dass alle Versuche, etwas von ihnen zu retten, misslingen müssen. Seine Vorstellungen gelten auch nicht etwa „in einem anderen Sinn"oder „nur im Prinzip"oder nur für einzelne Fälle.

Das so genannte Biogenetische Grundgesetz gilt gar nicht. Hinsichtlich des Haeckelschen Grundgesetzes geht es heute nicht um eine Interpretation, um die Möglichkeit einer heuristischen Idee, eines theoretischen Modells, sondern um Sachkenntnis. Und diese Sachkenntnis verlangt die Aussage: Die Behauptung einer Rekapitulation der Phylogenese in der Ontogenese ist falsch.

Niemand hat zeigen können, welche Tiere etwa rekapituliert werden (Haeckel selbst spricht von 30 Arten) und welche Stadien einer Tierart – frühembryonale oder ausgewachsene – in der menschlichen Frühentwicklung erscheinen. Warum sollen vorübergehend ein Vogelherz auftreten, aber keine Vogelfedern gebildet werden, dafür aber ein Fell? Bringen wir uns einmal konkret den Anspruch des so genannten Biogenetischen Grundgesetzes zum Bewusstsein, so ist leicht zu merken, welcher Suggestivvorstellung man mit Haeckel anhängt. Das Biogenetische Grundgesetz ist eine äußerst bequeme, aber nicht fundierte Deutung. Denn es sagt sachlich gar nichts aus: weder über eine kausale Genese der Gestaltung, noch über die formale Genese.

> Die phylogenetische Deutung von Entwicklungsvorgängen beim Menschen ist ein irriger Versuch, auf bequeme Weise etwas zu vereinfachen und zu deuten, was in Wahrheit durch intensive Forschungsarbeit bei Mensch und Tier als ontogenetische Differenzierung aufgeklärt werden muss. Das Thema in der Entwicklungsbiologie ist nicht die Ähnlichkeit von Strukturen bei verschiedenen Lebewesen, sondern die Gesetze der Ähnlichkeit.

Hier beginnt das naturwissenschaftliche Problem. Es ist kein geschichtliches, kein erbbiologisches, sondern ein embryologisches.

Gewiss gibt es vergleichbare Verhaltensweisen bei verschiedenen Arten. Sie alle sind aber – sei es bei Mensch oder Tier – immer nur Prozesse in einem jeweils individualspezifischen ganzheitlichen Geschehen. Gegen diesen Befund ist es kein Einwand, dass in jeder Phase der Ontogenese Prozesse ablaufen, die Einzelmerkmale haben, wie sie auch sonst in der belebten oder sogar in der unbelebten Natur vorkommen. Gleichwohl haben im Zusammenhang des ganzen Organismus einzelne Merkmale immer art- und individualspezifische Bedeutung. Das gilt für Tiere ebenso wie für Pflanzen. Die Merkmale der Gestaltung und das Verhalten des embryonalen Menschen haben Individualspezifität, ganz gleich, wie man etwa über eine Evolutionstheorie denken mag. Die Fakten der Ontogenese bleiben davon völlig unberührt. Denn die Entwicklung des Menschen aus einer befruchteten menschlichen Eizelle ist schon zu Beginn menschlich: Sie hat von Anfang an menschliche Eigenart.

Um eine klare Vorstellung von jungen menschlichen Embryonen, ihren Entwicklungsbewegungen und Stoffwechselfeldern zu bekommen, war es notwendig, vergrößerte körperliche Abbildungen, so genannte **Schnittserienrekonstruktionen** der verschiedenen aufeinander folgenden Stadien herzustellen (Abb. III.8 und III.9). Solche Rekonstruktionen müssen in der Regel fast 1 m hoch sein, um die Organanlagen im Zusammenhang sicher ermitteln zu können und sie als konstruktive Bestandteile des Ganzen deutlich zu machen. Bisher fehlten solche Totalrekonstruktionen, denn das bislang für Modelle benutzte Bienenwachs ist viel zu weich, temperaturempfindlich und daher viel zu unstabil, als dass man kompliziertere Strukturen korrekt im System des ganzen Organismus hätte sichtbar machen können.

Der Stadienvergleich mit Hilfe von Totalrekonstruktionen erlaubt den Nachweis von Entwicklungsbewegungen. Sie sind in vivo Bewegungen gegen Widerstände und bedeuten damit Arbeit im physikalischen Sinn. Die Tatsache von Entwicklungsbewegungen vermittelt so den Nachweis früher Leistungen, die sonst beim Menschen kaum bestimmt werden könnten.

Die heute lückenlos gefundenen Stadien der menschlichen Ontogenese haben unmissverständlich und für jedermann verpflichtend ergeben, dass menschliche Eigenart schon mit der befruchteten Eizelle existiert (Abb. III.10).

Hier muss im Zusammenhang mit dem so genannten Biogenetischen Grundgesetz auf den in der Vergleichenden Anatomie gebräuchlichen **Homologiebegriff** eingegangen werden. Organe wären dann in einem wissenschaftlich verbindlichen Sinn homo-

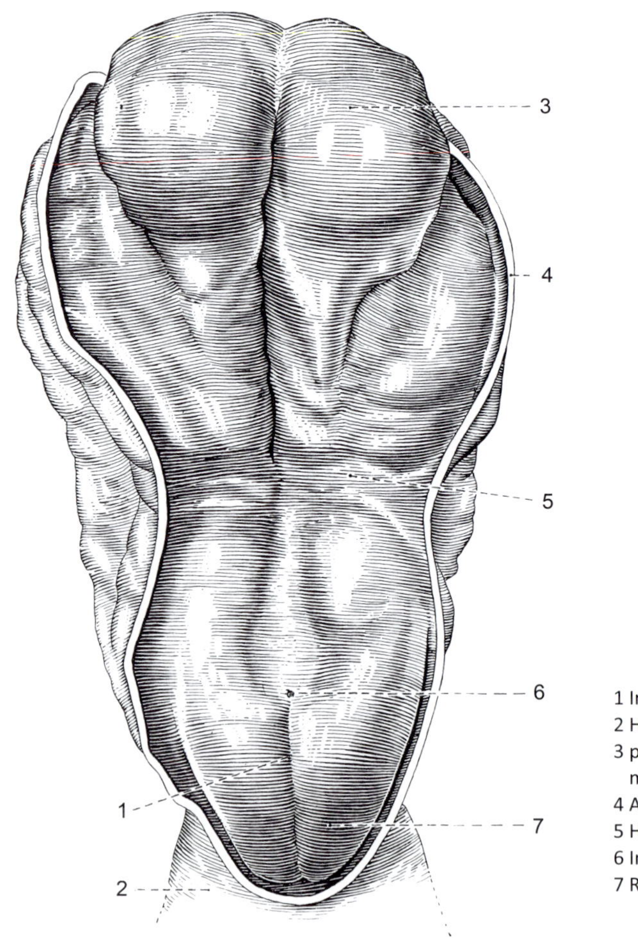

1 Invaginationsrinne
2 Haftstiel
3 paarige Gehirnanlage mit Neuralrinne
4 Amnion
5 Halsregion
6 Invaginationsgrube
7 Rumpfregion

Abb. III.8 Embryo Ludwig, ca. 1,8 mm, ca. 21 Tage alt. Rückenansicht (Schnittserienrekonstruktion aus der Humanembryologischen Dokumentationssammlung Blechschmidt, Göttingen).

log zu nennen, wenn es gelänge, zu jedem Organ eines Lebewesens eindeutig ein jeweils entsprechendes Organ eines anderen zu finden, wenn also ein Herz des einen Organismus wirklich genau dem Herzen eines anderen, oder zum Beispiel der Band-

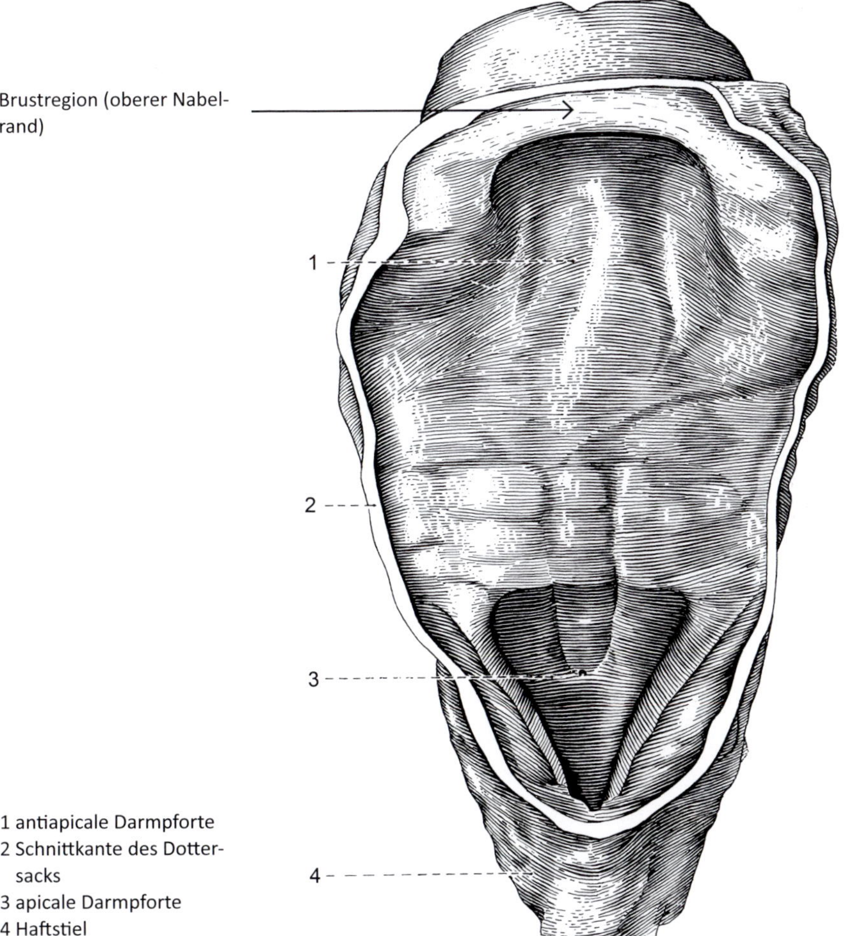

Abb. III.9 Embryo Ludwig, Ventralansicht. Brustregion (oberer Nabelrand) mit Eingang in den Kopfdarm. Im oberen Nabelrand liegt die Leibeshöhle mit der Herzanlage.

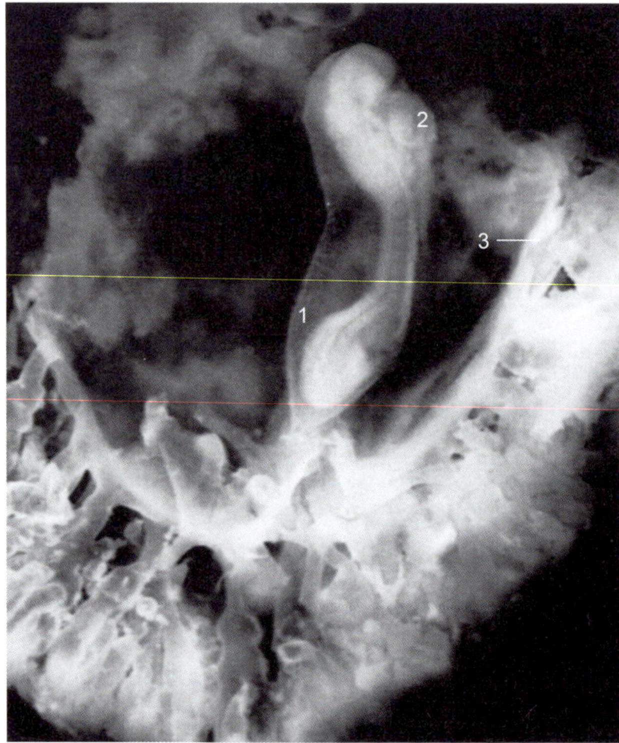

1 Amnion
2 Herz
3 Basis des Chorion

Abb. III.10 Embryo Blechschmidt, ca. 3,1 mm, ca. 24 Tage.

apparat einer Extremität dem einer anderen genau bestimmbaren entspräche. Tatsächlich korrespondiert aber kein Organ eines Lebewesens genau und eindeutig mit einem Organ eines anderen.

Im konkreten Fall stützen sich die Vergleichende Anatomie und auch die Entwicklungsbiologie bei ihren Aussagen über das So-Sein des Menschen auf die angebliche Homologie von Organen in der Meinung, vor allem vorübergehende Bildungen im menschlichen Körperbau anders nicht erklären zu können.

Gewiss ist es legitim, Ähnlichkeiten festzustellen, aber die Kenntnis dieser Ähnlichkeiten erweitert nicht die Einsicht in die tatsächliche Ontogenese auch nur eines einzigen Organs (z.B. Abb. III.11). Vielmehr liegt es nach den Beobachtungen nahe zu

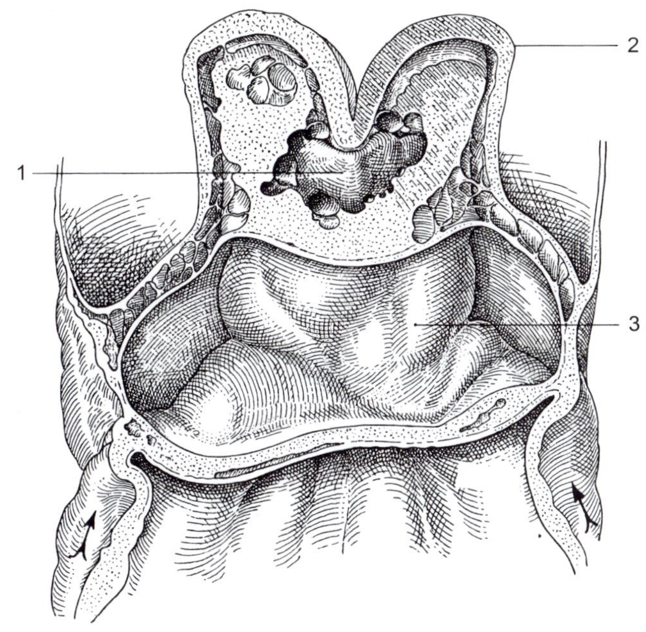

1 Mundanlage
2 Gehirn
3 Herz
Pfeile: Zustrom des Blutes zum Herzen

Abb. III.11 Brustregion mit Herzanlage eines ca. 2 mm großen Embryo, 3. Woche.

fragen, ob der Homologiebegriff überhaupt in der exakten Naturwissenschaft sinnvoll angewandt werden kann.

Als Beispiel für die vermeintliche Berechtigung ihres Vorgehens führen Evolutionsbiologen zum Beispiel einen Dombau an, der im 13. Jahrhundert vollendet wurde und bisweilen noch Bausteine aus einer romanischen Epoche besitzt. In der Tat enthält ein Dom möglicherweise die Stilelemente verschiedener Zeiten.

Anders jedoch der menschliche Körper. Er entsteht nicht aus übernommenen historischen Resten durch fortwährendes Aufstocken, sondern aus einem menschlichen Ei durch Wachstum und stufenweise Unterteilung und Differenzierung des Ganzen. Historische Relikte werden in der Ontogenese nicht gefunden. Hier besteht heute zwar noch häufig das Vorurteil, dass es solche Relikte in der menschlichen Entwicklung gäbe. Wer jedoch nach solchen Resten sucht, findet sie nicht. Wer von Homologien spricht, hat nie selbst einen menschlichen Embryo untersucht, was leicht verständlich ist, weil schon allein aus juristischen Gründen medizinisches Operationsgut nicht ohne weiteres aus Kliniken abgegeben werden darf.

Alle Strukturen, die in der menschlichen Ontogenese entstehen, sind ontogenetisch notwendig und keine Überbleibsel aus der Vergangenheit. Organische Differenzierungen sind nie Wiederholungen, sondern jeweils immer wieder ursprüngliche Prozesse.

Während kein Historiker ein Ereignis als Wiederholung und Erinnerung früherer Geschehnisse erklären würde, soll merkwürdigerweise auf biologischem Gebiet mit Entwicklungsprozessen gerechnet werden können, die eine Wiederholung lange zurück liegender stammesgeschichtlicher Ereignisse sind. Wenn heute ein Chemiker die Vierwertigkeit von Kohlenstoffverbindungen zwingend begründen will, dann kann er zwar Kohlenstoffverbindungen der Karbonzeit mit heutigen Kohlenstoffverbindungen „homologisieren", er kann aber diese Ähnlichkeiten („Homologien") nicht als Erklärungen anbieten und die im Laboratorium hergestellten Kohlenstoffverbindungen nicht als Relikte und Wiederholungen auffassen.

Eine historische Schilderung von Rostbildung im Altertum ist bei der Feststellung von heute rostenden Eisenstangen sicher erlaubt. Dieser Hinweis erklärt aber nicht die Natur des Geschehens. Rost bildet sich durch Oxidation, das heißt unter bestimmten materiellen Voraussetzungen und chemisch näher zu bestimmenden Bedingungen, also „ontogenetisch", aber nicht deshalb, weil in der Antike Eisen gerostet ist.

Hier ist es wichtig, Illusionen in unserem Denken und unseren Begriffen zu vermeiden. So lange man die Organe nicht im Rahmen der individuellen Körperentwicklung versteht, scheinen manche vielleicht Relikte zu sein. Tatsächlich gibt es jedoch keine atavistischen Organe. Der Annahme, man dürfe homologisieren und diese Homologien als Erklärung für die Differenzierung des menschlichen Körpers verwenden, ja, man könne sogar nur und allein auf diese Weise das Warum vieler Entwicklungsvorgänge aufklären, liegt ein Mangel an Kenntnissen und ein Methodenfehler zugrunde: Homologien wären historische Fakten und als solche mit historischen Methoden zu erheben. In der Biologie ist aber eine historische Methode keine adäquate, sondern eine falsche Methode. Man kann nicht argumentieren: Der Flügel einer Fledermaus ähnelt im Bau dem Vorderbein eines Insektenfressers – er muss daher aus Letzterem entstanden sein, sondern es müsste heißen: Man kann daher die aufbauenden Knochen mit gleichen Namen benennen. Oder: Weil Federn aus Horn und blutgefäßhaltigem Gewebe aufgebaut sind und Reptilienschuppen ebenfalls, haben sich die Federn aus Schuppen entwickelt. Vielmehr muss man sagen: Beide bestehen aus formal ähnlichem Gewebe (Scheven, 1979).

Das naturwissenschaftliche Problem ist nicht die historische Vorgeschichte des Menschen, sondern die heute nachweisbare Gesetzmäßigkeit seiner Differenzierung. Eine historische Betrachtung würde das Problem nur verlagern, weil sie immer nur zu dem Ergebnis kommt, schon früher habe es diese oder jene Ereignisse gegeben. Vielmehr ist zu fragen: Wie kommt ein Hund zu seiner Leber, seiner Lunge und seinen Augen? Oder wie kommt ein Fisch zu seinen Flossen, Kiemen oder Gefäßen?

> Die naturwissenschaftliche Frage ist: Welche Gesetzmäßigkeiten gelten für jede einzelne Differenzierung? Wie kommt es also, dass bei vielen Tieren ähnliche Organe und ähnliche Organfunktionen wie beim Menschen gefunden werden, obwohl jedes Lebewesen unwiederholbare Eigenart hat? Hier gilt es, die gemeinsamen Gesetze zu erkennen, nach denen die Differenzierung bei verschiedenen Spezies abläuft.

Nach dem Satz von der Erhaltung der Individualität gibt es in der Individualentwicklung des einzelnen Lebewesens nur und ausschließlich seine eigene Entwicklung. In ihr ändert sich nur das Erscheinungsbild. Dabei gibt es keine Wiederholung (Rekapitulation) von Wesensmerkmalen anderer Individuen. Vergleichen wir die Entwicklung eines Sperlings mit der eines Frosches oder eines Igels, so finden wir zwar Ähnlichkeiten, die aber als solche aus den Eigenschaften der befruchteten jeweils verschiedenen Eier resultieren. Ähnlichkeiten gibt es unter anderem deshalb, weil die Voraussetzungen (lebendige Eizelle) und die äußeren Bedingungen für eine Entwicklung (Stoffwechselprozesse, physikalische und chemische Gesetzmäßigkeiten) bei allen Lebewesen ähnlich sind. Ähnlichkeiten sollten daher mit der Allgemeingültigkeit von Regeln und Gesetzen der ontogenetischen Differenzierung begründet werden.

Wer sich mit den Entwicklungsvorgängen am konkreten Objekt befasst, kann ohne Schwierigkeit an den Stadienfolgen jeder Differenzierung das so genannte Biogenetische Grundgesetz von der Rekapitulation widerlegen. Dazu hier Folgendes: Eine häufig versuchte Begründung des „Biogenetischen Grundgesetzes" ist der verbreitete Irrtum, dass der menschliche Embryo vorübergehend **Kiemen** entwickle. Die „Kiemen" werden sogar gewöhnlich als entscheidender Beweis für die Richtigkeit des Biogenetischen Grundgesetzes angeführt, denn – so sagt man – es entstünden nicht nur die Kiemenbögen, sondern auch die Kiemenbogengefäße usw. Das ist ein Irrtum, der auf ungenauen Beobachtungen oder sogar nur auf dem Wunsch, Kiemen zu finden, beruht.

Ein 3,4 mm großer menschlicher Embryo zeigt scheinbar Kiemen. Aber der Schein trügt. Der Embryo hat nämlich charakteristische Faltungen zwischen seiner Stirn und dem Herzwulst. Diese Reliefbildungen sind die ersten Falten im späteren Gesichtsbereich (Abb. III.13 und III.15). Die Falten hängen konstruktiv mit der **Wachstumskrümmung des jungen Embryo** zusammen. Das

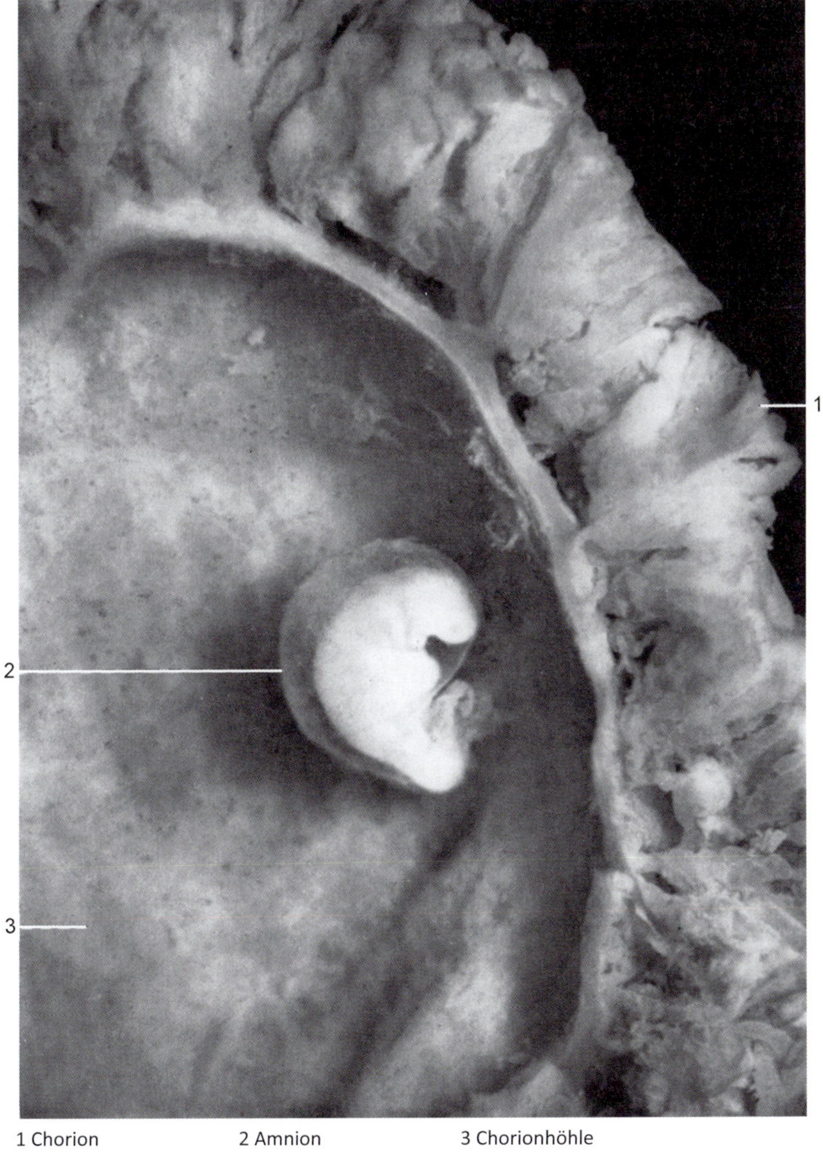

1 Chorion 2 Amnion 3 Chorionhöhle

Abb. III.12 Embryo Blechschmidt, 3,4 mm, 27 Tage, mit Amnion und Chorion.

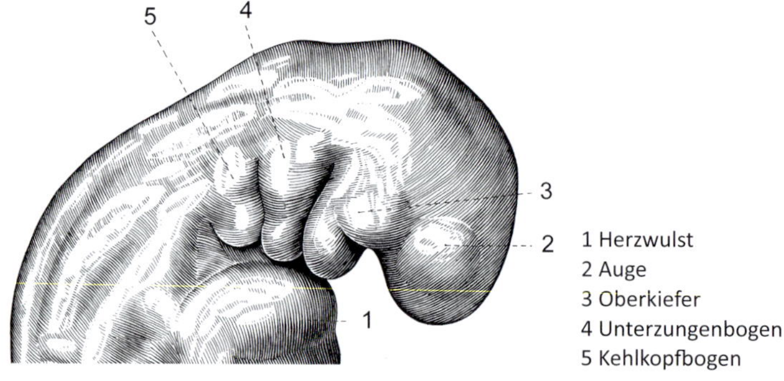

Abb. III.13 Embryo Blechschmidt, 3,4 mm, 27 Tage. Teil einer Schnittserienrekonstruktion.

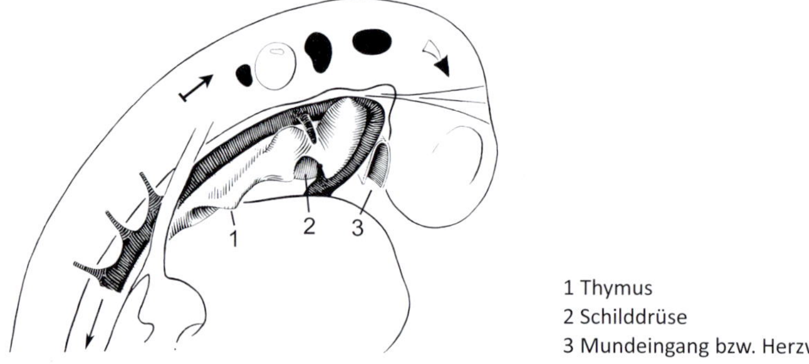

Abb. III.14 Erläuterung zu Abb. III.13. Pfeil mit Querstrich: Wachstumsrichtung des Neuralrohrs. Konturierter Pfeil: Wachstumskrümmung des Neuralrohrs. Einfacher Pfeil: Haltefunktion der Aorta.

versteht sich auf folgende Weise: Das Neuralrohr, das der hauptsächliche Nahrungsschlucker des jungen Embryo ist, wächst kräftig in die Länge (Abb. III.15). Ihm gegenüber bleibt die paarige Anlage der Aorta im Längenwachstum zurück. Sie spendet dem Neuralrohr Nahrung und bleibt dabei selbst kurz. Das Kurzbleiben bedeutet einen lokalen Wachstumswiderstand gegenüber dem in die Länge wachsenden Neuralrohr. Der so entstandene Wachstumswiderstand der Aorta führt dazu, dass das Neuralrohr sich an seinem freibeweglichen Ende (im Kopfgebiet) über den Herzwulst krümmt. Mit dieser Krümmung entstehen Beugefalten, vergleichbar mit den Beugefalten der Finger. Die Beugefalten bilden Bögen, die das Kopfdarmlumen ventral umgreifen:

- Der erste Visceralbogen ist der Unterkieferbogen,
- der zweite der so genannte Unterzungenbogen,
- der dritte und vierte sind die Kehlkopfbögen (Abb. III.13).

Mit der zunehmenden Krümmung des Embryo in der Kopf-Hals-Region werden die **Visceralbögen** mehr und mehr circulär vergrößert und ihr Gewebe im Inneren dadurch gestrafft. Das so ausgerichtete Gewebe wird zur Leitstruktur für Gefäße, die zwischen der kurzen ventralen Aorta (dem Ausflussstück des Herzens) und der paarigen dorsalen Aorta Kurzschlüsse (Anastomosen) bilden (Abb. III.14). Aus diesen Gefäßen entnimmt das Gehirn seinen intensiven Nahrungsbedarf. Die zunächst mikroskopisch kleinen Visceralbogengefäße sind also hämodynamisch ausgezeichnete Kurzschlüsse im Strömungsgefälle des Stoffwechsels, nicht aber rekapitulierte Merkmale von Fischen. Sie sind nach Lage, äußerer Form und innerer Struktur in jeder Entwicklungsphase als konstruktive Bestandteile des menschlichen Embryo humanspezifische Bildungen. Zwischen den einzelnen aufeinander folgenden Visceralbögen bleibt die Körperwand dünn. Die dünnen Zonen liegen von außen gesehen am Grunde von Kerben, von innen gesehen am Rand von Taschen des Schlunddarms. Hier kann die Körperwand so dünn werden, dass sie reißt, und zwar regelmäßig dann, wenn die Epithelien so eng aneinandergepresst werden, dass ernährendes Binnengewebe zwischen ihnen keinen Platz findet. Die Ernährung wird hier dann in wenigen Stunden so schwach, dass Zellen zugrunde gehen und Defekte in der Körperwand entstehen. Etwaige Spalten in der Körperwand, die man irrtümlich als rudimentäre Kiemenspalten aufgefasst hat, entstehen hier in **Corrosionsfeldern**, sind aber kein Zeichen einer unbewältigten Vergangenheit. Derartige Defekte sind Grenzfälle des

Normalen, sekundäre Zerreißungen, aber keine primär offenen Stellen der Körperwand, die sich nicht geschlossen hätten. Sie können uns zwar unter anderem an „Spritzlöcher von Walen" erinnern, sind aber dennoch keine Überbleibsel aus der Vergangenheit, wie Lorenz meint (Lorenz, 1973). Vielmehr sind sie gelegentliche Begleiterscheinungen der Ontogenese.

Der Einwand, es seien eben „menschentypische" Kiemen oder Flossen, die als zwar charakteristische menschliche Gebilde dennoch mit früheren phylogenetischen Prozessen im Zusammenhang stünden, ist abwegig. Denn „menschentypische" Kiemen oder Flossen gibt es nicht. Kiemen und Flossen sind niemals menschliche Differenzierungen, sondern nach dem Prinzip von der Erhaltung der Individualität fisch-spezifisch. Jeder Differenzierungsschritt beim Menschen ist eine notwendige Folge vorangegangener menschlicher Entwicklungsstadien, und muss als solcher beschrieben und erklärt werden. Tierspezifische Bildungen während der menschlichen Entwicklung würden besagen, dass beim Menschen wesenstypische Merkmale anderer Spezies vorkämen und dass ein Mensch als Ganzes oder in einigen seiner „Teile" nicht menschlich sei. Dies widerspricht dem Gesetz von der Erhaltung der Individualität ebenso wie dem Prinzip von der Ganzheit des Organismus.

Das für den Menschen charakteristische intensive **Wachstum des Neuralrohrs** ist durch seine Gestaltungskraft bei der Ausbildung der Körperform auch für die frühen Differenzierungen am unteren Körperende maßgebend. Damit hat es unter anderem folgende Bewandtnis: Während das Neuralrohr im Kopfbereich eine relativ freie, nur durch den Widerstand einer dünnen Haut gebremste Entfaltungsmöglichkeit besitzt, ist es am unteren Körperende in einer anderen Situation. Hier ist es in seiner Entwicklung durch den Haftstiel eingeengt. Schon nach Schluss des Neuralrohrs bei einem 2 mm großen Embryo ist das Zentralnervensystem im Bereich des oberen Körperendes viel stumpfer als am unteren. Die Vorwölbung am oberen Körperende hat die Bildung der Stirn zur Folge. Demgegenüber zieht sich das Neuralrohr am unteren spitzen Körperende zurück (Abb. III.15 und III.16). Das bedeutet einen Kollaps der Körperwand in dieser Region. Der genannte Kollaps, der sich zwar in seiner Zuspitzung des unteren Körperendes zeigt, ist aber keine Schwanzbildung. Die Schwanzbildung bei Tieren ist mit echtem appositionellem Wachstum und Skelettierung verknüpft, die Zuspitzung des unteren Körperendes beim Menschen dagegen beruht auf retardiertem Wachstum mit einem Kollaps der Körperwand. Eine Schwanzbildung wie bei Tieren gibt es beim Menschen nicht. Niemals kommen bei ihm diejenigen Proportionierungen zustande, die für schwanztragende Tiere charakteristisch sind.

Das Prinzip von der Erhaltung der Individualität während der Ontogenese lässt keine Rekapitulation von Merkmalen fremder Wesensarten zu. Der Satz von der Erhaltung der Individualität korrigiert daher die Hypothese von dem vermeintlichen Biogenetischen Grundgesetz. Er beinhaltet nicht etwa eine persönliche Ansicht, sondern eine Einsicht, die für jeden verbindlich ist, der sich mit biologischen Fakten befassen will. Das **Erhaltungsprinzip** muss vorausgesetzt werden, wenn man die verschiedenen Erscheinungsformen aufeinander folgender Entwicklungsstadien, also die Merkmale der Entwicklung, korrekt beschreiben will. Denn sonst würde dem Entwicklungsgeschehen eines Menschen der Träger der Entwicklung fehlen.

> Wir ergänzen: Der Prozess der Differenzierung bedeutet nicht eine Entwicklung vom Niederen zum Höheren, denn die mit der Befruchtung bereits gegebene Individualität ist immer vollständig; der Mensch ist niemals nur „etwas" menschlich, sondern hat immer den Charakter einer individualspezifischen Vollkommenheit. Im Keim liegt nicht nur erst die Anbahnung einer Individualität etwa im Sinn der Möglichkeit einer allmählichen Umwandlung vom Niederen zum Höheren.

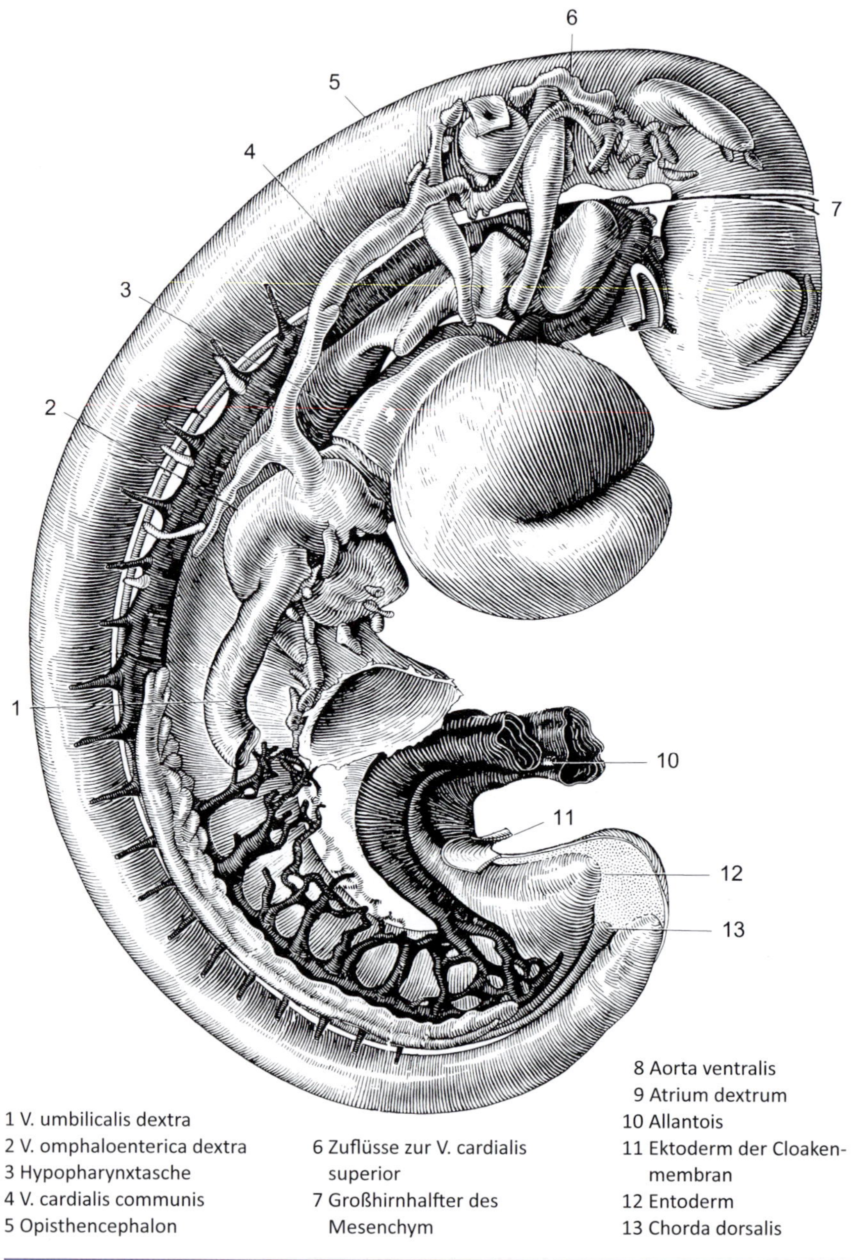

1 V. umbilicalis dextra
2 V. omphaloenterica dextra
3 Hypopharynxtasche
4 V. cardialis communis
5 Opisthencephalon
6 Zuflüsse zur V. cardialis superior
7 Großhirnhalfter des Mesenchym
8 Aorta ventralis
9 Atrium dextrum
10 Allantois
11 Ektoderm der Cloakenmembran
12 Entoderm
13 Chorda dorsalis

Abb. III.15 Schnittserienrekonstruktion eines 2,57 mm großen Embryo (Blechschmidt), 26 Tage.

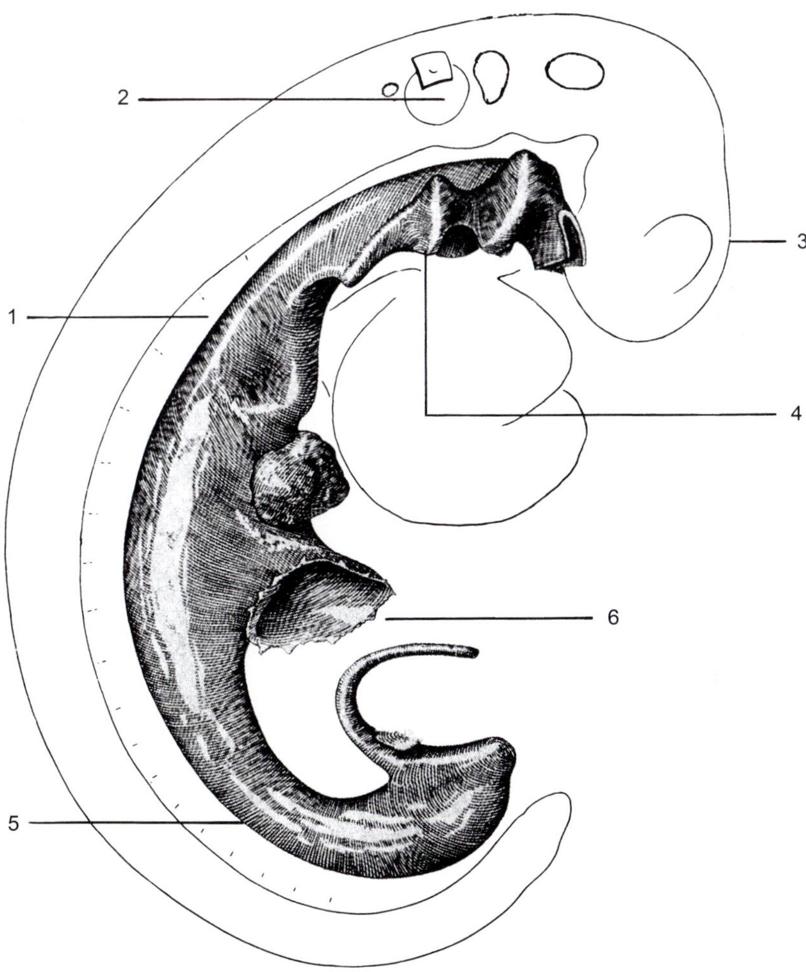

1 Anlage der Rückenmuskulatur
2 Ohrblase
3 Vorderhirn und Augenanlage des Neuralrohrs
4 zweite Schlundtasche
5 Entoderm der Eingeweide
6 Dottersackstiel

Abb. III.16 Schnittserienrekonstruktion des 2,57 mm großen Embryo, 26 Tage.

Nach Konrad Lorenz und seiner Schule soll sich auch das Verhalten des Menschen als eine Wiederholung tierischer Verhaltensweisen verstehen lassen. Lorenz spricht in diesem Zusammenhang auch von der kulturellen Entwicklung:

> *„... ist der Mensch durch ein typisches stammesgeschichtliches Werden zu einem Kulturwesen geworden, das er heute ist. Die Umkonstruktion, die das menschliche Gehirn unter dem Selektionsdruck des Kulminierens von traditionellem Wissen erfahren hat, ist kein kultureller, sondern ein phylogenetischer Vorgang. Sie hat sich nach der Fulguration des begrifflichen Denkens vollzogen."* (Lorenz, 1973)

Diese Behauptung, dass Denken möglich gewesen wäre, schon bevor ein hochdifferenziertes Gehirn entwickelt war, ist nicht bewiesen. Alle medizinischen Erfahrungen sprechen dagegen. Es hat sich immer wieder gezeigt, dass das Gehirn schon eine sehr komplizierte Differenzierung durch Wachstum erreicht haben muss, bevor jene Gehirnfunktionen zur Entwicklung kommen, die nachgewiesenermaßen mit geistiger Tätigkeit verbunden sind. Wir kommen darauf zurück.

Wir sehen ein biologisches Prinzip darin, dass zwar ohne Ausnahme Wachstumsvorgänge eine unabdingbare Voraussetzung für Verhaltensweisen einschließlich geistiger Tätigkeit sind. Damit ist aber nicht behauptet, geistige Tätigkeit sei nichts anderes als das Ergebnis von Wachstumsvorgängen. Vielmehr setzen wir die Geistbegabung eines Menschen als typisches Charakteristikum des Menschlichen voraus. Da menschliche Tätigkeit nicht nur ein rein individuelles Geschehen ist, sondern weit über das Individualgeschehen hinausgreifende Kontakte voraussetzt, kann geistige Tätigkeit nicht einfach als individuelles Geschehen aufgefasst werden. Wahrscheinlich sollte man die Manifestierung geistiger Tätigkeit generell als Merkmal eines Kulturkreises oder gar der gesamten Menschheit ansehen. Daraus wird die Notwendigkeit von Verhaltensnormen deutlich. Menschliche Verhaltensweise und gesellschaftliche Normen können aber nicht naturwissenschaftlich mit „homologem" tierischem Verhalten anstatt geistig begründet werden.

Aufgrund von Fakten falsifizierten wir daher das von Haeckel angenommene Biogenetische Grundgesetz prinzipiell und bestreiten damit auch das heute analog formulierte so genannte **Psychogenetische Grundgesetz**.

> Wir wiederholen noch einmal: Der Gedanke der Homologie beinhaltet die hypothetische Vorstellung, dass Merkmale verschiedener Lebewesen aufeinander zurückgeführt werden könnten. Und eben dies ist ein Irrtum. Jede Differenzierung entwickelt sich aus einer Eizelle im Rahmen von ganzheitlichen Entwicklungsprozessen, in denen jedes Organ ontogenetisch notwendig auf jedes andere bezogen und immer individualspezifisch ist.

Die frühen Gestaltungskräfte und die Differenzierung in Richtung von außen nach innen

Jeder, der zur Kenntnis zu nehmen versteht und darüber staunen kann, wie sehr geordnet und sinnvoll lebendige Strukturen aufgebaut sind, wird davon überzeugt sein, dass Lebewesen nicht „Zufall und Notwendigkeit" unterliegen. Die vereinfachten Vorstellungen von Zufall und Notwendigkeit sind unzureichend. Die Differenzierung wird nicht allein durch das materielle Substrat, insbesondere die genetische Substanz bestimmt, in der vermeintlich das hinreichende Steuerungsvermögen für den Ablauf der Differenzierung liegen soll. Vielmehr sind am organischen Differenzierungsgeschehen des Menschen auch geistige (extrem nuancierte) Faktoren richtunggebend beteiligt. Die materielle Seite ist nur eine von mehreren Ordnungen, in denen die Differenzierung geschieht.

Die Frage, wer oder was „macht" die Differenzierung, wer oder was „steuert" sie, kann nur so beantwortet werden, dass der Träger des Entwicklungsgeschehens das hervorbringende Prinzip der Differenzierung ist und der Prozess der Entwicklung eine Kette von Erscheinungsbildern dessen ist, der als der Entwicklungsträger schon mit dem Beginn der Entwicklung existiert. Differenzierung ist ein Prozess, dessen Ansatz schon der Eizelle immanent ist.

Wenn wir also nicht darum herumkommen, einen Träger für den ganzen Ablauf eines Entwicklungsprozesses anzunehmen, dann beinhaltet diese Aussage und die ihr zugrunde liegende Vorstellung, dass im Fall einer Entwicklung zwar ein gerichteter Prozess, der gleichsam auf ein Ziel hinsteuert, in immer wieder neue Phasen übergeht, dass aber doch das Wesen, das sich entwickelt, als unteilbares Ganzes, als Individualität durch alle seine Phasen konstant erhalten bleibt.

Als Biologen und Naturwissenschaftler sind wir veranlasst, uns in unseren Untersuchungen auf Merkmale der Differenzierung zu beschränken und das Leben als das Wesentliche eines Lebensprozesses vorauszusetzen. Damit muss die Frage nach der Differenzierung dahingehend formuliert werden: Wer steuert unmittelbar die Differenzierung?

Nachdem heute die Annahme einer Rekapitulation der Phylogenese während der Ontogenese als ein Irrtum nachgewiesen ist und damit deutlich wurde, dass die phylogenetische Betrachtungsweise als historische Methode inadäquat wäre für eine morphologische Beschreibung, ist sie kein Mittel der Erklärung. Ähnliches gilt für die so genannte **genetische „Information"**. Man weiß heute, dass die genetische Information auf einer kettenförmigen Anordnung von Basen beruht und als solche eine individualspezifische „Stoffwechsellage" gewährleistet, die es erlaubt, dass der menschliche Organismus immer, von Beginn seiner Entwicklung an, sich menschlich verhält. Man weiß aber auch, dass sie abgerufen werden muss, von der perigenetischen Substanz angeregt werden muss, um eine so genannte „Information" zu geben, mit deren Hilfe Eiweißkörper aufgebaut werden können. Die Gene enthalten nicht, wie man lange Zeit vermutete, den codifizierten Bauplan des Organismus, sondern stellen nur Möglichkeiten, Materialbereitstellungen dar, deren sich der Stoffwechsel bedient, um je individualspezifische chemische Reaktionen auszuführen. Danach sind die Gene nicht die Macher der Differenzierung, sie agieren nicht von sich aus, sondern re-agieren nur. Die Gene reagieren entsprechend ihrem Vermögen, d. h. entsprechend den Eigenschaften ihrer individualspezifischen chemischen Struktur. Bei Versuchen, die Frage nach der unmittelbaren Ursache morphologisch bestimmbarer Differenzierungen zu beantworten, haben Genetiker ebenso wie Entwicklungsphysiologen durch ihre Arbeiten mit überzeugender Deutlichkeit gezeigt, dass es keine Gestaltungs**stoffe** gibt. Vielmehr sind es immer Gestaltungs**kräfte, die unmittelbar** bei den gestaltlichen Differenzierungen wirksam sind.

Es ist der Organismus selbst, das mit der Eizelle schon existierende Lebewesen, das mit Hilfe von Kräften im physikalischen Sinn – aber nicht durch sie allein – befähigt ist, jene wirkliche Arbeit gegen Widerstände hervorzubringen, die sich in der Differenzierung manifestiert. Die oft modifizierte Vorstellung von einem Homunculus, der im Zellkern säße, ist heute nicht mehr aufrecht zu erhalten. Wir sehen die Gene besser als chemische Konstanten des Stoffwechsels an und nicht als die zureichende Anlage für die Differenzierung des ganzen Organismus. Es ist wichtig zu merken, dass heute oft eine allzu schematische Auffassung von den Genen als der letzten, entscheidenden Ursache allen biologischen Geschehens und die damit zusammenhängende Illusion von der chemischen Machbarkeit des Lebens eine viel zu materialistische Denkweise weitester Kreise dokumentiert.

Die so genannte genetische „Information" wird vielfach für so wesentlich gehalten, dass die Meinung entstehen konnte, alles lebendige Werden – sowohl des einzelnen Lebewesens als auch der Generationen – beinhalte im Grunde nichts anderes als Übertragung genetischer Information (Dawkins, 1978). Ideologisch ist daraus gefolgert worden, der eigentliche Zweck des Menschen bestehe in nichts anderem als darin, seine genetische Information weiterzugeben. Dass bei einer solchen Grundauffassung das Gefühl der Sinnlosigkeit und Wertlosigkeit des einzelnen menschlichen Daseins entstehen kann, ist kaum verwunderlich, um so weniger, als es Autoren gibt, welche die Entwicklung prinzipiell als ein rein zufälliges Geschehen wie ein Würfelspiel darstellen (Eigen, 1975) oder sie ausdrücklich als sinnlos bezeichnen (Monod, 1971).

Ein elementarer Faktor der Differenzierung ist das **Wachstum**. Entwicklung besteht unter anderem darin, wachsen zu können. Wachstum ist ein äußerst komplizierter Vorgang. Er ist bei allen Lebewesen morphologisch nicht nur durch einfaches Größerwerden im Sinne einer räumlichen Ausdehnung des bereits Vorhandenen gekennzeichnet, sondern durch ein sehr eindrückliches Größerwerden mit Zunahme von Komplexität. Wachstum besteht unter anderem darin, dass mehr molekulare Teilchen in das zunächst noch winzige Ei eindringen, als umgekehrt Stoffteilchen als Stoffwechselabbauprodukte das wachsende Ei verlassen. Stoffwechsel ist ein unerlässliches Merkmal organischen Wachstums. Wenn Entwicklung in immer wieder neuen Phasen als zunehmendes Größerwerden erscheint und uns sehr wohl den Eindruck vermittelt, als erfolge diese Ent-wicklung wie eine Ausrollung, gleichsam von innen heraus, so kann uns dies doch nicht darüber täuschen, dass der Entwicklungsprozess auch eine Richtung von außen nach innen hat, indem er der Zufuhr von Nahrung bedarf und mit wohlgeordnetem Einbau winziger neu hinzukommender Teilchen geschieht. Wissen wir doch, dass zu den meisten Wachstumsvorgängen in der freien Natur ausreichender Regen erforderlich ist, dass aus der Luft über die gasförmige Kohlensäure der Kohlenstoff zugebracht werden muss und dass vielfach durch komplizierte Wurzelsysteme gelöste Mineralien aufgenommen werden müssen. Die Aufnahme aller dieser winzigen Teilchen, die jeweils eine Richtung von außen nach innen hat, ist eine unabdingbare Voraussetzung für das Gedeihen der Pflanzen.

Die Entwicklung beim Menschen hat vieles gemeinsam mit Vorgängen in der übrigen belebten Natur. Auch sie beruht von Beginn der Befruchtung an auf geordneten Stoffwechselvorgängen. Um das Wachstum als getragen von submikroskopischen Prozessen zu kennzeichnen, können wir die Gestalt des wachsenden Organismus als ein Stoffwechselfeld beschreiben, in dem räumlich geordnete **Stoffwechselbewegungen** den Prozess der Differenzierung hervorbringen. Diese Stoffwechselbewegungen werden in den verschiedenen Zellverbänden und Organen von unterschiedlichen Molekülsystemen getragen, sind aber in ihrer lokalen und zeitlichen Verschiedenheit immer gerichtet und gehören immer zu einem einheitlichen Geschehen des ganzen Körpers.

Das einheitliche Geschehen der Stoffwechselbewegungen ist charakteristisch für die Ganzheit des Organismus. Seine Individualspezifität, die wesentlicher Träger dieser Ganzheit ist, kommt auch da zum Ausdruck. Dass es im Stoffwechsel trotz der scheinbaren Verschiedenheit der Zellverbände und Organe keine scharfen Grenzen gibt, weiß jeder, der anatomisch präpariert hat. Immer wird er beim Sezieren Gewebe durchtrennen, Verbindungen lösen müssen. Wie viel fließender sind die Stoffwechselverbindungen, wenn schon die grob sichtbaren Übergänge niemals scharf sind!

Submikroskopische Stoffwechselbewegungen äußern sich mikroskopisch und makroskopisch als Entwicklungsbewegungen. Wie alle Materialbewegungen, die gegen Widerstand von Membranen, gegen Luftdruck, hydrostatischen Druck, unter Umständen auch gegen ein erhebliches Konzentrationsgefälle ablaufen, sind sie als Entwicklungsbewegungen Bewegungen gegen Widerstand und damit echte Arbeitsleistungen sowohl im physikalischen als auch im biologischen Sinn.

Hier ist der Begriff **Gestaltungskraft** sinnvoll, der beinhaltet, dass physikalische Kräfte, wie in der gesamten anorganischen Natur, unter der besonderen Voraussetzung lebendigen Stoffaustauschs, unmittelbar den Gestaltwandel des Eis (seine Differenzierung) hervorbringen. Während der Entwicklung braucht jeder Prozess, der sich in Gestaltung äußert, Gestaltungskräfte. Schon bei der ersten Unterteilung der Eizelle in zwei Tochterzellen, in der Phase der Furchung, treten Gestaltungskräfte auf. Die Zellgrenzmembran nimmt Substanzen auf und vergrößert dadurch ihre Oberfläche, so dass die so genannte Furchung entsteht. Das Flächenwachstum geschieht unter anderem gegen den Widerstand des Zellplasmas, braucht also Energie. Diese wird durch Verbrennungsprozesse im Stoffwechselgeschehen gewonnen.

Ein instruktives Beispiel für die Bedeutung von Gestaltungskräften ist auch das **Wachstum des Neuralrohrs**. Es verlängert sich gegen den Zugwiderstand der Aorten (Abb. III.14). Auch hier sind also physikalische Kräfte unter der besonderen Voraussetzung des Lebendigen beteiligt. Oder auch das Wachstum eines Knorpels in seiner Knorpelhaut. Es ist ein Prozess, bei dem die Druckkräfte des wachsenden Knorpelskeletts den Wachstumswiderstand des umliegenden Gewebes überwinden und zu dessen Straffung führen. Mit anderen Worten: Wachstum geht regelmäßig mit Gestaltungskräften einher. Jeder Einbau von Molekülen in einen Gewebsverband verlangt Arbeit.

Gibt es einfache Regeln für einen geordneten Stoffwechsel? Voraussetzung für Stoffwechselbewegungen ist allemal ein **Stoffwechselgefälle**, das heißt eine lokal verschieden hohe Molekülkonzentration. Durch die lebendigen Prozesse, die immer mit Nahrungsverbrauch einhergehen, entsteht je nach Intensität und Art des Wachstums eine lokal verschiedene Konzentration, z. B.

von Sauerstoff. In den verschiedenen Stoffwechselfeldern ist die Ordnung der molekularen Bewegungen an die vorentwickelten Strukturen gebunden. Die lokal unterschiedliche Wachstumsgeschwindigkeit beruht zu einem Teil darauf, dass Wachstum Flächenwachstum ist. Was wir als einen lebendigen Körper bezeichnen, ist also immer ein **Flächensystem** mit Reaktionen, die bevorzugt an Oberflächen gebunden sind. Je nach der verschiedenen Lage von Oberflächen (Grenzflächen) kann Assimilation und Dissimilation verschieden schnell „gesteuert" werden. Diese Unterschiede äußern sich in je verschiedener Wachstumsgeschwindigkeit und damit in unterschiedlicher Gestaltung.

Die Wachstumsvorgänge, welche die eigentliche Organogenese bestimmen, werden beim Menschen mit der Gehirnentwicklung eingeleitet. Sie beginnt schon in einem Stadium, wenn die Keimscheibe erst etwa 0,2 mm groß ist. Bereits dann hat die junge Gehirnanlage eine führende Rolle, die sie während der weiteren Differenzierung beibehält und die sich auch später immer wieder erneut als so genannte **Cerebralisation** manifestiert.

Die junge Keimscheibe ist durch ein oberes (stumpfes) Ende ausgezeichnet (Abb. III.17). Diese Stumpfheit – im Gegensatz zu dem haftstielnahen spitzen Ende – weist darauf hin, dass am „freien" Ende der Keimscheibe, das nicht durch den Haftstiel am Chorion fixiert ist, ein schnelleres Wachstum gegen relativ geringeren Wachstumswiderstand möglich ist als im Haftstielbereich. Am freien Ende wölbt sich das Ektoderm kuppenförmig zur frühen Gehirnanlage auf. Diese Kuppe geht mit einem scharfen Absatz in die so genannte Impansionssenke über. Der wachsende Rand der Kuppe an ihrem Übergang in die Senke überrollt diese mehr und mehr (Abb. III.17 und III.18). Dabei entsteht eine fingerförmige Einstülpung, der so genannte **Axialfortsatz**. Im Bereich des Axialfortsatzes findet kaum Wachstum statt. Man kann seine Spitze als Zentrum, gleichsam als den Nullpunkt der Entwicklungsbewegungen der ganzen Keimscheibe bezeichnen.

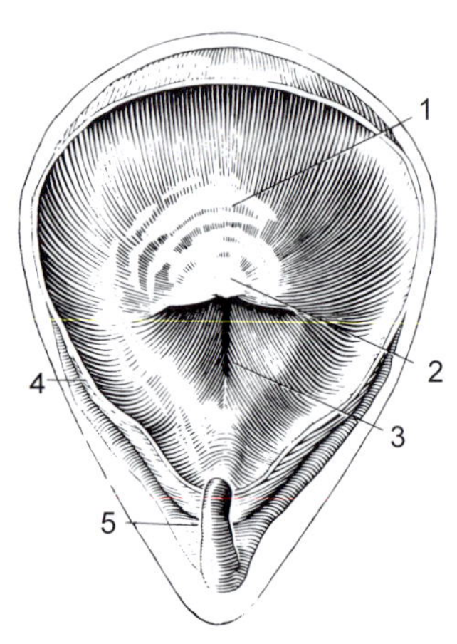

1 Expansionskuppe
2 Umbörderlungsrand
3 Impansionssenke mit Invaginationsrinne
4 Amnionepithel
5 Haftstiel

Abb. III.17 0,23 mm große Anlage des menschlichen Embryo, etwa 14 Tage alt. Rückenansicht (Carnegie Coll. Nr. 10318, Originalrekonstruktion im Deutschen Museum für Medizingeschichte in Ingolstadt).

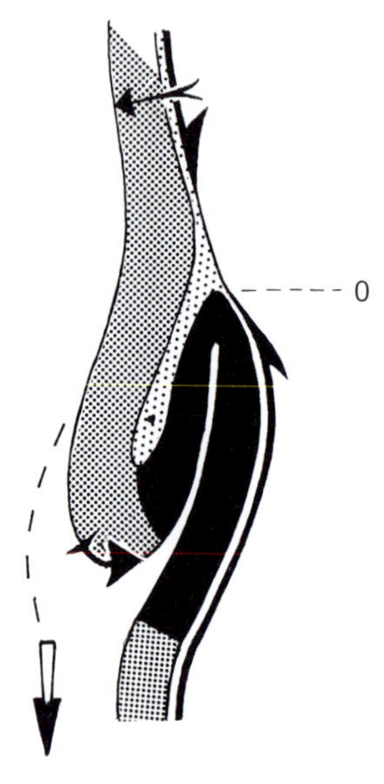

Abb. III.18 Zentraler Ausschnitt aus der 0,23 mm großen Keimscheibe Abb. III.17. Medianschnitt. Bei 0 Spitze des Axialfortsatzes. Die Pfeile deuten Haltefunktionen des Entoderms bzw. Überrollungsbewegungen des Ektoderms an. Der konturierte Pfeil zeigt das Längenwachstum des Ektoderms.

Spemann hat den Entstehungsort des Axialfortsatzes als das „Organisationszentrum" beschrieben. Seine Schüler haben nach einem Organisator gesucht und gehofft, einen chemischen Stoff als Induktor zu finden. Dass diese Suche vergeblich sein musste, hat sich erst gezeigt, als klar wurde, dass es keine Gestaltungsstoffe, sondern unmittelbar nur Gestaltungskräfte gibt.

Durch seinen Wachstumswiderstand „steuert" der Axialfortsatz das Wachstum in der Umgebung. Beidseits von ihm wölben sich die Neuralwülste kammförmig hoch, so dass zwischen ihnen die so genannte **Neuralrinne** entsteht (Abb. III.8). Sie ist ein Symptom des geringen Wachstums im Bereich des Axialfortsatzes. Die Neuralrinne beginnt bei etwa 2 mm großen Embryonen sich zum Neuralrohr zu schließen. Am freien Ende des jungen Embryo, in seinem Kopfbereich, ist das Neuralrohr nach wie vor besonders mächtig, während es in Richtung zum unteren Körperende hin an Umfang abnimmt, sich zuspitzt.

In der Wand des frühen Gehirns ist die Zellvermehrung intensiv. Sie geht mit einem ausgiebigen Nahrungsverbrauch einher. Dadurch entsteht ein Stoffwechselgefälle. Es kommt zu einem Strom von flüssiger Interzellularsubstanz mit Nahrungsstoffen aus dem Haftstielbereich beidseits entlang des Nabelrandes in Richtung zum Gehirn (Abb. III.9). Der Nahrungstransport wird hier zunächst in interzellularen Gewebsspalten geführt, bis diese sich nach einigen Tagen zu Gefäßen differenzieren. Die zuführenden Gefäßanlagen konfluieren im oberen Nabelrand in einem kurzen Sammelrohr unmittelbar unter dem Gehirn, der Herzanlage (Abb. III.10). Die **Herzanlage** ist zunächst eine Interzellularsubstanz sammelnde Gewebsfalte. Ab der 4. Woche führt die Interzellularsubstanz Blutzellen. Das Blut wird vom Herzen aus beidseits der Mundspalte zum Gehirn geleitet und strömt dann vom Kopfbereich aus über die beiden Aortenanlagen seitlich des Neuralrohrs zum Haftstiel zurück.

Die Herzanlage steht so in unmittelbarem Dienst der Gehirnentwicklung. Hier zeigt sich, dass der Körper während seiner Differenzierung das Prinzip der Über- und Unterordnung, also der Ungleichheit benutzt. Je mächtiger das Herz heranwächst, desto mehr führt es, bereits seit der 4. Entwicklungswoche auch zu rhythmischer Tätigkeit befähigt, „Blut" in erster Linie der Gehirnanlage zu. Mit dem intensiven Gehirnwachstum wächst auch das Herz. Das bereits strömende Blut dehnt die Herzwand: Es entsteht ein Dehnungsfeld, in welchem sich die Zellen zu Muskelzellen dilatieren.

Mit seiner Entwicklung unterhalb des Gehirns differenziert sich das Herz als Strömungszentrum des jungen Organismus. So stellt es sich schon vor Beginn der pulsatorischen Herztätigkeit im hämodynamischen Mittelpunkt des Kreislaufs ein. Der hydrostatische Widerstand der Gehirngefäße scheint dem Gefäßwiderstand in der unteren Körperhälfte zu entsprechen. Mit seinem späteren Absinken aus dem Halsgebiet in den Brustkorb wird die „zentrale" Lage des Herzens relativ zu seinem Versorgungsgebiet noch deutlicher.

Sobald das Herz intensiv wächst, entsteht an der Wurzel des Herzens, in einem entwicklungsdynamisch ausgezeichneten Feld, die **Leber**. Sie entwickelt sich im Dienst des Herzens. Denn hier konzentrieren sich die aus dem Haftstiel und aus dem Dottersack zufließenden Nahrungsstoffe und gelangen von hier durch Vermittlung des Herzens zum Gehirn (Abb. III.19).

Nicht nur das Gehirn, sondern auch das wachsenden **Rückenmark** schluckt relativ viel Nahrung. Hier findet man daher in regelmäßigen Abständen, nacheinander (metamer) zahlreiche Äste der jungen Aorten entstehen und so eine dichte Gefäßversorgung bilden (Abb. III.15 und III.19). Die Gefäße versorgen das **Neuralrohr** mit Nahrung, bleiben dabei aber selbst gegenüber dem strömenden Blut im Wachstum zurück. So üben sie einen Wachstumswiderstand gegenüber dem Neuralrohr aus. Die Folge ist, dass je am Ort des Angreifens der **Aortenäste** am Neuralrohr **Rückenmarksnerven** auswachsen, gleichsam „herausgezogen" werden. Die Zahl der Rückenmarksnerven entspricht genau der Zahl der Aortenäste. Erst wenn diese sich gebildet haben, entstehen die Nerven (Abb. III.15). Ihre Entstehung ist also konstruktiv folgerichtig: Dasselbe gilt für die ersten Muskeln, die Anlage der Rückenmuskulatur. Die genannten Aortenäste unterteilen das Gewebe der ihnen anliegenden Körperwand in einzelne Segmente (Abb. III.19). Mit dem Längenwachstum des Neuralrohrs wird der Abstand zwischen den Gefäßen größer, und das segmentierte Gewebe zwischen ihnen, das Kontakt mit den Gefäßwän-

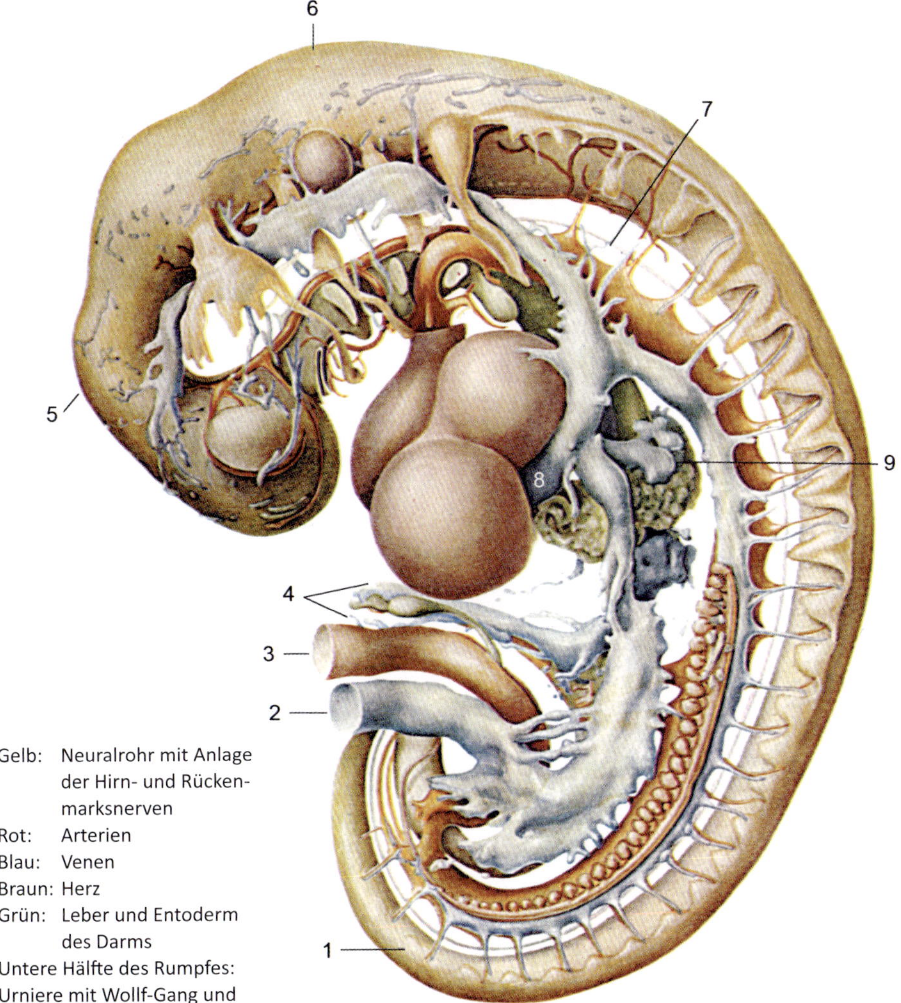

Gelb: Neuralrohr mit Anlage der Hirn- und Rückenmarksnerven
Rot: Arterien
Blau: Venen
Braun: Herz
Grün: Leber und Entoderm des Darms
Untere Hälfte des Rumpfes: Urniere mit Wolff-Gang und perlenförmigen Urnierenbläschen

1 Neuralrohr mit noch eng benachbarter Chorda dorsalis
2 V. umbilicalis
3 A. umbilicalis
4 Leitungsbahnen im Dottersackstiel
5 Scheitelbeuge (Mesencephalon)
6 dünnes Dach des IV. Ventrikels
7 Chorda dorsalis, schon in weitem Abstand vom Neuralrohr
8 linke Venenwurzel des Herzens, in der Tiefe z.T. in der Herzwand gelegen
9 Region der V. omphaloenterica sinistra

Abb. III.19 4,2-mm-Embryo (28 Tage) mit den inneren Organe, die bereits am Ende des 1. Monats sichtbar sind (Schnittserienrekonstruktion).

den hat, wird gedehnt. Gedehntes Gewebe differenziert sich, wie man weiß, überall im Körper nach allgemeinen ontogenetischen Regeln zu **Muskelzellen**. Die Blutgefäße sind also durch ihre Wachstumskräfte an der Gestaltung des Organismus beteiligt.

> Die Beteiligung an der Gestaltung durch Wachstumskräfte gilt für alle Zellverbände in je verschiedener Weise. Sie alle funktionieren entsprechend den Eigenschaften, die sie jeweils in einem bestimmten Entwicklungsstadium besitzen.

Während bisher die Gepflogenheit galt, die frühe Entwicklung des Menschen in den ganzen beiden ersten Monaten phylogenetisch zu deuten, indem gleichnamige Organe je nach ihrer Ähnlichkeit auseinander erklärt wurden, also Herzen aus Herzen, Skelettteile aus Skelettteilen oder Sinnesorgane aus Sinnesorganen, gab das gesammelte eigene Befundmaterial mehr und mehr Anlass, die verschiedenen Organe, die aus ein und derselben Eizelle stammen, miteinander zu vergleichen **(Regionaler Vergleich)**. Auf diese Weise findet man Prinzipien, die es erlauben, **Regeln der Differenzierung** zu formulieren.

Eine entscheidende und prinzipiell wichtige Regel ist die, nach welcher die Richtung der Differenzierung jeweils von außen nach innen zeigt.

> Das Prinzip der gerichteten Differenzierung deckt sich mit der Behauptung, dass nicht – wie oben bereits deutlich wurde – die genetische Information im Zellkern von sich aus die Differenzierung macht, sondern dass Kräfte und Entwicklungsreize vor allem in der extragenetischen Substanz außerhalb des Kerns die einzelnen Differenzierungsschritte veranlassen.

Vergleicht man verschiedene Entwicklungsstadien besonders in den frühen Phasen miteinander, so findet man regelmäßig flä-

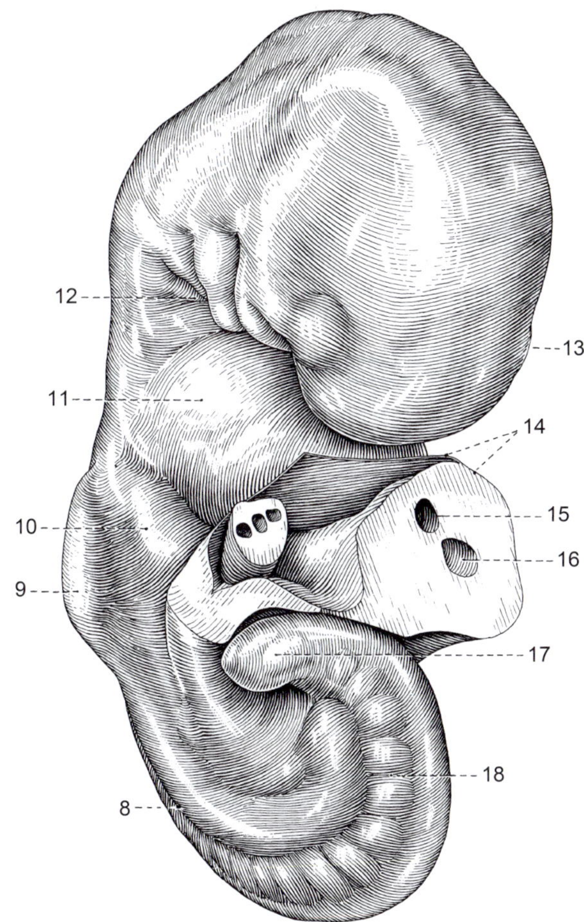

8 Grenze zwischen Rücken und Bauchanlage
9 Armanlage
10 Leberwulst
11 Herzwulst. Über dem Herzwulst deutliche Beugefalten (Visceralbögen)
12 frühe Kehlkopfregion
13 Auge
14 dünner und dicker Teil des Nabeltrichters
15 A. umbilicalis
16 V. umbilicalis
17 Coccyx
18 Segmentationskerbe

Abb. III.20 Embryo Blechschmidt, 4,2 mm, 28 Tage.

chenhafte Vorgänge außen entlang einer freien Oberfläche. Ihre Wirkung schreitet von da aus allmählich nach innen fort. Ein Musterbeispiel für Flächenwachstum und gerichtete Differenzierung von außen nach innen ist die **Extremitätenentwicklung**. Am Ort ihrer Entstehung bildet das Ektoderm der Körperwand eine so genannte Extremitätenfalte (Abb. III.20). Sie ist Folge eines relativ intensiven Flächenwachstums, das dazu führt, dass mit der Zellvermehrung die Oberfläche zu groß wird gegenüber der Unterlage und sich so als Falte hochstülpt. Die epithelialen Zellen an der Oberfläche besitzen wegen ihrer Lage eine zum Fruchtwasser hin freie Oberfläche, an der sie leicht Abbauprodukte abzugeben vermögen. Den tiefer liegenden Zellen gelingt dies nicht so leicht. Die Abbauprodukte werden hier als osmolare Interzellularsubstanz gestaut. Auf gleichem Raum liegen im Binnengewebe deswegen weniger (fermentreiche) Zellen als in der Oberhaut, die fast keine Zwischenzellsubstanz zwischen den Zellen besitzt und daher viel intensiver als das Binnengewebe wächst.

Mit dem Flächenwachstum nimmt die Oberfläche der Extremitätenanlage zu. Die Volumenzunahme bleibt dagegen zunächst gering. Die Falte wird flach und dünn, es entsteht die abgeplattete Extremitätenanlage, nicht in Erinnerung an die Flossen von Fischen, sondern konstruktiv folgerichtig (Abb. III.21). Mit ihrem weiteren Wachstum zieht sie flüssigkeitsreiches Binnengewebe aus der Rumpfwand nach, so dass eine Extremitätenanlage zu Beginn der 5. Woche aus Oberhaut und Binnengewebe besteht. Dann wachsen Blutgefäße ein, denn mit dem intensiven Flächenwachstum der Oberhaut entsteht ein Stoffwechselgefälle, das die Blutgefäße zum Sprossen veranlasst. Die erste Entwicklungsarbeit bei der Differenzierung der Extremitäten wird also vom Ektoderm geleistet. Das dichte Gefäßnetz, das sich entlang der Oberhaut entwickelt, steht im Dienst des Ektoderms und beweist die Wachstumsarbeit der Oberflächenschicht (Abb. III.22). Das Gefäßnetz hat zwei Seiten, eine, die dem Ektoderm zugekehrt ist und den Zellen Nahrung zur intensiven Zellvermehrung liefert, und eine, die der Aufnahme von Abbauprodukten dient, die in der Tiefe des Binnengewebes beim Stoffwechselgeschehen entstehen und von hier aus entsprechend der osmotischen Saugkraft des Blutes in das Gefäßnetz gelangen. Nahrungsabgabe einerseits und Aufnahme von Abbaustoffen andererseits kennzeichnen die räumlich geordneten Stoffwechselbewegungen im Stoffwechselfeld der jungen Extremitätenanlagen.

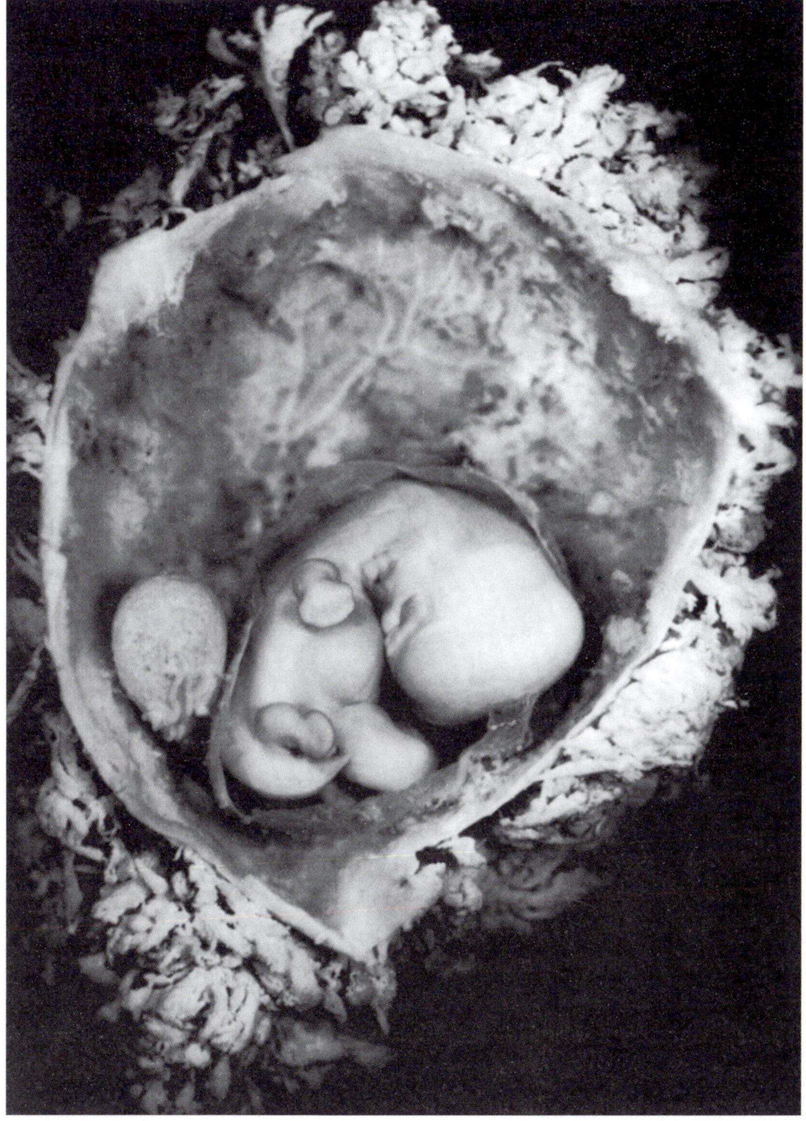

Abb. III.21 12 mm großer Embryo, 6. Woche, mit Amnion, Dottersack und Chorion (Orig.).

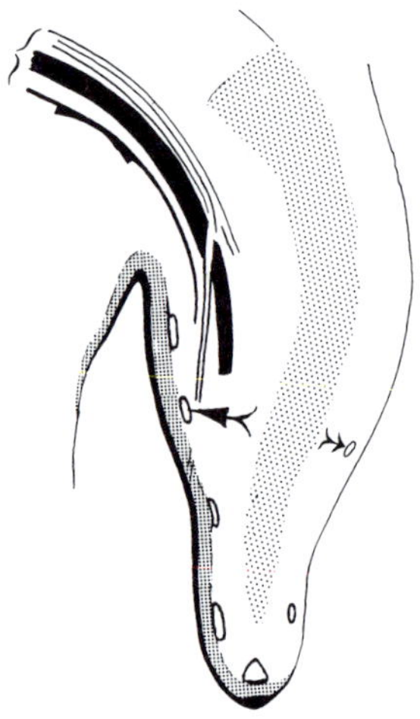

Ringe: Gefäßnetz der Haut
Pfeile: Wasserentzug aus dem Inneren
Locker punktiert: Verdichtungsfeld (vorknorpeliges Armskelett)
Dicht punktiert: dicke Lederhaut
Geschweifte Klammer: Leitungsbahnen mit Haltefunktion des Gefäßbetts

Abb. III.22 Armanlage eines 8 mm großen Embryo, 6. Woche.

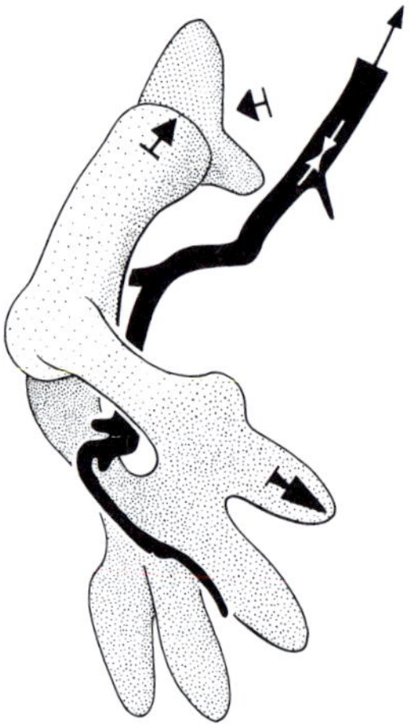

Pfeile mit Querstrich: Stemmkörperfunktion des Knorpels
Konvergente Doppelpfeile: Haltefunktion der Arterien

Abb. III.23 Armskelett eines 10 mm großen Embryo.

Der Wasserentzug aus dem Inneren der zunächst häutigen Gliedmaßenanlage führt hier zu einer engen Aneinanderlagerung (Verdichtung) der Zellen. Dieses Verdichtungsfeld ist die Anlage des **Extremitätenskeletts** (Abb. III.22). Jeglicher Knorpel entsteht in einem derartigen Stoffwechselfeld, in dem durch Wasserentzug und Wachstumshemmung eine Zellverdichtung auftritt. Diese frühen Zellverdichtungen nennen wir **Vorknorpel**. Der Vorknorpel geht allmählich in Knorpel über, sobald die Zwischenzellsubstanz durch Entwässerung mehr und mehr verfestigt und dadurch weniger durchlässig wird. Die relativ schlecht ernährten Vorknorpelzellen in der Tiefe sind nicht in der Lage, sofort ihre Abbauprodukte abzugeben, sondern stauen sie im Inneren der Zellen. Der dabei erhöhte osmotische Druck der Knorpelzellen ist gemessen.

Mit der Stauung von Stoffwechselprodukten in ihrem Inneren quellen die jungen Skelettzellen und werden blasig. Mit ihrem Quellungswachstum üben sie ein Stemmkörperwachstum in bevorzugter Richtung aus. Im Hinblick auf diese Stemmkörperfunktion stellt das knorpelige Skelett den ersten aktiven Bewegungsapparat dar. So wird in deutlicher Abhängigkeit von der Peripherie durch die Gestaltungsarbeit der Oberhaut wie durch eine Matrize das Skelett im Inneren geformt (Abb. III.22 und III.23).

Mit der Verlängerung des Knorpelskeletts entstehen in seiner Umgebung **Dehnungsfelder**. In ihnen werden die Zellen im Zusammenhang mit dem Längenwachstum des Skeletts gedehnt. Derartige gedehnte Zellen differenzieren sich zu **Muskelzellen**. Je nach der lokalen räumlichen Gegebenheit zwischen Skelett und Haut entstehen dickbäuchige oder schlankere Muskeln. Humanembryologisch ist es keine Schwierigkeit, die Muskulatur als Konsequenz aus der Entwicklung des Knorpelskeletts „abzuleiten" (Abb. III.24 und III.25). Weil – wie beschrieben wurde – die Differenzierung im Inneren der Extremitäten eine Folge des Wachstums der äußeren Oberfläche ist, ist die Vorknorpelentwicklung, wie zum Beispiel die Anlage des Armskeletts, phänogenetisch immer von der Haut bestimmt. Unter der häutigen Anlage eines Oberarms wird immer ein Oberarmskelett, unter der häutigen Anlage eines Unterarms darum immer eine Elle und eine Speiche und entsprechende Unterarmmuskulatur angelegt. Nie findet man im Unterarm ein Handskelett oder im Oberschenkel Unterarmmuskeln, obwohl die genetische Anlage (die DNS) in allen Zellen gleich ist.

Das junge Skelett erscheint so als Folge einer Differenzierung mit Richtung von außen nach innen. Es hat von vornherein relativ viele statische Eigenschaften. Schon das Entstehen des Skeletts hat also bereits Skelettfunktion, und zwar beim Menschen eine typisch menschliche.

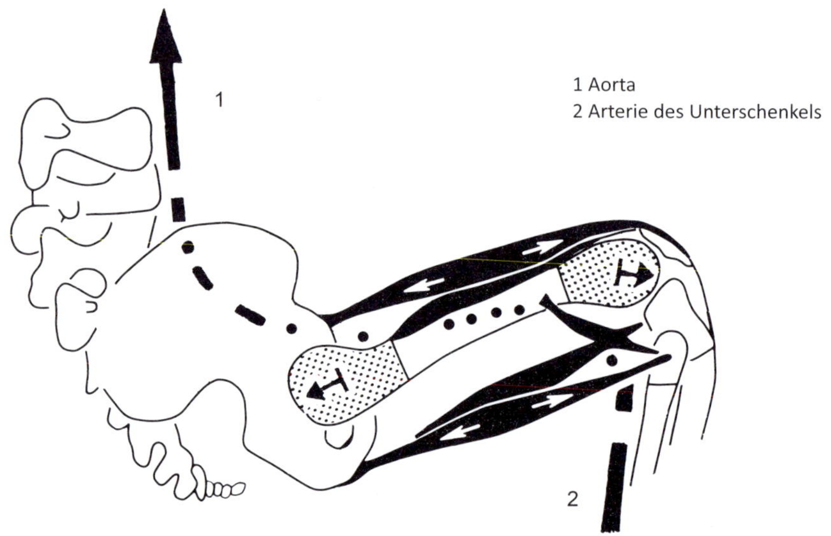

Abb. III.24 Dehnungsfelder im Oberschenkel eines Fetus (5. Monat). Pfeile mit Querstrich: Stemmkörperfunktion des Knorpels. Weiße Pfeile: Wachstumsdehnung in der Streck- und Beugemuskulatur.

Das Prinzip der Differenzierungsrichtung von außen nach innen erlaubt dem Organismus, oberflächlich, wo viel Platz ist, ausgiebige Zellvermehrung in Form von Flächenwachstum, während die Zellen im Inneren weniger Bewegungsfreiheit haben. Das Wort Entwicklung weist nicht auf diese elementare Differenzierungsrichtung hin. Es impliziert vielmehr die Vorstellung einer Ausrollung, eines Sich-Öffnens und vernachlässigt den entscheidenden Prozess einer Verinnerlichung von Prozessen, die oberflächlich beginnen und sich regelmäßig weiter in das Innere fortsetzen.

Wie wir gesehen haben, ist offenbar eine entscheidende Voraussetzung für die Entwicklung der menschlichen Extremitäten die Lage des ursprünglichen Entwicklungsareals. Von der Lage des jeweiligen Stoffwechselfeldes ist seine Form abhängig und von dieser seine Struktur. Das gilt für alle Organe. Man darf formulieren:

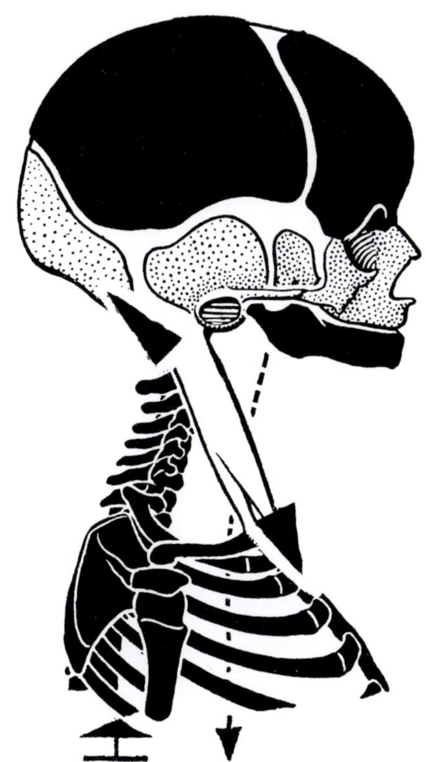

Pfeile unten: Wachstumsdruck und Wachstumszug
Divergente Pfeile im Bereich des schrägen Halsmuskels: Wachstumsdehnung

Abb. III.25 Dehnungsfeld im Halsbereich (Neugeborenes).

> Die (innere) Struktur eines Organs ist eine Funktion seiner (äußeren) Form, und seine Form ist eine Funktion seiner Lage. Die räumlichen Beziehungen zur Peripherie (zur näheren und weiteren Umgebung) und die lokale Abgrenzung des örtlichen Entwicklungsbereichs (Stoffwechselfelds) in einer mehr und mehr prägnanten Form sowie die Differenzierung im Inneren sind also zusammengehörige Merkmale einer organischen Differenzierung. Lage, Form und Struktur sind daher nicht isoliert zu verstehen.

Die Differenzierung von außen nach innen zeigt sich – wie nach dem Gesagten zu erwarten ist – auch in der Gefäßentwicklung und ihrer konstruktiven Bedeutung. Sind die Gefäßstämme hinreichend groß geworden, bekommen sie durch ihren Wachstumswiderstand relativ selbständige Bedeutung als Halteapparate. In dieser Eigenschaft beteiligen sie sich an der Körpergestaltung. Das zeigt sich sehr instruktiv zum Beispiel an der Armentwicklung. Die Wachstumsbewegung der Händchen von der Rumpfseite über den Leber-Herz-Wulst bis in die Mundregion (Abb. III.26) ist unter anderem eine Folge der Gefäßversorgung des Armes. Das Gefäß, das vom Herzen kommend in die Extremität einwächst, bleibt wie alle großen Gefäße sehr bald gegenüber den Zellverbänden in seinem Versorgungsgebiet im Längenwachstum zurück. Dabei wirkt es als Halteapparat, der die Extremität „zü-

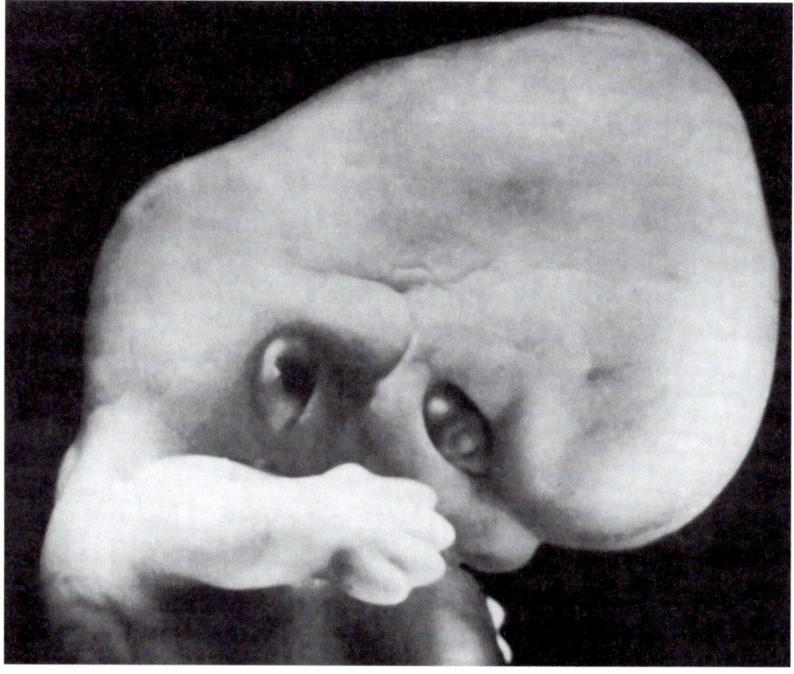

Abb. III.26 18,2 mm großer Embryo, 7. Woche. Am Rand des Handtellers kuppenförmige Anlage der Finger (Orig.).

gelt“. Diese Zügelung funktioniert so, dass das Skelett mit seinem Stemmkörperwachstum das Gefäß flachspiralig umwächst (Abb. III.23) und das Ärmchen sich mehr und mehr mit seinem freien Ende hebt. Analoges gilt für die unteren Extremitäten.

Wenn wir beobachten, dass im II. Monat die Händchen dem Herzen und die Beinchen der Nabelschnur dicht anliegen und berücksichtigen, dass Nabelschnur und Herz intensiv pulsieren – denn das Herz hat nicht nur den kindlichen, sondern auch den plazentaren Kreislauf zu versorgen –, dann dürfen wir folgern, dass Füßchen und Händchen sich jetzt schon mit dem pulsierenden Herzen intensiv bewegen. Das hat sich klinisch bestätigt. Mit den frühen Bewegungen der Extremitäten differenzieren sich die Gelenke. Die Korrelation und Zusammengehörigkeit aller Differenzierungsschritte wird hier sehr augenfällig.

Die Vorentwicklung der späteren Funktionen

Es ist bisher an vielen Beispielen gezeigt worden, dass Entwicklungsvorgänge beim Menschen nicht in rein chemischen Prozessen bestehen, sondern unter anderem immer auch biodynamische Merkmale haben. Das beinhaltet, dass die Bewegungsvorgänge der Differenzierung jeweils gegen Widerstände ablaufen. Damit sind sie Leistungen im Sinn von echter Arbeit. Da sich keine Zäsur während der Entwicklung feststellen lässt, bis zu der etwa ein Embryo noch nicht leistungsfähig sei, sind wir gezwungen, Funktionen im Sinn lebendiger Tätigkeit während des ganzen Lebens anzunehmen. Die Frühentwicklung im I. Monat, die Embryonalentwicklung – Organogenese – im II. Monat und die Fetalentwicklung ab dem III. Monat gehen fließend ineinander über. Leistungen beginnen also nicht erst im Fetalstadium oder gar erst nach der Geburt, sondern bereits mit der ersten Unterteilung des befruchteten Eis.

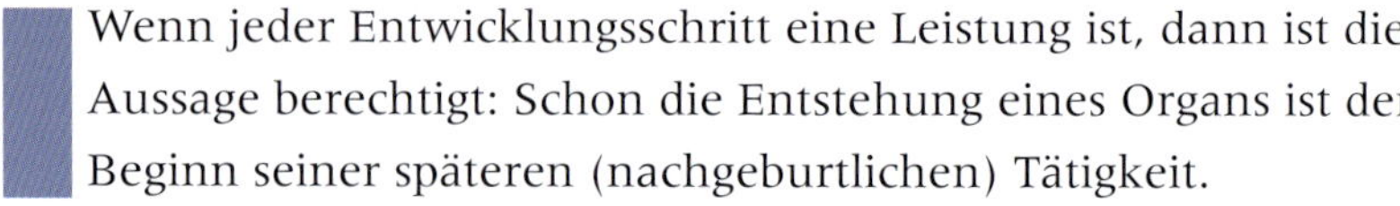

Wenn jeder Entwicklungsschritt eine Leistung ist, dann ist die Aussage berechtigt: Schon die Entstehung eines Organs ist der Beginn seiner späteren (nachgeburtlichen) Tätigkeit.

Alle Frühfunktionen, Grundfunktionen, sind zunächst **Gestaltungsfunktionen**. Die Gestaltungsfunktionen embryonaler Zellverbände und Organe initiieren die Leistungen des Erwachsenen, sie leiten sie ein. Ohne Gestaltungsfunktionen wäre kein Organismus für seine späteren Aufgaben vorbereitet. Sämtliche Organe üben während ihrer Differenzierung Gestaltungsfunktionen aus. Es gibt deshalb keine funktionslosen Organe. Die phylogenetische Betrachtungsweise ist nicht in der Lage, die konkreten Gestaltungsfunktionen von Differenzierungen zu sehen, weil sie Herzen mit Herzen oder Extremitäten mit Extremitäten sowie Gehirne mit Gehirnen vergleicht, aber nicht mit den jeweils vorangehenden Stadien in ontogenetischen Reihen. Ein phylogenetischer Vergleich kann deshalb keine Gestaltungsfunktionen beschreiben. Daher kommt es zu der Hypothese: es gäbe funktionslose, überflüssige Organe, Rudimente aus der Vergangenheit. In der Ontogenese des Menschen zeigen sich jedoch, wie gesagt, keine geschichtlichen Elemente, wie sie beispielsweise als Stilelemente vergangener Epochen in einem Bauwerk zu finden sind. Denn der menschliche Organismus ist ja nicht wie ein solches aus Elementen zusammengesetzt, sondern von Anfang an ein einheitliches Ganzes, das sich nicht mit vorgefertigten Teilen aufbaut, sondern durch Unterteilung differenziert.

Zu den Folgen mangelnder Sachkenntnis gehört hier zum Beispiel die Behauptung, der Mensch habe vorübergehend **Schwimmhäute**. Von Schwimmhäuten beim Menschen zu sprechen, ist irreführend. Was als so genannte „Schwimmhäute" gedeutet wurde, sind dünne Hautstellen zwischen den verdickten Skelettstrahlen im Bereich der Mittelhand, Zonen einer zunächst einheitlichen Handplatte, bevor diese lokal durch Skelettstrahlen verdickt wird. Zu diesem Zeitpunkt gibt es noch gar keine Finger, sondern diese sind erst als winzige Kuppen am Handtellerrand angelegt (Abb. III.26). Es ist ebenfalls ein Irrtum zu meinen, es gäbe beim menschlichen Embryo einen Schwanz. Es gibt zwar ein zugespitztes unteres Körperende, niemals aber einen **Schwanz**, der in der Weise entsteht wie bei schwanztragenden Tieren. Mit der Schwanzbildung beim Menschen hat es, wie gesagt, folgende Bewandtnis. Schon die Keimscheibe ist an ihrem unteren Körperende spitzer als an ihrem oberen. Diese Proportion wandelt sich während der ganzen Embryonalzeit infolge des intensiven Wachstums des Gehirns nur wenig. Sobald das Rückenmark im zweiten Monat relativ zur Oberhaut ascendiert und sich damit aus dem unteren Körperende zurückzieht, kollabiert hier die häutige Körperwand. Beim Menschen wird also das untere Körperende reduziert, dagegen ist der Schwanz die Folge eines appositionellen (Zusatz-)Wachstums (Abb. III.27).

Hier sollen drei Beispiele einer Funktionsentwicklung erörtert werden. Dabei ist es erforderlich, zunächst auf einen grundlegenden wichtigen Entwicklungsprozess kurz einzugehen, auf den so genannten **Descensus (Abstieg) der Eingeweide**. Im Verhältnis zu Rückenmark und Gehirn (präziser: der Spitze der Chorda) verschieben sich im II. Monat die Eingeweide nach unten, während Gehirn und Rückenmark, bezogen auf die Eingeweide, sich mehr und mehr nach oben verlagern, ascendieren. An dem Abstieg der Eingeweide ist das Zwerchfell mit der Leber entscheidend beteiligt. Es löst sich mit seinem kuppelförmigen Abschnitt von der Wirbelsäule und verlagert sich dabei nach vorn, sobald sich die Leber, mit der es verwachsen ist, mit ihrer Vergrößerung abflacht (Abb. III.27 und III.28). Mit dem relativen Abstieg des Zwerchfells senken sich auch das Herz und die Halseingeweide. Die Körperwand im Halsgebiet kollabiert: Der schlanke menschliche Hals entsteht (Abb. I.18).

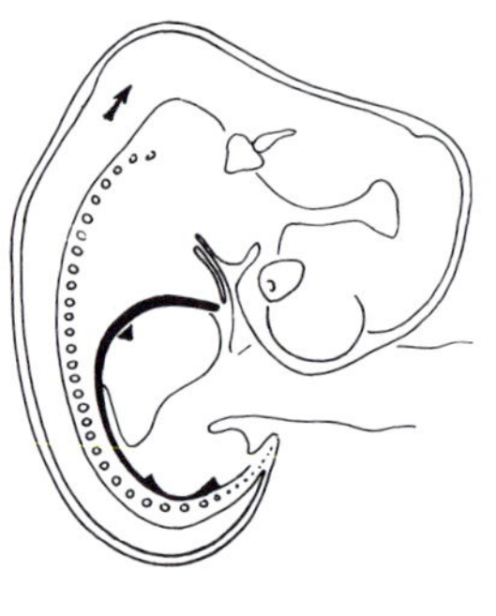

Abb. III.27 7,5 mm großer Embryo, 6. Woche (nach einer Schnittserienrekonstruktion). Dicke schwarze Linie: Zwerchfell mit Haltefunktion (konvergenter Doppelpfeil)
Pfeilkopf: Descensus des Zwerchfells und der Eingeweide
Einfacher Pfeil: Ascensus des Rückenmarks und Gehirns

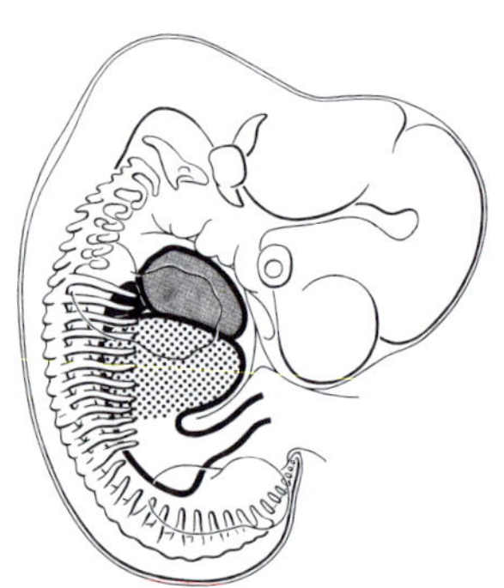

Abb. III.28 10 mm großer Embryo, 6. Woche (nach einer Schnittserienrekonstruktion). Entwicklung der Lunge (schwarz) im Sogfeld zwischen den Wachstumszonen von Leber und Herz. Rippen noch kurz.

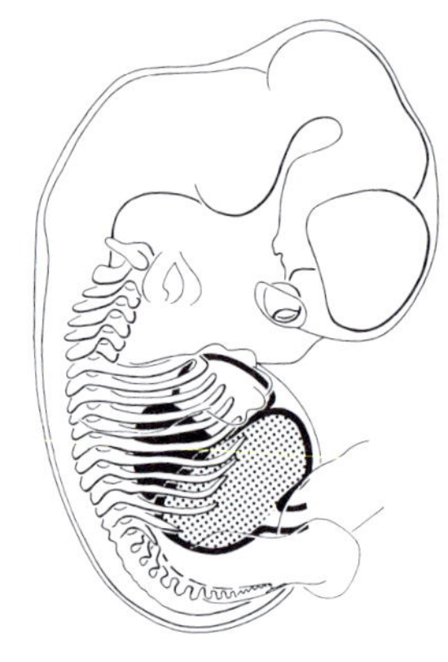

Abb. III.29 17,5 mm großer Embryo, 7. Woche (nach einer Schnittserienrekonstruktion). Brustkorb gegenüber dem Stadium Abb. III.28 vergrößert. Die Wachstumsinspiration ist fortgeschritten.

Sobald bei einem 10 mm großen Embryo Herz und Leber stärker an Umfang zunehmen, vergrößert sich, wie zwischen aufgeblasenen Ballons, der Raumwinkel zwischen ihnen, der Wirbelsäule und der seitlichen Rumpfwand. Die Vergrößerung des Raumwinkels bedeutet die Entstehung eines **Sogfeldes** (Abb. III.28 und III.29). In das Sogfeld stülpt sich zarte Darmwand als Lungenanlage ein. Die Lungenanlage ist **Drüsengewebe**, wie in der Regel jedes Gewebe, das in ein Sogfeld einwächst. Mit der späteren Weiterstellung des Brustkorbs vergrößert sich die Lunge. Sie wird dabei, ähnlich wie beim Atmen, in einen frühen Unterdruckraum hineingesogen. Damit ist die Entstehung der **Lungen** bereits ein sehr differenzierter Beginn der späteren Atemtätigkeit. Ohne die frü-

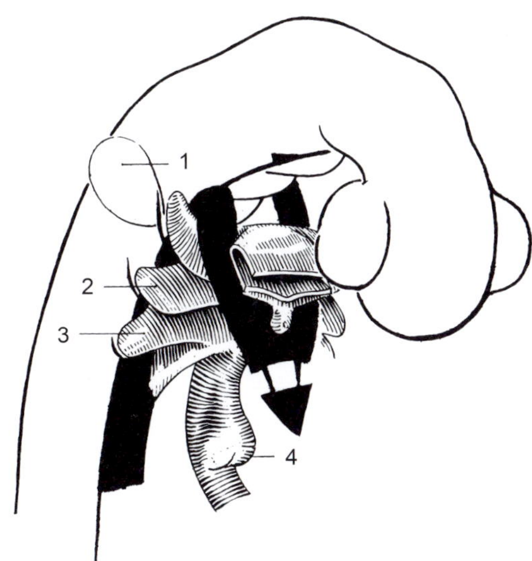

1 Ohrblase
2 zweite Schlundtasche
3 dritte Schlundtasche
4 Entoderm der Lungenanlage

Abb. III.30 3,4 mm großer Embryo, 27 Tage. Entstehung der Schilddrüse im Gefäßwinkel zwischen der rechten und linken ersten Visceralbogenarterie. Der Pfeil zeigt den Descensus der Eingeweide an (Nach einer Schnittserienrekonstruktion).

hen Gestaltungsfunktionen im Brustraum wäre das spätere Atmen nicht möglich. Es ist deshalb, genau genommen, unrichtig, nach der Geburt von einem „ersten" Atemzug zu sprechen. Wenn jetzt zum ersten Mal Luft eingesogen wird, ist dies nur eine Spätfolge von längst vor der Geburt vorregulierten Wachstumsprozessen.

Ein weiteres Beispiel soll die **Schilddrüse** sein. In der 3. Entwicklungswoche sind zwischen dem vom Herzen abgehenden Blutgefäß (der Aorta ventralis) und den zunächst beidseits des Rückenmarks verlaufenden Körperschlagadern Gefäßkurzschlüsse (Anastomosen) gebildet worden, die korbartig den Kopfdarm umschließen. Mit dem Abstieg des Herzens wird der zunächst relativ stumpfe Winkel zwischen den nach beiden Seiten von der ventralen Aorta abgehenden Gefäßkurzschlüssen spitzer. In dem spitz gewordenen Winkel finden wir regelmäßig den Boden des Kopfdarms in Form eines kleinen Blindsacks eingeklemmt (Abb. III.30). Dieser kleine

Blindsack ist die Anlage der Schilddrüse, die mit dem absteigenden Herzen herabgezogen und dadurch schon sehr früh von ihrem Mutterboden abgetrennt wird. Solche Drüsen, die – in einem Sogfeld entstanden – ihren Ausführungsgang verlieren, nennt man später Drüsen ohne Ausführungsgang oder inkretorische Drüsen. Als Drüse ohne Ausführungsgang bekommt die Schilddrüse innige Beziehungen zum Gefäßsystem und wird damit eine Blutdrüse. Als solche wird sie, wie die Klinik gezeigt hat, von Bedeutung für die Intensität des Stoffwechsels. Wenn krankhafterweise Teile des Ausführungsganges einmal erhalten bleiben und zu Fisteln werden, ist das keine Erinnerung an vermeintliche Kiemenspalten, sondern ein Grenzfall der normalen Ontogenese.

Als drittes Beispiel sei hier auf die Funktionsentwicklung der **Nieren** hingewiesen. Auch die spätere Nierentätigkeit ist embryonal durch Wachstums- und Gestaltungsfunktionen vorbereitet. Bei 4 mm großen Embryonen beobachtet man die durch Faltung entstandenen so genannten Urnieren und ihren Ausführungsgang, den Wolffschen Gang. Die Urnieren sind Längsfalten, die mit der Querkrümmung des Embryo konstruktiv zusammenhängen, vorübergehend Gestaltungsfunktionen ausüben und später mit der zunehmenden Vergrößerung der Leber in ihrem oberen Abschnitt wieder zugrunde gehen. 4 mm große Embryonen sind an ihrem unteren Körperende eingerollt. An dieser Einrollung sind das Rückenmark, die Aortenanlagen und beidseits auch noch der Wolffsche Gang beteiligt (Abb. III.31). Wenn jetzt das Rückenmark stärker in die Länge wächst als die Eingeweide, heben sich Wolffscher Gang und Harnblase, in die der Wolffsche Gang mündet – beide geweblich mit dem Haftstiel verbunden –, vom Rückenmark ab. Damit entsteht im Binnengewebe der unteren Körperregion ein Sogfeld zwischen Wolffschem Gang und Rückenmark. In dieses Sogfeld sprossen Zellen aus der Wand des Wolffschen Ganges ein und bilden zunächst als Blindsack die junge Nierenanlage (Abb. III.31). Den Platz für ihre weitere Ver-

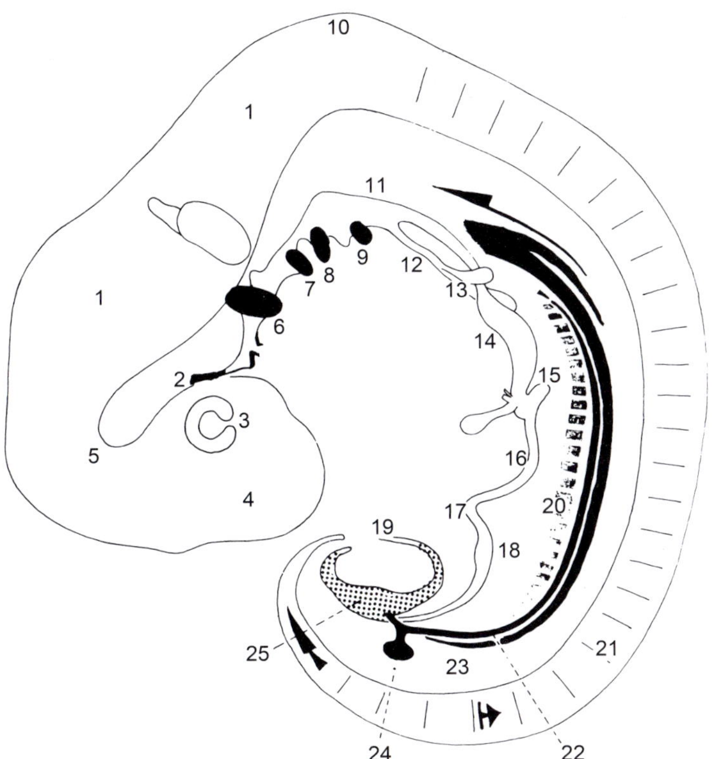

Oberer Pfeil: Zugwirkung der großen Venen
Untere Pfeile: Längenwachstum des Rückenmarks
1 Hinterhirn
2 Hypophyse
3 Auge
4 Vorderhirn
5 Mittelhirn
6–9 Schlundtaschen
10 Nackenbeuge
11 Schlund
12 Luftröhre
13 Lunge
14 Magen
15 Bauchspeicheldrüse gegenüber der Gallenblase
16 Zwölffingerdarm
17 erste Darmschlinge
18 Dickdarm
19 Allantois
20 Urniere
21 Rückenmark
22 Wolffscher Gang
23 Sograum
24 Niere
25 Harnblase

Abb. III.31 6,3 mm großer Embryo, 30 Tage. Entstehungsort der Niere in einem Auflockerungsfeld (23) zwischen dem kurz bleibenden Wolffschen Gang und dem länger werdenden Rückenmark (nach einer Serienschnittrekonstruktion).

größerung erhält die Nierenanlage in dem Sogfeld dadurch, dass sie Flüssigkeit aus ihm als Nahrung aufnimmt und gesammelte Abbauprodukte in ihr Lumen abgibt. So drainiert sie das Sogfeld und leitet Flüssigkeit über den Wolffschen Gang in die Harnblase ... Damit ist schon die Entstehung der Nieren eine Exkretionstätigkeit. Dies mag hier genügen. Einzelheiten sind andernorts publiziert (1978).

An den genannten Beispielen zeigt sich, dass Form und Funktion eng aufeinander bezogen sind.

> Denn Formbildung ist eine Funktion, eine Leistung, die mit dem Entstehen und der Differenzierung untrennbar verknüpft ist. Das ist der Grund, warum im späteren Leben beim Kind und Erwachsenen, alle Organe so erstaunlich „richtig" funktionieren, ein Phänomen, über das wir immer wieder verwundert sind.

Wenn wir von Wachstumsgreifen, von Wachstumsstrampeln und Wachstumsatmen sprechen, deuten wir damit an, dass die späteren spezifischen Leistungen stets Grundlagen im Wachstum haben.

Cerebralisation und Wachstumsfunktionen des Nervensystems

In unseren Befunderhebungen hat sich immer wieder die Dominanz des Gehirns und seine Bedeutung für die Entwicklung der übrigen Organe bestätigt. Mit seiner Entwicklung leistet das Gehirn den Hauptbeitrag zur gesamten Gestaltung des Embryo. Diesen Beitrag nennt man Cerebralisation. Sie ist für den Menschen charakteristisch.

Für das Nervensystem gilt in besonderem Maße, dass es bereits während seiner Entwicklung Leistungen vollbringt. Mit seinen

Wachstumsfunktionen bereitet es seine späteren nervösen Leistungen schon auf frühen Entwicklungsstufen vor. Die Wachstumsleistungen – das lässt sich im Einzelnen zeigen – bestehen in der **Bildung einer hoch komplizierten Wachstumsarchitektur** mit symmetrischen Verschaltungen von Zentren durch Bahnen. Die dreidimensionale Ausrichtung und damit räumliche Verknüpfung der Zentren ist unter anderem eine Folge des dreidimensionalen Wachstums des Gehirns. Das Gehirn hat nicht nur ein intensives Flächenwachstum, sondern auch – lokal verschieden – ein auffälliges Dickenwachstum.

> Dabei gilt auch für das Gehirn, dass die Impulse zur Bildung von Bahnen und Zentren immer von außen, das heißt, von den Innervationsgebieten kommen.

Das ist bereits in den frühesten Stadien der Fall, wenn das Neuralrohr sich zu schließen beginnt. Dann wachsen von den Zellkörpern Fortsätze zur Neuralrohroberfläche. Sie werden zu diesem Wachstum veranlasst, weil hier ihre erste Nahrungsquelle liegt. So beginnt eine frühe Differenzierung in **drei Stoffwechselfelder:**

- in eine zellreiche Schicht entlang des Hohlraums des Neuralrohrs,
- in eine Schicht fast ausschließlich mit Zellfortsätzen entlang des Gewebebettes des Neuralrohrs und
- in eine dazwischen liegende Schicht. Die zuletzt genannte ist die graue Substanz, in der sich die Ganglienzellen bilden.

In der relativ frei beweglichen Kopfregion am Gegenende zur haftstielnahen unteren Körperregion vergrößert sich das Neuralrohr zu einer so mächtigen Gehirnanlage, dass sie nicht nur gegenüber dem Rückenmark, sondern auch gegenüber allen übrigen Organen bis zur Mitte des II. Monats das relativ größte Volumen gewinnt. Ihm dient eine zunehmend mächtige Gefäßversorgung. Sie ist die Folge des starken Nahrungsverbrauchs des wachsenden Gehirns. Dem dadurch entstehenden Stoffwechselgefälle entspricht die frühe Entfaltung des Herzens, die wir schon in der 4. Woche beobachten können. Seine pulsatorische Blutfüllung erscheint als „springender Punkt“, den man in der alten Zoologie beim Herzen von Hühnerembryonen als Punctum saliens bezeichnet hat.

Mit der **Gefäß- und Herzentwicklung** zeigt sich die erste wachstumsfunktionelle Bedeutung der frühen Gehirnanlage. Zugfest an seinen Blutgefäßen verankert, krümmt sich das Gehirn. Hierbei entsteht mit Hilfe der Krümmung die bekannte **Dreigliedrigkeit**, seine Differenzierung in Vorderhirn, Mittelhirn und Hinterhirn. Die Dreigliedrigkeit wird umso deutlicher, je mehr der Widerstand der äußeren Haut das Volumenwachstum des Gehirns einengt. Dabei passt sich das Gehirn den Raumverhältnissen unter der gespannten Kopfhaut an.

Zur Zeit der eigentlichen Embryonalentwicklung, also im II. Monat, nimmt das Gehirn etwa die Hälfte der Gesamtmasse des Embryo ein (Abb. III.32). Während es zusammen mit seinen großen Hirnnerven in Verbindung mit wenigen, aber kräftigen Blutgefäßen zur Entwicklung kommt, wird das **Rückenmark** von relativ kleineren Gefäßästen der Aorta versorgt, die sich in regelmäßigen Abständen am Rückenmark verankern (s. oben). An jeder Gefäßverankerung entwickelt sich, sobald die Gefäße im Wachstum gegenüber ihrem Versorgungsgebiet zurückbleiben und dadurch eine Haltefunktion ausüben, ein **Rückenmarksnerv**.

> Die Zahl der Nerven wird so durch die Zahl der Gefäßverankerungen bestimmt (Abb. III.19). Das ist wieder ein Beispiel dafür, dass die konstruktive Einheitlichkeit des Organismus nie etwa direkt durch Gene hervorgebracht wird, sondern mit Hilfe all der vielen, einzelnen Differenzierungen, die nach und nach in den aufeinander folgenden Entwicklungsphasen entstehen.

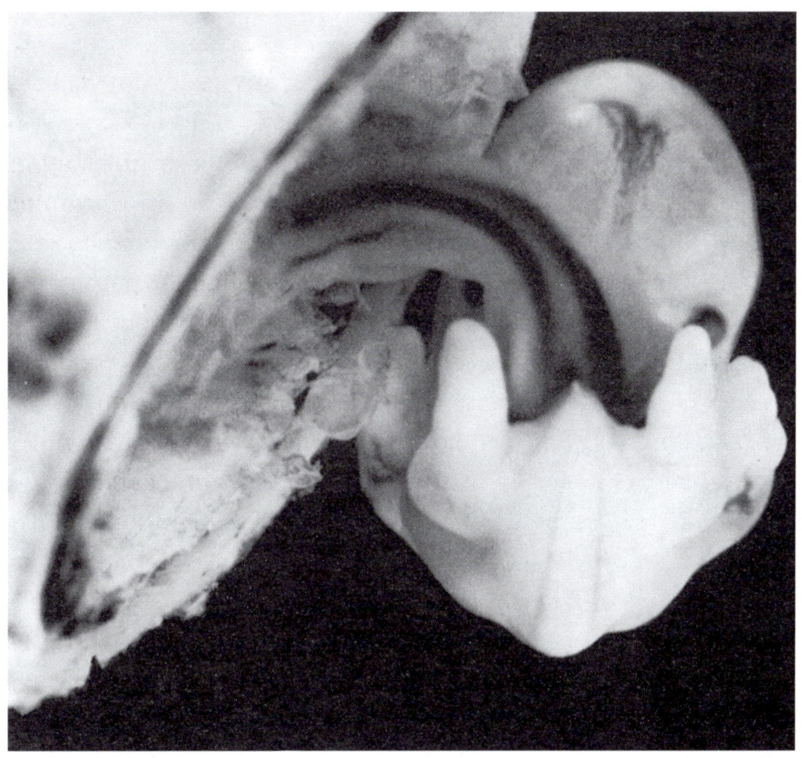

Abb. III.32 16,8 mm großer Embryo mit Nabelschnur und Placenta. Mitte der 7. Woche. Tubenschwangerschaft (Original).

In der Peripherie innervieren die Nerven zunächst nur verdickte Oberhaut und ihre benachbarte erste Muskulatur. Verdickte Oberhaut findet sich in jungen Embryonen regelmäßig in einer ringförmigen Zone, die sich vom Gesicht beidseits über die seitliche Körperwand und über die Leistengegend bis an das untere Körperende erstreckt. In dieser **Ringzone** wird die Körperwand noch vor Ende des I. Monats lokal im Flächenwachstum behindert und daher verdickt, während sie über dem schnell wachsenden Rückenmark und Gehirn sowie über dem mächtigen Herz-Leber-Massiv gedehnt und dünn wird. Die verdickte Körperwand, das heißt das Gesicht, die seitliche Rumpfwand (so genannte Extremitätenleiste), an deren oberem und unterem Ende die Extremitäten entstehen, sowie der äußere Genitalapparat werden zunächst als einzige mit Nerven versorgt. Früher wurde vermutet – da man keine andere Erklärung für die **geordnete Nervenversorgung** hatte –, die Nerven hätten einen „Plan" in ihrem Zellkern und „wüssten" von sich aus, welche Organe sie zu versorgen hätten. Heute hat man begründetere Vorstellungen, nachdem man weiß, dass alle Zellen sich lageabhängig differenzieren. Es gilt auch für die Nerven, dass ihre Anordnung Folge eines lokal unterschiedlichen Wachstums ist. Würden sie nicht schon während ihrer Entstehung durch Wachstumsfunktionen unterschiedlich beansprucht, wären sie später nicht in der Lage, unterschiedliche Leistungen auszuüben. Auch hier sehen wir also wieder eine Funktionsentwicklung.

Im Bereich von **afferenten und efferenten (sensiblen und motorischen) Nervenfasern** sind Stoffwechsel und Stoffwechselbewegungen während des Wachstums ungleich. Als Zeichen dieser Verschiedenheit findet man, dass die Fasern in den Nerven in verschiedene Innervationsgebiete einwachsen.

- Die einen entstehen in Beziehung zu einer im Flächenwachstum behinderten und verdickten Oberhaut,
- die anderen in Beziehung zu spindelförmig werdenden Muskelzellen.

Wir dürfen annehmen, dass die zunächst unspezifischen Nervenfasern erst dadurch sensibel beziehungsweise motorisch werden, dass sie längere Zeit je verschiedene Wachstumsfunktionen ausüben.

Nachdem man weiß, dass verdickte Oberhaut dadurch gekennzeichnet ist, dass trotz intensiven Stoffwechsels bei der Zellvermehrung keine Abbauprodukte zwischen den Zellen gestaut werden, liegt die Annahme nahe, dass Stoffwechselprodukte von den eng aneinander liegenden Zellen abgepresst werden. Wir haben gute Gründe anzunehmen, dass aus dieser Flüssigkeit Substanzen von den wachsenden Nervenfasern aufgenommen und zu ihrem

Spitzenwachstum verwendet werden. **Sensible Nervenfasern** saugen sich danach wahrscheinlich durch Substanzaufnahme an ihr Innervationsgebiet heran. Morphologisch sind sie durch eine besondere Zartheit und Empfindlichkeit ihrer Spitze charakterisiert. Nur die Spitze von Nervenfasern ist fast ringsum von einem innervierbaren Feld umgeben, weil sie immer gleichsam einen Punkt, Zentralpunkt, in einem zur Innervation geeigneten Stoffwechselfeld darstellt. Das Ansaugen und die Aufnahme von Substanzen scheinen im Rahmen ihrer Funktionsentwicklung eine Voraussetzung für ihre spätere afferente Erregungsleitung.

> Handteller, Fußsohlen, Fingerbeeren oder Gesichtsregion werden nach dieser Vorstellung nicht deswegen gut mit Nerven versorgt, weil das nützlich wäre, da diese Hautbezirke beim Erwachsenen besonders sensibel sein müssten, sondern weil hier in der Embryonalzeit besondere Wachstumsreize vorliegen.

Besondere Wachstumsbedingungen finden wir auch bei den **motorischen Nervenfasern**. Zellen, die zu Muskelzellen heranwachsen, werden während ihrer Frühentwicklung zunächst gedehnt. Sie werden länger und damit zu ihrer späteren Leistung als kontraktile Fasern vorbereitet (wachstumsfunktionelle Grundlagen der späteren Muskeltätigkeit). In Dehnung befindliche Zellen entwickeln in ihrem Inneren ein **Sogfeld**. Dieses vermag junge Nervenfasern anzuziehen. Wir können nicht ausschließen, dass dabei Substanzen aus Nerven in die Muskelzellen abgegeben werden. Dass die Nervenfasern später mit breiter Endplatte an Muskelzellen enden, würde auf diese Weise entwicklungsdynamisch ebenso verständlich wie der Befund, dass später bei jeder motorischen Erregung Überträgersubstanzen in die Muskelzellen eintreten. Die Richtung der Erregungsleitung wäre danach bereits wachstumsfunktionell bestimmt.

Nervenfasern sind also nicht von vornherein sensibel oder motorisch und finden nicht von sich aus den Ort, wo sie innervieren „sollen". Sondern es sind Bahnen, die erst dadurch sensibel und motorisch werden, weil sie im Wachstum verschiedene Beanspruchung erfahren. Wenn die Entstehung der Nerven durch Wachstumsvorgänge peripher vom Zentralnervensystem veranlasst wird, wie wir gesehen haben, dann bedeutet das, dass das **Gehirn** über die Nerven von den Wachstumsvorgängen informiert wird. Damit scheint die Vorstellung berechtigt, dass schon in den Frühphasen der menschlichen Entwicklung eine Integrationstätigkeit des Gehirns geschieht, das heißt eine seiner wichtigsten Funktionen, die Verknüpfung der verschiedenen Reize, eingeleitet wird. Wenn man die Integrationsfähigkeit des Menschen als ein Merkmal geistiger Tätigkeit betrachtet, so scheint schon die Frühentwicklung des Gehirns auf geistige Funktionen ausgerichtet, ja bereits eine geistige „Tätigkeit" zu sein.

Nach der Entwicklung zu urteilen, ist sicher, dass die **Bilateralsymmetrie**, besonders des Großhirns, eine wichtige Bedeutung haben muss (Abb. III.33). Die bilaterale Wachstumsarchitektur des Gehirns macht es möglich, dass sowohl die Information, die das Gehirn erhält, als auch die, die es gibt, immer doppelseitigen Bezug haben. Die normale bilaterale Entwicklung des Gehirns schließt eine Zentrenlehre etwa im Gallschen Sinn aus und verlangt als ursprüngliche Gehirntätigkeit eine regelmäßige „Vergleichstätigkeit" des Gehirns mittels rechts- und linksseitiger Funktionen anzunehmen. Als körperliche Geste drückt sich diese Vergleichstätigkeit des Gehirns aus, wenn wir den Kopf hin und her wiegen, um ein Problem zu erwägen, das heißt, es von einer Seite zur anderen zu verlagern, um so gleichsam abzuwägen.

Es wurde oben bereits bemerkt, dass bei den frühen Differenzierungsbewegungen zwei Grundvorgänge besonders bedeutsam sind:

- ein Aufstieg des Gehirns und Rückenmarks relativ zu den Eingeweiden
- und damit ein Abstieg der Eingeweide relativ zum Gehirn.

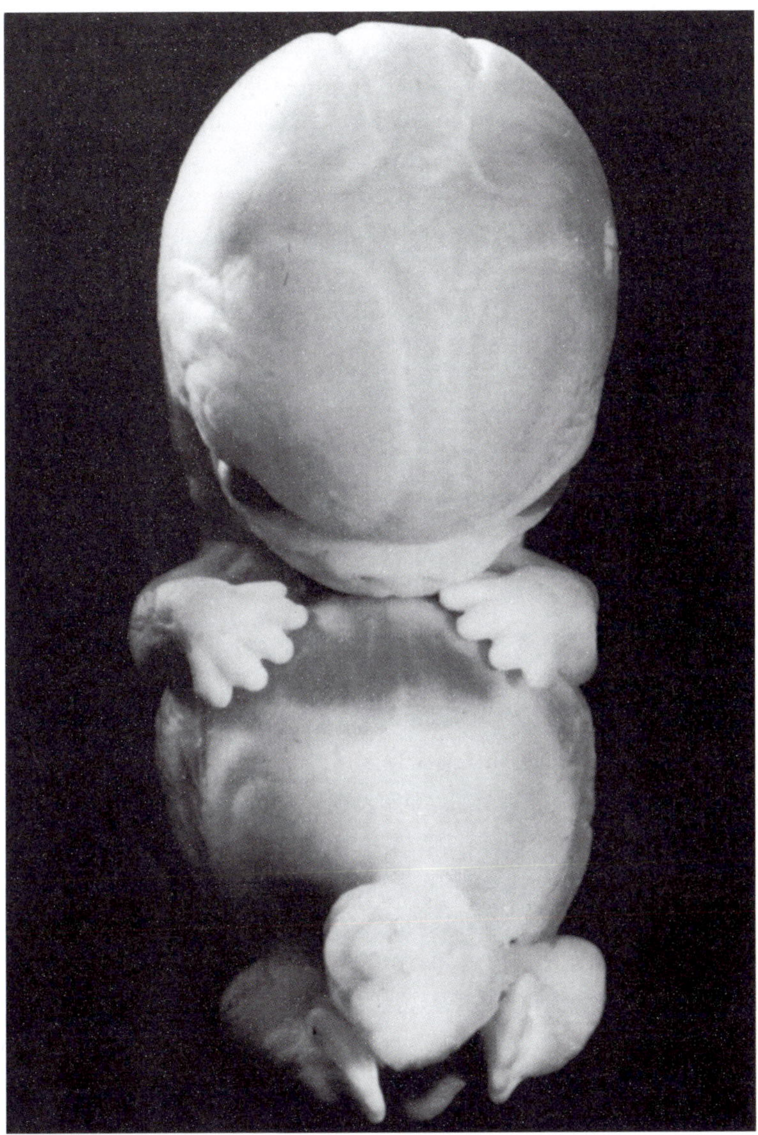

Abb. III.33 Embryo 17 mm, Mitte der 7. Woche. Deutliche Knickfurche über der Nasenwurzel. Durch die Haut des Oberkopfes sind die beiden Großhirnhemisphären sichtbar (Original).

Ausdruck – gleichsam ein Messgerät dieser konträr gerichteten Entwicklungsbewegungen – während der Cerebralisation ist das embryonale Antlitz. Es ist infolge der frühen Krümmung des Neuralrohrs bei 2–3 mm großen jungen Embryonen als charakteristisches **Quergesicht** zwischen Gehirn und Herz angelegt und bleibt bis etwa zur Mitte des II. Monats ein relativ schmaler Querstreifen an der Basis des mächtigen Oberkopfes (Abb. III.34). Erst danach wird es, wenn der Abstieg der Eingeweide relativ zum Gehirn bei etwa 20 mm großen Embryonen hinreichend ausgiebig wird, zum **Langgesicht**. Die allmählich zunehmende Längsausrichtung des Gesichtes zeigt sich markant in dem typischen Schlankwerden der menschlichen Nase. Sie gewinnt im Zusammenhang mit der Cerebralisation zwischen aufsteigendem Gehirn und absteigendem Herzen erst allmählich Raum zu ihrer Entwicklung (vgl. Abb. III.35 und III.36).

Das Schmalwerden des Gesichts manifestiert sich in dem zunehmend nach vorn gerichteten Blick, der für den Menschen charakteristisch ist. Die menschliche Blickrichtung ist ein unmittelbarer Ausdruck der Cerebralisation. Noch bei 16–17 mm großen menschlichen Embryonen ist das Gesicht zwischen dem wachsenden Gehirn und dem mächtigen Herzwulst eingeengt und daher breit. Der Abstand der Augen und der Naseneingänge ist weit, die Mundspalte quer gestellt. Während das Vorderhirn intensiv wächst, kippt es mit dem Oberkopf über die Nasenwurzel. Dabei entsteht hier am oberen Rand der Nasenwurzel zwischen den beiden Augen eine Knickfurche (Abb. III.33). In ihr wird – zwischen der vorgewölbten Stirn und der Nase – das Gewebe eingeengt und damit im Wachstum behindert. Es wird zwischen den rechten und linken Augenlidern, in die es beidseits ausstrahlt, gestrafft und bildet einen Strang, der die Lider und damit die Augen selbst zugfest miteinander verbindet. Dieser Strang hält die Augen zäh an ihrem embryonalen Platz. Die zugfeste Verbindung ist die unmittelbare Ursache dafür, dass mit dem Breiterwerden

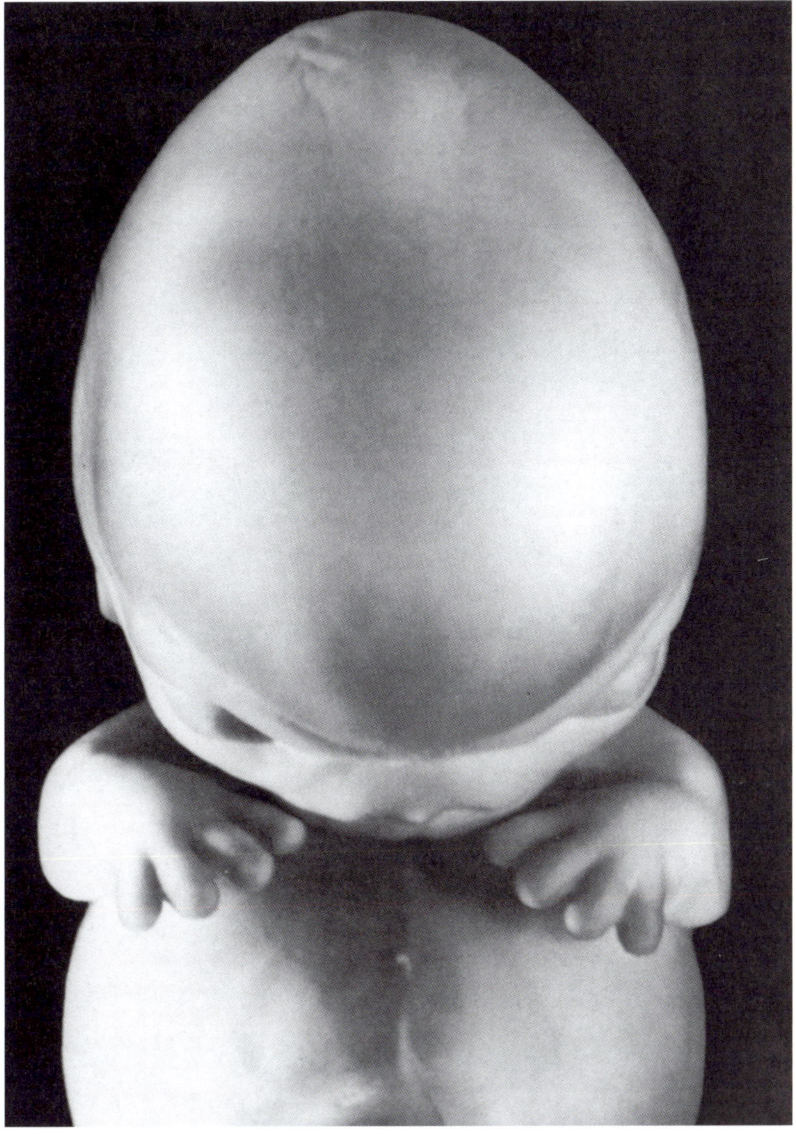

Abb. III.34 Gesicht eines 21 mm großen Embryo. Noch kurzes Breitgesicht. Händchen schon nahe am Mund (Original)

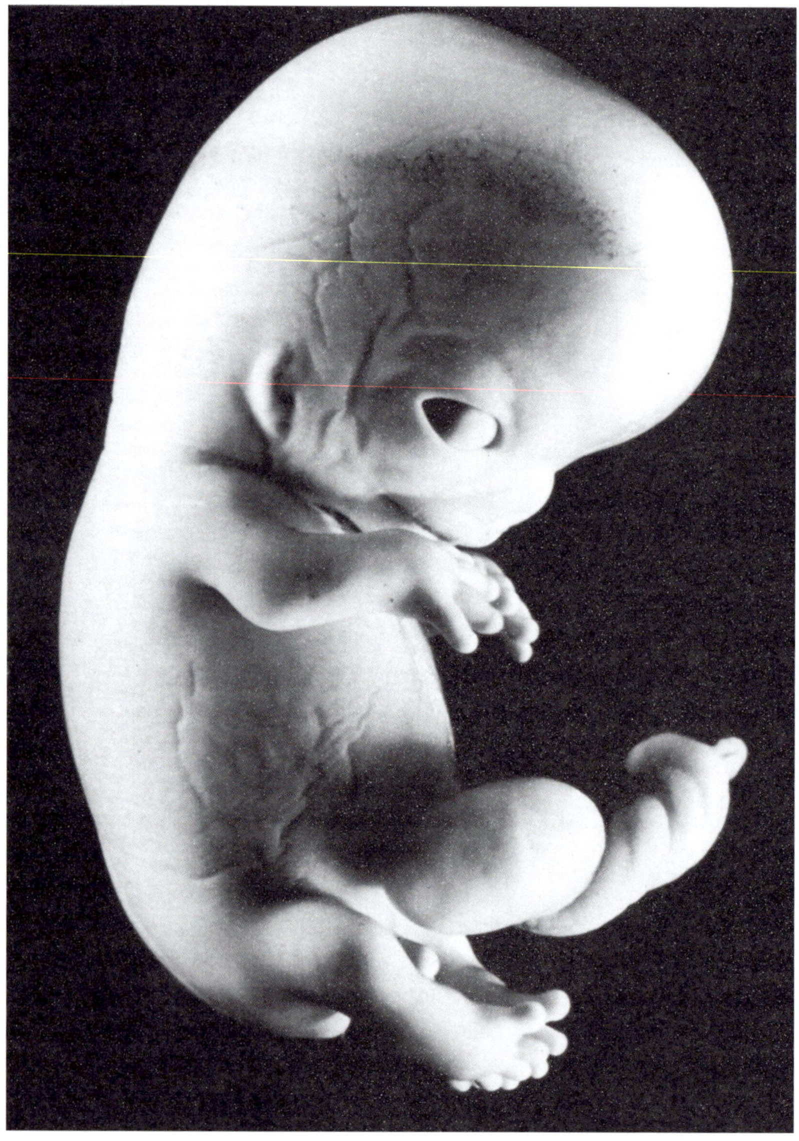

Abb. III.35 Embryo 23,6 mm, 8. Woche (Original).

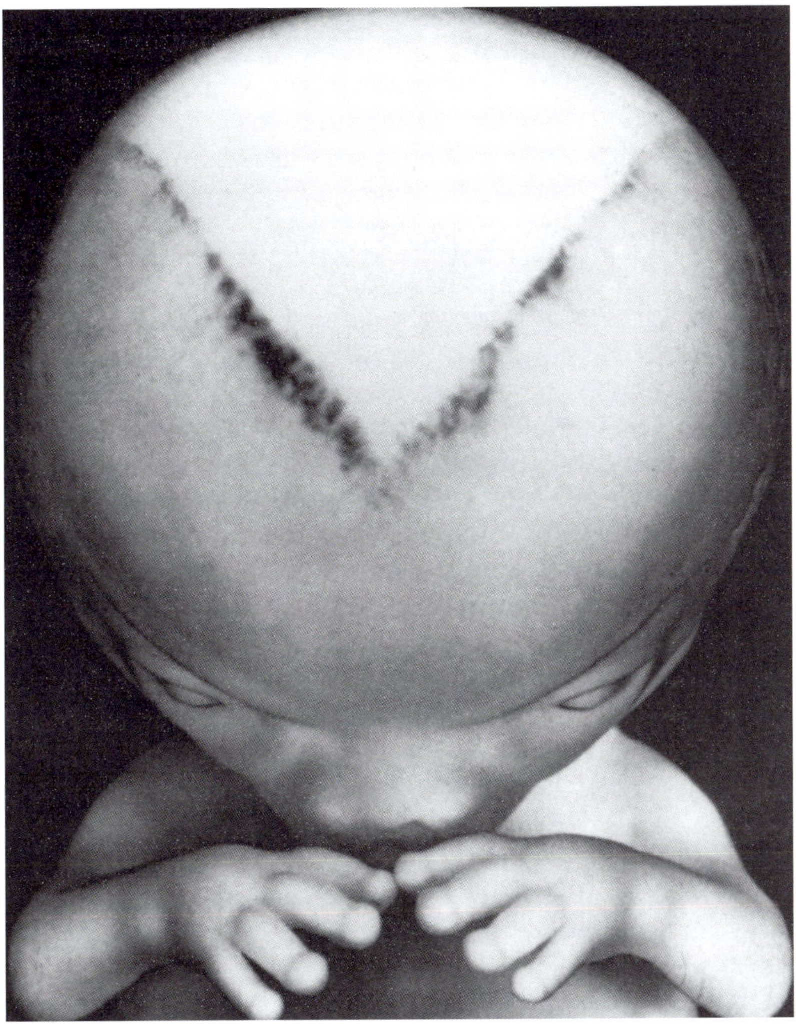

Abb. III.36 29 cm großer Embryo, Ende des II. Monats. Entstehung des Langgesichts mit langem Nasenrücken. Gefäßgrenze entlang der noch dünnen Haut des Oberkopfs. Händchen, mit Anlage der Nagelglieder, nahe am Mund gehalten (Original).

des Hinterhaupts infolge des mächtigen Wachstums des Schläfenhirns der **Augenabstand** fast nicht zunimmt, so dass der Blick allmählich mehr und mehr nach vorn gerichtet wird. Der typisch menschliche Blick steht also in direkter Beziehung zur Gehirnentwicklung. Er ist eine der vielen Folgen der für den Menschen charakteristischen Cerebralisation. Durch die Blickrichtung nach vorn wird der Blick schon lange, bevor die eigentlichen visuellen Funktionen der Augen beginnen, in den Wirkungsbereich der Hände gelenkt (Abb. III.36).

Physiognomiker verstanden schon früher den menschlichen Gesichtsausdruck als Zeichen eines Zusammenspiels von Gehirn und Herz. Sowohl die Ratio als auch die Emotion vermögen sich im Mienenspiel zu äußern. Maler und Bildhauer der Renaissance haben das Antlitz des Menschen mit aller Eindringlichkeit darzustellen versucht und damit die ganze Persönlichkeit zum Ausdruck gebracht. Die Frage mag erlaubt sein, ob der moderne Verzicht auf Darstellung von Gesichtern in der Kunst vielleicht ein Zeichen dafür ist, dass Persönlichkeit, Individualität nicht mehr anerkannt wird?

Die Cerebralisation äußert sich unter anderem auch in der **Schädelbildung** und im aufrechten Gang. In Anpassung an den geringsten Widerstand wächst das Gehirn antibasal am schnellsten. Entsprechend seiner Vorentwicklung ist es mit kräftigen Leitungsbahnen nur basal in der Augen- und Ohrregion mit dem Gesicht verbunden. Das hat zur Folge, dass das Gehirn mit seiner Vergrößerung vorn, seitlich und hinten das basal unterliegende Gewebe überwächst. Dieses wird gestaucht und damit im Flächenwachstum behindert. Es entsteht hier ein **Verdichtungsfeld**, in dem sich über Vorknorpel die knorpelige Schädelbasis entwickelt. An ihrem Rand bilden sich nach den Regeln der Knochenentwicklung als extreme Verdichtungen frühe Knochenherde **(Anlage des Schädeldachs)**. Sie wachsen fächerförmig durch strahligen Anbau von Knochenbälkchen in dem Maße, als das

Gehirn sich in seinem Volumen vergrößert. Damit wird angezeigt, dass das Gehirn der Gestaltungsapparat auch des Schädels ist.

Die charakteristische Gehirn- und Schädelentwicklung beim Menschen ist eine wichtige Voraussetzung für den **aufrechten Gang**. Es gibt keine zwingenden Befunde dafür, dass der Mensch zur Bewältigung ihm gestellter Aufgaben sich ein entsprechend großes Gehirn erworben habe, sondern umgekehrt: Mit der Entwicklung eines typisch menschlichen Gehirns ist der Mensch in der Lage, sich erfinderisch zu verhalten. Analoges muss auch für den aufrechten Gang gelten. Lorenz trifft den Sachverhalt nicht, wenn er schreibt:

> *„Es kann kein Zweifel bestehen, dass das Größerwerden der Gehirnhemisphären ... in dem Zeitpunkt eingesetzt hat, in dem die Fulguration des begrifflichen Denkens ... erworbene Eigenschaften vererbbar macht. Dies muss einen mit der Plötzlichkeit der Fulguration einsetzenden Selektionsdruck in der Richtung einer Vergrößerung der Hemisphären bewirkt haben."* (Lorenz, 1973)

Bis heute ist eine Vererbung erworbener Eigenschaften nicht nachgewiesen. Jedoch ist nicht auszuschließen, dass in langen Zeitläufen gegebenenfalls neue Situationen Anlass dafür werden können, von vorhandenem Erbgut neuartigen Gebrauch zu machen. Sicher ist außerdem, dass die Realität menschlicher Leib-Seele-Einheit verlangt, Entwicklung der Denkfähigkeit und Gehirnentwicklung nicht in kausaler Abhängigkeit, sondern in einem immanenten Zusammenhang zu sehen.

Im Zusammenhang mit dem aufrechten Gang stehen folgende Befunde: Das beim Menschen intensiv wachsende Gehirn vergrößert sich während der Fetalzeit speziell im Bereich der Großhirnhemisphären. Diese wachsen sowohl nach hinten als auch nach oben. Mit ihrem Wachstum vergrößert sich allmählich das Hinterhaupt. Zwischen ihm und der Wirbelsäule vergrößert und verbreitert sich der Kopf-Nacken-Winkel so sehr, dass mit der Verlängerung der Wirbelsäule eine kräftige Nacken-Rücken-Muskulatur entsteht. Sie hilft, dass der Embryo sich aufrichtet. Damit ist auch der aufrechte Gang Zeichen der Cerebralisation und schon embryonal vorbereitet.

Die Bedeutung der Cerebralisation finden wir auch in der für den Menschen typischen **Zungenentwicklung**, die eine der wichtigen Voraussetzungen der charakteristischen Sprachbildung ist. Wir wollen hier nicht den riesigen Komplex der Sprachentwicklung behandeln, sondern nur eine von vielen Voraussetzungen dazu ins Augenmerk nehmen, nämlich die Zungenentwicklung im Zusammenhang mit der Cerebralisation. Die Entstehung der menschlichen Zunge dokumentiert bereits Vorfunktionen des Sprechens.

Bezeichnend für die menschliche Zunge ist ihre diffizile Beweglichkeit. Hier ist folgende komplexe Differenzierung nachweisbar. Mit dem Vornüberbeugen des Embryo wird der Kopfdarm gekrümmt. Im Zusammenhang mit seiner Krümmung wird bei einem 7 mm großen Keimling die dem Gehirn benachbarte Wand des Kopfdarms im Flächenwachstum dünn (gedehnt). Das Epithel im Bereich des Mundbodens dagegen wird im Flächenwachstum behindert und zur epithelialen Zungenanlage verdickt. Je größer der Kopfdarm wird, desto größer wird die Zungenanlage. Das verdickte Epithel der Zungenanlage wird schon frühzeitig intensiv sensibel innerviert. Eine dichte Innervation versorgt auch die wachsende Muskulatur der Zunge. Sie entsteht aus Binnengewebszellen unter dem hochgewölbten Zungenepithel. Diese Zellen werden (im Inneren der Zunge) mit dem Längenwachstum der Zungenanlage längs gedehnt. Danach werden jüngere Zellen mit dem Breitenwachstum des Kopfdarms und der Zunge quer zur Längsrichtung der Zunge dilatiert und noch später werden dann Zellen allmählich senkrecht zu diesen beiden Systemen gedehnt. Alle dilatierten Zellen zusammen bilden das Gitterwerk der **Zungenmuskulatur**. Wegen der Vielzahl ihrer sensiblen und motorischen Nervenfasern wird die Zunge zu einem besonders „nervösen" Organ. Sie wird zu einem besonderen Wirkungsfeld des Gehirns. Die Fähigkeit zu hochgradig cerebral gesteuerter Tätigkeit der Zungenmuskulatur ist eine der frühen Äußerungen der menschlichen Cerebralisation. Nur der Mensch ist zu einer hochgradig differenzierten Sprache befähigt. Schon die Entwicklung der Zunge ist eine Voraussetzung und Einleitung der späteren Sprechtätigkeit. Mit ihrer Funktionsentwicklung wird das Sprechen morphologisch erkennbar vorbereitet. Das Sprechenlernen als Ausdruck geistiger Tätigkeit macht nur komplett, was schon durch die Frühentwicklung angebahnt wurde.

In engem Zusammenhang mit der Gesichtsbildung erfolgt die frühe **Entwicklung der oberen Extremitäten**. Sie korrespondiert gleichsam mit der Gesichts- und Zungenentwicklung: In beiden Entwicklungsarealen ist die Masse der Nerven kräftiger als in der übrigen Rumpfregion. Schon bei 10–15 mm großen Embryonen sind kräftige Nervenfaserbündel in den Armanlagen zu finden, die den Hauptteil ihres Volumens ausmachen. Sie enthalten sowohl sensible als auch motorische Bahnen. Die Beanspruchung dieser Nervenfasern beim Wachstum des Arms führt nachgewiesenermaßen dazu, dass sich im Gehirn Zentren und damit Verschaltungen für die Sensibilität und Motorik im Armbereich bilden. Wachstumsbewegungen in der Peripherie und Hirnentwicklung zentral sind hier aufs Engste korreliert. Sensibilität, Motorik und Verschaltung sind wieder ein Beispiel für eine dreiteilige Differenzierung.

> Das embryonale Wachstum initiiert die späteren Greifbewegungen. Man beobachtet, dass kleine Kinder früh versuchen, Dinge anzufassen, in die Hand zu nehmen und in den Mund zu stecken. Dieser „Instinkt" wird durch das Wachstumsgreifen vorbereitet. Es scheint, dass ohne das körperliche „Greifen", „Han(d)tie-

ren" ein geistiges Be"greifen" nicht zur Entwicklung kommt. Erst später können gegenständlich ergriffene Dinge, die mit der Hand „gefasst" wurden, auch im geistigen Sinne „aufgefasst" werden.

Was wir beim Menschen als Wachstum bezeichnen, leitet seine spätere Tätigkeit ein. Wenn wir beim Ausgewachsenen konträr bald mehr eine sprachlich-geisteswissenschaftliche, bald mehr eine handwerklich-naturwissenschaftliche Bewusstseinslage finden, so ist dieses erstaunliche Phänomen durch die frühe Gesichtsentwicklung einerseits und die besondere Entwicklung der oberen Extremitäten andererseits schon frühembryonal vorbereitet.

Was wir beim Erwachsenen Tätigkeit im Sinne von **geistiger Tätigkeit** nennen, ist also nicht eigentlich etwas Neues, sondern nur die Verdeutlichung einer geistigen Tätigkeit, die schon in den Anfängen der Entwicklung verwurzelt ist.

Die Beteiligung schon des frühembryonalen Gehirns an den Wachstumsvorgängen des ganzen Organismus besteht zunächst in einer somatischen Integrationstätigkeit, mit der periphere Differenzierungen im Gehirn vermerkt und reguliert werden. Diese Integrationstätigkeit ist gleichsam der Ansatz der späteren höheren geistigen Tätigkeit des Menschen, die ja unter anderem auch ein Vermerken und Integrieren von leiblich-seelisch geistigen Prozessen ist. Dem Menschen früherer Zeiten war die überragende Tätigkeit des Gehirns intuitiv immer bekannt. Erzähler, Maler und Bildhauer stellten den Kopf und das Antlitz, das Portrait, als Verkörperung des Menschen und seiner geistigen Tätigkeit dar. Immer wieder wurde bei allen Völkern der Kopf künstlich durch Schmuck oder durch eine besondere Haartracht betont. Die Krone galt schon in Frühkulturen als Zeichen einer mit geistiger Bedeutung verbundenen Macht. Das Wissen von der integrierenden Tätigkeit des Gehirns, das hier zum Ausdruck kommt, bestätigt ein Vorbewusstsein von der Einheitlichkeit des Organismus im Rahmen einer geistigen Ganzheit.

Die Immanenz des Geistigen

In fast allen Diskussionen, die sich mit dem Menschen und seiner kulturellen Stellung beschäftigen, begegnen wir heute zwei konträren Auffassungen. Nach der einen ist der Mensch individuelle Person und nach der anderen ausschließlich ein natürliches Produkt der Evolution. Die Alternative ist also: Entweder hat der Mensch Anteil an einer vorgegebenen Ganzheit, oder aber er ist nur ein Sonderfall molekularer Prozesse. Entweder ist der Mensch als Person zu freien Entscheidungen befähigt, oder er ist ein un-selbst-ständiges, manipulierbares Glied der Gesellschaft.

Da beim Erwachsenen eine Geist-Seele als Träger der Individualität angenommen werden muss und da wir außerdem keinerlei Zäsur zwischen den einzelnen Entwicklungsstadien finden, so haben wir eine Geist-Seele auch schon mit der Befruchtung als gegeben anzusehen und damit bei allen Prozessen geistige Merkmale zu postulieren. Die körperlich-geistige Ganzheit und damit die wesentliche individuelle Eigenart eines Menschen ist seit Beginn seiner Entwicklung Realität.

Wenn wir den Erwachsenen als Person achten, dann muss, nach dem Prinzip von der Erhaltung der Individualität das gleiche auch für das Kind und für das Ungeborene gelten. Man kann also nicht etwa von einer Vorstufe des menschlichen Lebens in der Ontogenese oder von werdendem Leben sprechen. Wenn auch der Embryo auf seine mütterliche Umgebung angewiesen ist, so ändert dies nichts daran, dass er in seiner individuellen Eigenart anerkannt werden muss. Hiermit werden wir veranlasst, junges menschliches Leben schon pränatal in seinen Anfängen zu behüten. Denn Entwicklung ist nicht von Stadium zu Stadium ein akzidentelles Hinzukommen im Sinn eines Fortschritts vom Einfachen zum Komplizierten, sondern jeweils die Differenzierung eines schon vorgegebenen einheitlichen Ganzen.

Alle Frühfunktionen sind bereits Verhaltensweisen, die deutlich eine menschlich-psychische Eigenart haben. Wenn wir daher von Wachstumsgreifen und Wachstumsstrampeln, von Wachstumshaltung, von frühen Atembewegungen und anderen frühen Lebensäußerungen sprechen, dann deuten wir damit an, dass die Entwicklung nicht rein somatisch zu beurteilen ist, sondern auch als Ausdruck des Lebendigen und Psychischen und damit des ganzen Menschen interpretiert werden muss.

Menschliche Entwicklung ist eine Wirklichkeit, die daher mehr ist, als wir mit unseren naturwissenschaftlichen Methoden feststellen können. Welche Bedeutung diese Auffassung für die Erziehung eines Kindes hat, ist offenkundig. Wenn wir überzeugt sind, dass die pränatale Entwicklung die Einleitung der nachgeburtlichen Reifung ist, dann sind wir veranlasst, ein Kind wesensgemäß aufwachsen zu lassen, das heißt seinen natürlichen Voraussetzungen entsprechend. Dazu gehört die Erkenntnis, dass es eine Utopie wäre, durch Pädagogik wirklich Neues hervorbringen zu wollen, wo doch nur der Wandel der Erscheinungen schon gegebener Realität das alleinige Thema von Bildung und Erziehung sein kann. Und zwar ein sehr behutsamer Wandel.

Berücksichtigen wir das, was die Befunde zeigen, nämlich die Geborgenheit eines Keimlings tief im Inneren eines relativ riesigen Eis, seine Entwicklung unter sorgsam vorgeprüfter Nahrungszufuhr, unter Erhaltung eines konstanten Milieus, dann lässt sich abschätzen, wie sehr geschützt und von Fremdeinflüssen ferngehalten das junge Menschenkind natürlicherweise ist. Wir sollten es fast als Verbrechen brandmarken, wenn schon Säuglinge und Kleinkinder bewusst und ohne Not technischer Umwelt ausgesetzt werden, sich an wechselnde Bezugspersonen anpassen müssen oder – wenig älter – ungeschützt sich selbst überlassen bleiben.

Nach dem Gesagten ist es ein grundlegender Unterschied, ob wir meinen, Erziehung sei ein Aufpfropfen von Wissen und eine

Vermehrung von Synapsenschaltungen in einem molekularen Geschehen im Nervensystem, oder ob wir davon überzeugt sind, dass bei der Erziehung das Kind in seiner eigenständigen Ganzheit zur Entwicklung kommen muss.

Auch was wir Kultur – oder mit einem anderen Wort Pflege – nennen, ist nie durch „Machen“, sondern immer durch „Behüten” vor störenden Einflüssen gekennzeichnet.

> Was wir mit dem Prozess Ent-wicklung (von innen heraus) bezeichnen, hat immer als Beginn der Entwicklung eine Verinnerlichung zur Voraussetzung. Nur wer gesammelt hat, kann austeilen. Verinnerlichung, das heißt: Reichtum für andere in sich tragen, und nicht Selbstdarstellung müsste ein Ziel der Pädagogik sein.

Im Besonderen zeigen die beschriebenen Beobachtungen, dass es in der Frühentwicklung eine Ordnung hierarchischer Art gibt. Nicht Gleichheit, sondern Ungleichheit, Über- und Unterordnung bestimmen die Phasen der frühen Differenzierung. Für das Programm und die Ideologie einer antiautoritären Erziehung fände man in der natürlichen Entwicklung des Menschen kein Vorbild. Vielmehr steht, wie wir gezeigt haben, schon in der Entwicklung das Gehirn an ranghöchster Stelle, in seinem Dienst das Herz, in dessen Dienst wiederum die Leber als Zentrum der Eingeweide und die Sexualorgane sehr weit am unteren Ende der Stufenleiter!

Zum Wesen und damit zur Fülle des Menschen gehört auch seine Freiheit. Die Freiheit des Menschen, sein freier Wille, widerspricht materialistischen Vorstellungen. Denn freier Wille ist nicht aus den Eigenschaften der Hirnrinde ableitbar und kann nicht mit den Methoden moderner Naturwissenschaft demonstriert werden. Er ist vielmehr ein Zeichen des Geistigen im Menschen und ein Ausdruck seiner Persönlichkeit.

Wenn wir subjektiv die Erfahrung machen, dass wir es sind, die sich entwickeln, fühlen, denken und tätig sind, so beruht dies darauf, dass wir schon mit Beginn unserer Entwicklung Individualität haben und dass sich im Verlauf unseres Lebens nur unser Erscheinungsbild ändert, unsere Personalität aber unverändert bleibt. Von sich selbst zu wissen, ist Zeichen der geistigen Kategorie des Menschen. „Selbstverwirklichung" wird daher nicht erreicht, indem man auf der Ebene der Instinkte seinen Trieben dient (ein weit verbreiteter Irrtum in der modernen Soziologie und Psychologie), sondern durch (geistige) Selbstkontrolle und Verantwortungsbewusstsein Individualität im Rahmen schon existierender Geistigkeit entfaltet. Echte Entwicklung der Persönlichkeit kann nur dann geschehen, wenn der Mensch sich selbst vergisst (also sich gerade nicht selbst verwirklicht) und sich den Werten hingibt, die hinter dem Vordergründigen liegen, die ihn zwingen, sich selbst zu transzendieren und alle seine Möglichkeiten einzusetzen (Gunning, 1980).

Eine der Ursachen vieler moderner Neurosen, seelischer Unordnungen ist (nach Frankl, 1979) die Flucht vor der Verantwortung. Es ist die Unfähigkeit und mangelnde Bereitschaft, auch die geistige Dimension des Menschen ganz zuzulassen. Eine der wichtigen Aufgaben unserer Zeit muss es sein, die Realität der Person anzuerkennen und damit Höherem im Sinn einer transzendenten Wirklichkeit in unserer Gesellschaft Raum zu geben.

Anhang

Verwendete Literatur

Berger, K., Evolution und Aggression, Factum 11/12, 1980
Dawkins, R., Das egoistische Gen, Heidelberg 1978
Eigen, M., Das Spiel, München 1975
Frankl, V., Der Mensch vor der Frage nach dem Sinn, München 1979
Gunning, K., Coming from... Going where? De Groot-Goudriaan 1980
Haeckel, E., Natürliche Schöpfungsgeschichte, 1868
Lorenz, K., Die Rückseite des Spiegels, München 1973
Monod, J., Zufall und Notwendigkeit, München 1971
O'Rahilly, R., A color atlas of human embryology. Davis 1979
Scheven, J., Daten zur Evolutionslehre im Biologieunterricht, Stuttgart 1979
Thürkauf, M., Technomanie – die Todeskrankheit des Materialismus, Schaffhausen 1980

Schriftenreihe Erich Blechschmidt (Auswahl)

(1930) Zur Anatomie des Subkutangewebes. Z Zellforsch 12: 284–293

(1939) Über die Topographie der Blutgefäße. Anat Anz Erg-H 87:335–360

(1943a) Funktionsentwicklung des Skelets und der Muskulatur. Prinzipien in der Entwicklung der Mechanik des Bewegungsapparates. Z Anat Entwickl Gesch 112:417–447

(1943b) Die ortsgemäße Entwicklung des Herzens. Z Anat Entwickl Gesch 112:682–693

(1944) Über die Wachstumsdynamik der Gewebe im menschlichen Körper. Nachr Akad Wiss Göttingen Math-Phys Kl 13:193–258

(1947a) Über das Formbildungsvermögen des menschlichen Körpers. Abh Akad Wiss Göttingen Math Phys Kl 3. Folge 22:1–44

(1947b) Funktionsentwicklung des kollagenfaserigen Bindegewebsapparates. Anat Anz 96:183

(1948) Über die Bedeutung des Epithels für die Wachstumsmechanik. Ärztl Wschr 3:652–653

(1948b) Mechanische Genwirkungen. Musterschmidt Göttingen

(1951a) Die frühembryonale Lageentwicklung der Gliedmaßen (Entwicklung der Extremitäten beim Menschen. Teil I). Z Anat Entwickl Gesch 115:529–540

(1951b) Die frühembryonale Formentwicklung der Gliedmaßen (Entwicklung der Extremitäten beim Menschen. Teil II). Z Anat Entwickl Gesch 115:597–616

(1951c) Die frühembryonale Strukturentwicklung der Gliedmaßen (Entwicklung der Extremitäten beim Menschen. Teil III). Z Anat Entwickl Gesch 115:617–657

(1954) Embryonale Vorbedingungen für die Entstehung der normalen Atemtätigkeit. Ann Univ Saraviensis Med 2:169–174

(1955a) Embryologische Untersuchungen unter funktionellen Gesichtspunkten. Acta Anat 24:339–392

(1955b) Entwicklungsfunktionelle Untersuchungen am Nervensystem (Entstehung von Wachstumskoordinationen). Z Anat Entwickl Gesch 119:112–130

(1956a) Entwicklungsfunktionelle Untersuchungen am Bewegungsapparat (Koordination von Entwicklungsbewegungen, Somatogenese). Acta Anat 27:62–88

(1956b) Entwicklungsfunktionelle Untersuchungen am embryonalen Eingeweidesystem (Bauprinzipien der Eingeweide, Beobachtungen zur Frage der funktionellen Bedeutung des Keilepithels und der ventrikulären Mitosen). Morphol Jb 96:393–416

(1956c) Entwicklungsfunktionelle Untersuchungen an der menschlichen Keimscheibe (Die Entwicklungsbewegungen bei der Entstehung der Metamerie, Beiträge zu einer exakten funktionellen Anatomie als Grundlage für experimentelle Untersuchungen). Morphol Jb 97:1–27

(1957) Die Entwicklungsbewegungen der Somiten und ihre Bedeutung für die Gliederung der Wirbelsäule. Z Anat Entwickl Gesch 120:150–172

(1960) Die vorgeburtlichen Entwicklungsstadien der Menschen. The stages of human development before birth. Karger, Basel (engl. Ausgabe 1961 bei Saunders Philadelphia)

(1963a) Der menschliche Embryo. Dokumentationen zur kinetischen Anatomie. Schattauer, Stuttgart

(1963b) Die Entwicklung des menschlichen Nervensystems. Heyden AG, Mchn. Omca Schriftenreihe 2:3–47

(1964a) Das genetische Grundgesetz. Stimmen der Zeit. Stimmen der Zeit, München 1:40–53

(1964b) Die Entwicklung des menschlichen Nervensystems. Die Entstehung der Gehirntätigkeit. Hogrefe, Göttingen, Stuttgart

(1967a) Die Bedeutung der interzellulären Flüssigkeit für die Herzentwicklung (Flüssigkeitsstauungen als allgemeine Vorbedingungen für Differenzierungsleistungen). In: Heilmeyer L, Mazzei ES, Holtmeier HJ, Marongiu F (Eds). Diurese-Forschung. Fortschr Gebiete Inn Med, IV. Symp, Freiburg 1966, Thieme Stuttgart 60–85

(1967b) zusammen mit R. Arndt: Die entwicklungskinetischen Leistungen der Kommissurenbahnen. Die Fähigkeit von Zellverbänden zu Gestaltungsfunktionen in der Gehirnanlage. Z Morphol Anthrop 58:243–252

(1968) Vom Ei zum Embryo. Deutsche Verlags-Anstalt, Stuttgart

(1969) Differenzierungen im kinetischen Feld (Entstehungsbedingungen der Metamerie). Acta Anat 73:351–371

(1973) Die pränatalen Organsysteme des Menschen. Hippokrates, Stuttgart

(1974) Humanembryologie. Prinzipien und Grundbegriffe. Hippokrates, Stuttgart

(1975) Entwicklungsgeschichte und Entwicklung. Scheidewege (Stuttgart) 5:89–118

(1976a) Der Irrtum des biogenetischen Grundgesetzes. Fortschr Med 94:465–466, 492

(1976b) Wie beginnt das menschliche Leben. Christiana, Stein am Rhein. (Vom Ei zum Embryo. 4. völlig neu bearb Aufl) [auch Englisch (1977) und Holländisch (1979) und 6. Aufl 1989]

(1977) The programming of afferent and efferent nervous fibers in man. Arch Psychiat Nervenkr 224:259–272

(1978a) Der Systemcharakter der Zelle. Scheideweg T, Stuttgart 8:527–534

(1978b) Anatomie und Ontogenese des Menschen. Quelle & Meyer, Heidelberg

(1978c) zusammen mit R. Gasser: Biokinetics and biodynamics of human differentiation. Ch Thomas Publ, Springfield, Illinois

(1982) Beziehungen zwischen oberflächlichen und tiefen Differenzierungen. Akupunktur – Theorie u. Praxis 2:164–168

(1985) Das menschliche Antlitz als Ausdruck der Cerebralisation.

In: Meskemper G (Hrsg.). Ansätze zu einem neuen Denken. Festschr z 70. Geb. Prof. Wilder-Smith. Häussler, Neuhausen-Stuttgart 39–57

(1996) Die Erhaltung der Individualität – Der Mensch – Person von Anfang an – Humanembryologische Befunde. Schriftenreihe der Gustav Siewerth Akademie, Bd 14, Weilheim

(2004) The Ontogenetic Basis of Human Anatomy. Berkeley

Embryonalkalender (nach Blechschmidt)

1. Woche	Entwicklung bis zum Beginn der Implantation. Besonderes Stadium: das einkammerige Ei (Blastocyst).
2. Woche	Vollständige Implantation. Besonderes Stadium: das zweikammerige Ei (Ei mit Entoblast).
3. Woche	Entstehung des Embryo durch Faltung der Entocystscheibe. Besonderes Stadium: das dreikammerige Ei mit dorsalem, ventralem und präventralem Blastemwasser (Ei mit Entocyst).
4. Woche	Gliederung des Embryo in Kopf, Hals und Rumpf und beginnender Verschluss der vorderen Bauchwand. Entstehung der großen Organsysteme mit Gehirn, Rückenmark und Nerven, Skelett, Muskulatur und Eingeweiden (Herz mit Vorhöfen und Kammern, Leber mit beiden Leberlappen). Charakteristisch: Entwicklung der Metamerie der Somiten bis zur Entstehung des ca. 28. Somitenpaares.
II. Monat	Bildung der Nabelschnur. Skelett noch größtenteils knorpelig; Beginn der Verknöcherung. Frühentwicklung fast aller definitiven Organe. Erste Reflexbewegungen der mimischen Muskulatur.
III. Monat	Beginn der Fetalentwicklung. Charakteristisch: großer Oberkopf und bereits schmales Gesicht und schlanke Extremitäten.
IV. – X. Mondmonat	Späte Intrauterinentwicklung bis zur Geburt.

Alterstabelle (nach O'Rahilly)

Tage	
0–1,5	Einzellstadium
1,5–3	Blastomerenei
4–4,5	Blastocyst
ca. 6	Adplantation
7–12	Implantation
13	Chorionzotten
16–17	Axialfortsatz
21	ca. 1,6 mm größte Höhe
22	ca. 2,2 mm
24	ca. 3 mm
26	ca. 2,5 mm (weil jetzt gekrümmt)
28	4–6 mm
32	5–8 mm
33	7–9 mm
37	7–12 mm
41	11–14 mm
44	12–17 mm
47,5	16–19 mm
50,5	18,5–23 mm
52	22–24 mm
54	23,5–27,5 mm
56,5*	27–31 mm

* Ende des II. Monats

Glossar

Adplantation Anlagerung des Eis an die Uterusschleimhaut

Allantois Haftstielabschnitt des Entoderms

Amnion Wandteil des dorsalen Eibläschens, des Fruchtwassersacks

Anastomosen Gefäßbrücken zwischen zwei benachbarten Gefäßen

Ascensus insbesondere Lageentwicklung des Neuralrohrs nach cranial (oben) relativ zu den embryonalen Eingeweiden

Axialfortsatz Fortsatz des Ektoderms in das Innere der Expansionskuppe

Binnengewebe das von Grenzgewebe umschlossene Gewebe aus Zellen und Zwischenzellsubstanz

Binnengewebe der Entocystscheibe Mesoderm

Binnengewebe des Eis Mesoblast

Binnengewebe des Embryo Mesenchym

Blastemwasser Flüssigkeit in einem jungen Keim

Blastocoel flüssigkeitserfüllter Raum im Blastocyst, Anlage des Dottersacklumens

Blastocyst der blasenförmige menschliche Keim

Blastomerenei das frühe Mehrzellenstadium des Menschen

caudal unten

Cerebralisation große Bedeutung der Gehirnentwicklung als Teilgeschehen der Gesamtentwicklung

Chorda dorsalis Rückensaite

Chorionhöhle der vom Chorion umschlossene flüssigkeitserfüllte Raum, extraembryonale Leibeshöhle

Coelom frühe Leibeshöhle

cranial oben

Cytoplasma Zellplasma

Dendrit Fortsatz einer Ganglienzelle mit Fähigkeiten zur Erregungsleitung in Richtung zum Körper der Ganglienzelle

Dermatom ektodermnaher Teil eines Somiten

Descensus Lageentwicklung der Eingeweide nach caudal (unten) relativ zur Gehirnanlage

dorsal hinten

Eidiscus der dicke Teil des Blastocyst

Ektoblast Außenteil des jungen Keims

Ektoderm zunächst die dorsale, später äußere, frühzeitig besonders kräftige Zellschicht der Entocystscheibe und des Embryo

Entoblast Innenteil des jungen Keims

Entocyst Zweikammeriges Ei

Entocystscheibe menschliche Keimscheibe

Entoderm zunächst die ventrale, weniger kräftige Zellschicht der Entocystscheibe

Entwicklungsbewegungen Gestaltungsbewegungen einschließlich der submikroskopischen Materialbewegungen

Entwicklungsdynamik die kinetischen und dynamischen Merkmale der Differenzierung

Epithel s. Grenzgewebe

Evolution Entwicklungsgeschichte im Unterschied zur Entwicklung

Exkretionsapparat Harnapparat

exkretorische Drüsen Drüsen mit Ausführungsgang

Expansionskuppe der obere, sich dorsal vorwölbende Teil der Entocystscheibe

Funktionsentwicklung Entwicklung von Leistungen

Grenzgewebe Zwischenschicht zwischen einer Flüssigkeit einerseits und Binnengewebe andererseits

Haftstiel Verbindung des Embryo mit dem Chorion

Hüllmesoblast Außenschicht des Entocyst

Impansionssenke der unten dorsal konkave Teil der Entocystscheibe

Implantation Einnistung des Eis

Induktion Beeinflussung von Differenzierungsvorgängen durch chemische Substanzen

inkretorische Drüsen Drüsen ohne Ausführungsgang

Interzellularsubstanz Zwischenzellsubstanz

Keimscheibe Entocystscheibe

lateral seitlich

Mesenchym Binnengewebe des Embryo

Mesoblast Binnengewebe des Eis

Mesoderm Binnengewebe der Entocystscheibe

Mesonephros Mittelteil des frühen Harnapparates zwischen Vor- und Nachniere

metamer von oben nach unten schrittweise aufeinanderfolgend

Mitose fädige Kernteilung

Myotom Teil eines Somiten, frühe Rückenmuskulatur

Neuralrohr frühe, rohrförmige Anlage des Nervensystems

Neurit Fortsatz eines Nervenzellkörpers mit einer Erregungsleitung vom Zellkörper weg

Neuron Nervenzelle

Ontogenese Individualentwicklung

ontolog aus demselben Ei hervorgegangen

Ovar Eierstock

Phaenogenese Differenzierung

Phylogenese Stammesgeschichte

Pia das gefäßreiche Binnengewebe an der Außenseite des Gehirns

Randmesoblast Binnengewebe am Rand der Entocystscheibe

Somiten blasenförmige Körperwandorgane der Rückenregion

Spinalganglion Nervenknoten seitlich am Rückenmark

Spinalnerven Rückenmarksnerven

Stoffwechselbewegungen die submikroskopischen Materialbewegungen im morphologisch bestimmbaren Stoffwechselfeld

Stoffwechselfeld morphologisch und biodynamisch bestimmbares Stoffwechselgebiet

Stoffwechselfelder, biodynamische Stoffwechselfelder hinsichtlich ihrer biodynamischen Bedeutung

Stroma Binnengewebe, im besonderen Unterlage eines Grenzgewebes

Tube Eileiter

ventral vorn

Visceralbogen Beugefalten, bogenförmige Teile der embryonalen Kopf-Hals-Wand

Wachstumsfunktionen Leistungen von wachsenden Organen

Register

(fette Seitenzahlen verweisen auf Abbildungen)

A

B

C

D

E